U0219993

创伤和资源取向的音乐治疗

高天 著

中国轻工业出版社

图书在版编目（CIP）数据

创伤和资源取向的音乐治疗/高天著. —北京：
中国轻工业出版社，2021.12
ISBN 978-7-5184-3531-9

Ⅰ.①创… Ⅱ.①高… Ⅲ.①音乐疗法－教材
Ⅳ.①R454.3

中国版本图书馆CIP数据核字（2021）第110198号

总 策 划：石 铁

策划编辑：孙蔚雯　　　责任终审：腾炎福　　　责任校对：万 众
责任编辑：孙蔚雯　　　责任监印：刘志颖

出版发行：中国轻工业出版社（北京东长安街6号，邮编：100740）
印　　刷：三河市鑫金马印装有限公司
经　　销：各地新华书店
版　　次：2021年12月第1版第1次印刷
开　　本：710×1000　1/16　印张：20.5
字　　数：188千字
书　　号：ISBN 978-7-5184-3531-9　定价：72.00元
读者热线：010-65181109，65262933
发行电话：010-85119832　传真：010-85113293
网　　址：http://www.chlip.com.cn　http://www.wqedu.com
电子信箱：1012305542@qq.com
如发现图书残缺请拨打读者热线联系调换
210328Y2X101ZBW

前　言

　　1995 年我在美国天普大学（Temple University）获得音乐治疗硕士学位。求学时，在美国 60 多所开设音乐治疗专业的大学里，天普大学是当时少有的以心理动力学派为特点的学校。这给我后来的职业发展带来了深远的影响。1996 年年底我回国，在中央音乐学院建立了我国当时唯一的音乐治疗专业，将天普大学的本科课程体系和部分研究生课程几乎原封不动地搬到中国。当时，国内的心理咨询行业刚刚起步，有关机构陆续邀请了来自世界各地众多心理学流派的著名专家来华开办各种长期或短期的培训，我有幸参加了其中一些心理学流派的系统培训，包括精神分析取向的伴侣治疗、眼动创伤治疗［眼动脱敏和再加工（eye movement desensitization and reprocessing，EMDR）］、家庭治疗、催眠疗法、叙事疗法，等等。这些学习对我后来建立自己的工作模式起到了重要作用。

　　在回国后的 20 多年里，我在完成教学工作的同时，一直没有放松临床的治疗实践工作。在临床中，我除了使用在美国学习到的各种理论和方法技术，还不断尝试把从各种心理治疗培训班中学到的理论、观点和技术方法与音乐治疗的临床相结合，形成了一套行之有效的方法体系，我将它称为创伤和资源取向的音乐治疗（Trauma and Resource Oriented Music Therapy，简称 TRMT）。

　　在传统的音乐心理治疗方法体系中，对诸如抑郁症、躁狂症、双相情感障碍、神经症、恐惧症、精神分裂症、人格障碍以及各种其他类型的心理障碍和情绪障碍，有不同的治疗思路和相对应的技术方法，于是形成了一个复杂的局面：一个音乐治疗师难免面对带着各种问题或心理障碍的患者或来访者，需要掌握针对各种心理障碍的治疗思路和方法技术，以应对不同的情况。这对音乐治疗师的职业发展和成长是一个不小的挑战。事实上，其中很多方法的疗效似是而非，并不尽如人意。

在 20 多年音乐心理治疗的临床实践中，我逐渐发现了一个事实：绝大多数的心理和情绪问题及障碍产生的原因都与某些消极人生经历有关，也就是与具有创伤性的生活事件有关。这些创伤性生活事件可能包括对生命有威胁的、显而易见的重大创伤事件，例如，重大灾难、刑事犯罪的受害者、战争、重大的人生失败、意外事故、疾病致残、被强奸或侮辱，等等。但在人们的社会生活中发生的更多的是那些看起来没有那么严重但是持续并长期发生的消极生活事件，这些也会对当事人的心理健康和人格发展产生严重影响。经常被父母打骂或斥责、校园暴力、老师的过度批评或同学的排斥和嘲讽、职场上令人困扰的人际矛盾以及情感生活上的不顺利等，虽然常常被人们认为不是什么大不了的消极生活经历，但经过日积月累，往往会导致前面提到的各种各样的严重情绪困扰，乃至心理疾病。也就是说，看起来繁杂多样的心理疾病虽貌似性质各有不同，症状也各有不同，但是造成这些心理疾病的原因是类似的，都是或大或小的心理创伤或长期的消极人生经历。既然如此，就存在一种治疗思路和策略：很多不同性质的心理疾病或情绪障碍尽管临床表现看起来各不相同甚至截然相反，但是其原因是类似的，因此可以用同一种创伤的思路来进行治疗。

幸运的是，我在 2004—2006 年参加了由北京大学的方新老师所引进的欧洲人类援助计划的连续精神创伤心理治疗培训。这个培训项目的内容包括创伤后应激障碍（post-traumatic stress disorder，简称 PTSD）的诊断和理论，以及以眼动脱敏和再加工为核心的各种心理干预技术。完成这个项目的培训后，我获得了中国第一批眼动脱敏和再加工心理创伤治疗师的证书。这次培训是我职业生涯的一个重要里程碑，因为我开始从创伤的思路来理解临床表现不同的各种心理障碍，并考虑如何将在这里学到的知识和技术与音乐治疗结合起来，发展出新的方法技术和治疗思路。在学习的过程中，我总是隐隐约约感到其中的很多理论、思路以及眼动疗法等技术是有可能嫁接到音乐心理治疗中的。但是具体的结合点在哪里？那时的我还找不到方向。这样的思考和探索持续了5年，我终于逐渐完成了现在所使用的音乐心理创伤治疗模式——创伤和资源取向的音乐治疗，特别是其中的核心技术——音乐同步再加工（music entrainment and reprocessing，简称 MER）技术。这个治疗模式的疗效之有效和快捷，连我自己也不敢相信。这时候，我不得不感叹音乐在心理创伤治疗中的作用竟然如此神奇而巨大。

眼动疗法主要针对创伤后应激障碍的受害者，所以在我开始使用音乐同步再加工方法的时候，主要针对创伤后应激障碍患者。但是，做心理治疗工作的人平时所遇到的大多数来访者并不属于创伤后应激障碍人群，或者说大多数来访者症状的严重程度达不到创伤后应激障碍的诊断标准。更多的来访者是带着抑郁症、躁狂症、双相情感障碍、强迫症、恐惧症等问题来的，还有更多的来访者只能归于带有情绪困扰的正常人群。我很快发现，如果能够确定这些问题的原因与或大或小的精神创伤或者消极的生活事件有关，就都可以使用创伤和资源取向的音乐治疗，特别是音乐同步再加工的方法，来进行干预。治疗过程之快捷，超出我的期待，通常只需要 2 ~ 3 次干预就可以完成，有差不多一半的案例仅用 1 次干预就解决了来访者持续多年的心理困扰。后来，我使用音乐同步再加工以及其他配套技术的范围越来越大，甚至包括对运动员的心理素质训练、对生活中矛盾情感冲突等看起来与心理创伤无关的心理困扰的干预，也取得了很好的疗效。

之后，我也在不断参加其他心理治疗流派和方法的培训，特别是后现代心理学流派的艾瑞克森（Erickson）的催眠疗法和叙事疗法，不断地将其中一些心理学观念和方法与音乐治疗相结合，创造出了与音乐同步再加工相配套的方法技术。至此，这套方法体系逐渐成熟和定型，我也开始在教学工作和培训工作中推广这套方法。

从中央音乐学院退休之后，我开始考虑将这些年的研究成果和对音乐治疗乃至对心理治疗的领悟、心得和观点归纳成书，分享给音乐治疗的同行和对音乐心理治疗感兴趣的心理学界和医学界的朋友。读者会通过这本书发现，我的观念不是遵循或局限于某一个心理学流派的，而是融合了各流派的思路观念，有时甚至是反传统心理学的。希望此书不仅介绍了创伤和资源取向的音乐治疗体系的操作性技术方法，而且能够呈现我对音乐治疗和心理治疗的一些貌似离经叛道的思考和理解。也许会有同行对本书的观点提出异议，欢迎大家与我交流，也希望我的观点能在临床工作中给一些同行以启发，这样我便心满意足了。

在内容安排上，本书首先介绍的是在临床治疗中所需要掌握的心理创伤的基本知识，接着开始介绍创伤和资源取向的音乐治疗模式中的各种方法技术。我之所以不选用从基本理论到实践的常规写作逻辑顺序，而把对本模式基本原理的解释（包括有关神经生理学和心理学理论研究的内容）放在最后，是因为我发现大多数读者通常都想先了解操作方法的内容，以便尽早在临床实践中运用具体的方法，即所谓的急用先学。经过一段时间的操作实践，特别是当他惊奇地发现这些方法技术如此神奇好用时，才真正有兴趣了解其中的原理，这时候，他们会再来阅读关于原理的部分，以便加深对临床实践中出现的种种现象的理解，并开始自己的独立思考。本书呈现了我自己做的很多案例，希望能够帮助读者理解创伤和资源取向的音乐治疗的具体过程和现象。

— 目　　录 —

第一部分

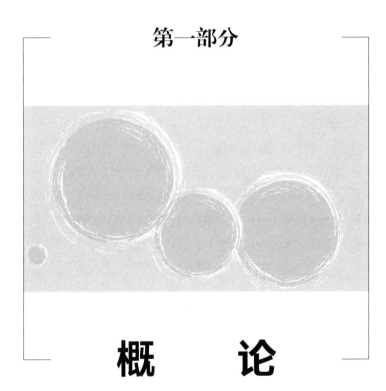

概　　论

第一章

精神创伤的基础知识

什么是精神创伤

所谓"精神创伤"或者"心理创伤",其实是一种日常生活用语,而不是学术用语。人们往往会经历某些足以让人感到内心痛苦的生活事件,例如,虐待、侮辱、折磨、强奸、战争、自然灾难、意外事故、亲人去世、离婚或失恋、家庭暴力、事业或学业失败等消极生活事件。这些事件让其经历者感受到恐惧、悲伤、焦虑、无助、绝望、愤怒等各种痛苦的情绪,而且这种痛苦的情绪在事件过去后仍会长时间地伴随着他们,以致对事件经历者后来的生活造成消极影响。其实,大部分人都或多或少地经历过这种不愉快甚至痛苦的人生经历。所以,人们常常将精神创伤视为人生道路上不可避免的"甜、酸、苦、辣"中"正常"的一部分。人们常说:"时间是医治痛苦的良药。"也就是说,精神创伤所带来的影响随着时间的流逝终会过去。但事实上,精神创伤对人们的影响远远大于我们的想象。

中国人常说："3 岁看大，7 岁看老。"精神分析的心理学理论也认为，3 岁之前是人格发展的形成期，6 岁之前是人格发展的定型期。也就是说，如果一个人在童年期经历了精神创伤或其他负性人生经历，其影响可能伴随终生。在人类社会生活中发生的各种各样的对当事人的精神和心理造成消极影响的生活经历数不胜数，其中较为严重的事件可以称为创伤事件，相对不太严重的事件可以称为消极生活经历。这二者之间的区别并不是很清楚，主要根据当事人的情绪反应加以区别。有些人经历了看起来很严重的事件，但是他们的反应较小。相反，有些人经历了看起来不那么严重的事件，却造成了强烈的反应或严重的后果。

关于心理创伤的诊断标准、常见症状、分类及消极生活经历对心理和人格的影响的信息请见附录一。对于缺少心理创伤常识的读者，我强烈建议你先阅读附录一的内容，再开始后面的学习。

创伤后应激障碍的常见症状

创伤后应激障碍患者所表现出来的症状有较强的个体特性，不尽相同，但最常见的症状包括：（1）身体疼痛；（2）噩梦或闪回；（3）抑郁或焦虑；（4）社会性退缩；（5）回避；（6）压抑；（7）情感麻木；（8）过度警觉；（9）惊跳反应；（10）易怒；（11）罪恶感和羞耻感；（12）行为改变；（13）情绪波动；（14）分离障碍。下面会对这些症状分别加以介绍。

身体疼痛

创伤后应激障碍患者通常会出现一系列常见的生理疾病，如头痛或偏头痛、头晕、疲劳、胸痛、呼吸困难、胃和消化问题。起初，患者可能没有意识到他们的疼痛与创伤后应激障碍有关。根据美国退伍军人事务部的数据，15% ~ 35% 的慢性疼痛患者患有创伤后应激障碍。一项研究发现，51% 的慢性腰痛患者也患有创伤后应激障碍。内心的强烈情绪，特别是愤怒和恐惧，造成特定部位肌肉长期紧张，导致该部位的慢性疼痛。在心理学中，这种由于心理和情绪困扰引起的、由非生物原因导致的慢性疼痛，被称为躯体化现象，即内心的破坏性能量无法指向外部对象的时候，就会转而指向自身内部，并以一种具有某种含义的躯体症状表现出来。

对于患有慢性疼痛的人来说，疼痛实际上可能是对创伤性事件的一种提醒，这往往会使创伤后应激障碍症状显得更加严重。身体、心理或性虐待的幸存者在以后的生活中更容易出现某些类型的慢性疼痛。

噩梦或闪回

创伤后应激障碍患者经常做噩梦或突然出现闪回——这是一种被称为创伤的再经历症状。患者会以重复的方式突然生动地重新体验创伤事件。重新经历创伤的体验可以进入梦境，或者突然出现在清醒的画面中，并出现身体和情感上痛苦和恐惧的感觉。它可能会导致儿童和成年患者在离开安全的家时产生睡眠困难和焦虑。

这些症状对患者来说是非常可怕的，因为他们正在重新经历创伤。这些闪回可能是某种被称为扳机点的触发因素引起的。扳机点可能是一个想法、特定的气味、特定的声音、某人说过的话、某种噪声、皮肤感觉、特定的环境或场景，等等。这些扳机点存在于患者的大脑深处，一经触发，就会引发强烈反应，就好像创伤又发生了一样。

当生活环境中形成扳机点作用的诱发因素明显与创伤经历有关时，尽管当事人明明知道自己的反应是一种过度反应，依然无法控制自己的情绪和躯体反应。如果扳机点与创伤经历的联系并不明显，甚至在表面上毫无关系，当事人对自己的反应就无法理解，于是会觉得自己精神错乱了或疯了。这将让当事人承受更大的精神压力，尤其当分离症状出来时。

抑郁或焦虑

精神恐惧是一种非理性的、持续的恐惧，也是对某种物体或情景的回避，会让创伤后应激障碍患者极度焦虑，甚至导致偏执和抑郁。这些反应本来是人类对创伤事件的正常情绪反应，具有明显的生存适应性功能，因为它是在警告经历过创伤的人回避以后可能遇到的类似的破坏性环境或事物。但是这种情绪反应持续存在，并不因为现实环境或条件的改变而改善，进而对现实的生活和工作造成负面影响。这些负性情绪进一步导致了当事人对外部世界和自我的消极认知和评价。这些消极的认知和评价又会进一步使当事人的情绪恶化。治疗师应该谨慎地判断，不应当简单地将其判断为抑郁症。

社会性退缩

成人和儿童都有稳定的社交生活和兴趣，但创伤后应激障碍患者可能会突然对自己曾非常热衷的爱好、活动和朋友失去兴趣。有些人寻求危险的行为作为一种逃避现实的形式，或通过毒品和酒精滥用寻求刺激。由于他人造成的创伤可能使患者对他人产生恐惧或不信任，因而会从社会交往和社会关系中退缩以获得安全感。而由于自然灾害、疾病或意外事故造成创伤的患者可能在表面上增强与家人或朋友的人际关系，甚至变得对他人过度依恋，但是这种关系的增强是为了获得安全感，而不是出于兴趣和爱好。

回避

创伤后应激障碍患者往往会避免任何能让自己想起过去创伤事件的刺激，包括环境、人、物品、影视作品或特定的词语等。例如，那些经历过悲惨车祸的人会避免开车和坐车上下班。这种回避既可能是像坐车之类的具体事情，也可能是广泛的回避。如果一个女学生在学校经历了性侵，她不仅会回避那个学校，不去上课，甚至会完全避开男性。一个在失恋过程中受到严重伤害的女孩可能选择离开自己居住的城市，以避免"触景生情"。有些经历过性创伤的女性拒绝与婚姻配偶有正常的性生活。这种回避还包括拒绝谈论这类事情，以及通过毒品或酗酒寻求安慰。

压抑

创伤后应激障碍患者会压抑或有意拒绝与过去事件相关的记忆，或即使想起来有关的记忆，也努力地使自己不要有相应的情绪反应。患者可能会毁坏他们生活中的某个时期的照片或纪念品，或者试图通过投入工作来分散自己的注意力。我们在临床工作中常常遇到一些来访者用轻松、开玩笑的方式向治疗师描述自己糟糕的创伤经历。这也是一种典型的压抑现象。当事人将创伤记忆与创伤情绪割裂开，并压抑创伤情绪，告诉自己："我已经不再痛苦了。"这种情况在成年来访者讲述童年创伤时最为常见。这时候，需要治疗师仔细辨别来访者对创伤经历缺乏相应的情绪反应现象究竟是由压抑导致的，还是来访者随着时间的流逝而自愈了。一般来说，如果来访者在讲述自己的创伤经历时缺乏相应的情绪反应，绝大部分是由于压抑造成的，因为从逻辑上来讲，如果创伤随着时间得以自愈，当事人是没有寻找专业人士帮助的必要的。

情感麻木

与压抑相关，创伤后应激障碍患者试图麻痹自己的感觉是很常见的现象。毕竟，当没有任何情绪的时候，就会较少感受到痛苦。患者可能表现出广泛的情感淡漠，对亲情和友情缺乏依恋或热情。情感上的麻木常常导致他们逐渐远离社会，最终完全与社会隔绝。最常见的现象是有些人经历了创伤之后就成了出家人，或皈依了宗教。

过度警觉

创伤后应激障碍患者通常会感到紧张不安。 他们由于害怕受到伤害而无法放松。这些人可以被描述为紧张不安、神经质或容易受惊吓。这种过度警觉的症状通常是持续的，而不是由于特定的事情触发的。这些症状会让患者感到压力和愤怒，并使他们难以完成日常事务，比如睡觉、吃饭或集中注意力。即使他们已经不再处于危险的情景之中，仍会感到压力或恐惧。这使他们时刻保持高度警觉，总在环视周围的环境。例如，受过坏人攻击的受害者走在路上时常会回头看。他可能会做一些事情来让自己感到安全，例如，在公共场所，如餐厅或会议室，他们总是想背靠着墙坐，以便随时观察周围的情况。有报道说，有些创伤受害者的听力异常增强，可以听清楚隔壁邻居谈话的内容，而他们在创伤事件之前是做不到的。中国人说的"一朝遭蛇咬，十年怕井绳"，也是这个现象。对被蛇咬过的人来说，井绳之类的物体就有可能成为扳机点，在潜意识中唤醒对蛇的反应。经历过火灾的幸存者闻到街边烧烤的烟味都可能惊恐不安。2008 年，我在汶川的一个临时安置点为受灾儿童做音乐治疗活动，那个安置点离一个飞机场很近，每当有飞机降落的时候，很多孩子就惊恐地往门外跑。开始我不知道这是为什么，经过了解才明白，飞机的隆隆声让他们想到了山区地震时山体垮塌之声。

惊跳反应

尽管创伤后应激障碍患者会通过保持警觉来保护自己，但是仍然很容易受到惊吓。当他们感到惊讶或惊吓时，很可能做出过度夸张的反应，特别是当这些情况让他们联想起当初的创伤事件时。例如，一个女孩发现有人走得离她比较近的时候，就会迅速逃开。令我印象很深的一次经历发生在"5·12"汶川地震的时候。有一次，我笑眯眯地走入一个帐篷，试图与地震的受害者交谈。刚进入帐篷，就看到一个年轻的女孩惊跳起来，迅速躲到一个中年妇女的身后。我只能在这个中年妇女的肩膀上看到后面那双恐惧的眼睛。事后，我了解到，这个女孩在晚上被救援人员从废墟里救出来之后，被临时安置在路边。没想到，一个歹徒趁着混乱强奸了她……比较典型的惊跳反应是当患者正在做一件事情的时候，仅仅是身后有人走过或者门响了一下，就能引起患者的惊跳。

易怒

这种持续的恐惧和偏执状态会导致极度不安、优柔寡断、注意力不集中、失眠和难以维持人际关系。童年期持续严重的创伤可能会导致当事人发展出边缘性人格障碍，而这种人格障碍的特点之一是非常易激惹，而且一旦被激怒，就会做出具有破坏性的攻击行为，且难以平息情绪。我在美国的一所精神病院工作时就遇到过一个17岁的男孩。只要任何一个小小的要求（例如，想要一杯橘子水）不能得到满足，他就会勃然大怒，开始骂脏话，甚至攻击医护人员。就算被束缚在病床上，他还在叫骂，一直折腾到筋疲力尽了，才会慢慢睡去。第二天醒来后，他会对昨天的错误行为懊悔不已，向医护人员道歉。但是这一幕会在不久后重新上演。主流的心理学界都认为边缘性人格障碍与童年期的长期虐待，特别是性虐待有关。

罪恶感和羞耻感

那些无法摆脱负面经历影响的创伤后应激障碍患者可能会发现自己很难继续和保持正常的生活。他们可能会责备自己，并不由自主地不断地重温这些事件。通常，如果他们把造成创伤的原因和责任归咎于自己，就会产生巨大的羞耻感和内疚感。我曾在知乎网上看到一个网名为"甚谁"的作者写过很精辟的描述。她的一位来访者告诉她："只要你有一天想到自己曾被人强奸，你就每天都被强奸着。"这位作者总结道："伤害一个人有无数种方式，然而真正要毁灭一个人，只有一个办法，就是毁掉他的自我。"我经过 20 多年的临床实践，也认识到一个问题：无论一个人经历了多么严重的创伤，如果这段经历没有伤害到他的自我评价系统，这一创伤迟早会随着时间的流逝而自愈。但是如果一个创伤经历伤害到了这个人的自我评价系统，即使是一个看起来并不大的创伤事件，都可能形成真正的精神创伤而无法自愈，必须经过专业的帮助才能治愈。所以，我们常常看到有些人经历了常人认为并不严重的伤害，却对这个人的一生造成了很大的影响。这种现象最常见于父母对子女频繁使用具有贬低性甚至侮辱性语言的家庭环境之中。即使在成人中，经历了创伤事件，特别是人为的创伤事件之后，受害者经常会将创伤事件发生的责任归到自己的身上。例如，如果一位女性被强奸，她往往会认为都是因为自己的穿戴或行为不检点，甚至人品有问题，才导致别人的性攻击行为。她们会说，都是我的错，如果那天我没有如何如何，这一切就不会发生了。有些女性会深深地感到自己"已经不完整了""被玷污了""肮脏了"，等等。如果这些对自我的负性评价不改变，创伤则永远留在患者的心里。所以，在我们的创伤治疗模式中，改变创伤受害者对自我的负性评价，恢复或建立积极的自我评价，是一个重要的工作目标。

行为改变

行为改变与过度的生理唤醒有关，因为后者会影响行为和情绪。患有创伤后应激障碍的人由于情绪高度激活，行为也会发生变化。他们对事物的反应可能和以前不同。例如，如果他以前是一个小心谨慎的司机，有可能变得非常有攻击性，而且会因为非理性的情绪爆发而变得非常危险。其他的行为上的改变可能是他们的睡眠能力，或是专注于一件事情的能力。他们被恐惧和焦虑的消极情绪所控制，很难完成哪怕最简单的日常工作。患有创伤后应激障碍的儿童或青少年的症状与成人非常相似，但可能包括其他破坏性的、无礼或自我损伤的行为。自残的行为在青少年中非常常见，我们经常看到一些青少年，特别是女孩的手腕上有很多伤疤。这是因为她们的愤怒无法指向外部，于是转向了自己。

情绪波动

有的创伤后应激障碍患者并不总是表现出明显的噩梦或闪回等症状，但会因为遭受痛苦而情绪不稳定，经常出现情绪低落或者烦躁焦虑，而这些情绪并不总是与创伤事件明显相关，或者表面上看起来并不相关，也就是说，没有明显的扳机点或诱发因素。他们可能会对自己或他人感觉糟糕、绝望或麻木。沉重的负罪感和羞耻感也很常见，自杀的念头反复出现。这种情况很容易被误诊为普通的抑郁症，但是药物疗效并不明显。

分离障碍

分离症状是严重的创伤后应激障碍的重要指标之一，是指当事人与自己的思想、记忆、周围环境、行为和自我身份认同缺乏连续性的一种体验。分离的症状包括以下几方面。

- 分离性失忆。创伤受害者对某一特定时间的记忆缺失，包括某些事件、人或个人的信息，或称"失忆"。这种记忆的丧失与我们常说的健忘或记忆力不好不同，要注意区别。正常人的记忆力不好是广泛性的，而分离性失忆表现为突然发生的，且只针对特定的时间或事件。比较常见的就是创伤的受害人不能完整回忆创伤事件的全过程，可能出现部分或全部失忆。我的一位来访者经历了一次严重的车祸。她告诉我，她只记得当时车辆突然失控，眼看着前方一根电线杆迎面而来……后面就只能想起自己躺在了医院的病床上，看着神情焦急的家人。至于自己是如何被送到医院的，她完全不记得了。对一个创伤事件的记忆缺失通常是整个创伤过程中令人感到伤害比较严重的片段，这可能与人的自我保护本能或弗洛伊德所说的选择性遗忘的自我防御机制有关。但是给创伤受害者带来更大困扰的是在生活中经常突然发生的、与创伤记忆无关的失忆现象。例如，当事人会突然发现，自己想不起刚才是怎么来到现在这个地方的，是坐出租车来的还是搭乘公共交通工具来的？或者奇怪自己身上穿的一件衣服是怎么来的？我的一位来访者是一个遭受了严重性创伤的女孩，在创伤事件之后大约1年时，她的生活中出现了一些让她感到害怕的怪现象：她经常发现自己早上醒来时躺在自己家门口的地上，胳膊上有很多抓痕，不知道是什么时候搞的，不知道是自己还是别人造成的。有一次，她与几个同学到北京一个有名的夜市游玩，她不听同学的劝阻，执意到一个小店里做了几处文身。第二天早上醒来，当看到自己身上的文身时，她吓得大叫起来，因为她平时很不喜欢那些有文身的女孩。她完全不记得昨天晚上发生的事情。这些事情让她感到非常的恐怖，认为自己一定是精神错乱了。我再三解释，这些都是创伤后应激障碍的常见症状，随着治疗的进行，这些症状会消失。如此她才安心了一些。

- 人格解体或现实解体。有些创伤后应激障碍患者感觉与自己和自己的情感相脱离。他们常常有一种持续的或者偶发性的超然感，或置身于自己的身体外部，从远处观察着自己的行为、感受、思想和自我，就像看电影一样。这种现象被称作人格解体。他们还可能觉得周围其他人和事物好像是分离的、模糊的或像在梦中一样。时间可能会放慢或加快，世界看起来是扭曲的或者不真实的（现实解体，或称虚幻感）。创伤后应激障碍患者可能经历人格解体或现实解体，或者二者兼而有之。这些感觉可能持续很短的时间，但也可能持续多年。

- 分离性身份障碍指自我的身份感模糊，以前也被称为多重人格障碍。这种障碍的特征是"切换"到替代身份。他们可能觉得有两个或更多的人在自己的头脑中相互交谈或生活着，也可能觉得自己被其他身份控制。每个身份可能有一个独特的名字、身份和特征，也包括不同的声音、性别和言谈举止。分离性身份障碍的人通常也有分离性失忆，经常有分离性神游。

以上这些分离性症状常常让创伤后应激障碍患者觉得自己神经错乱了或疯了。这个想法本身就会让创伤后应激障碍患者处于一种严重的恐惧之中。同时，这种误解也存在于很多还不了解创伤后应激障碍这个疾病分类的精神科医生中，他们常常误将伴有分离性症状的创伤后应激障碍患者诊断为精神分裂症。这将是一个灾难性的失误，因为这些患者一旦按照精神分裂症患者进行药物治疗，就可能对他们造成持续性的严重影响。

症状持续时间超过 3 个月

　　诊断一个人是否患创伤后应激障碍，上述症状要至少持续 1 个月。这些症状应该严重到足以干扰日常生活。值得注意的是，医疗问题和药物滥用也必须被排除在原因之外。很多人的持续性症状时好时坏。在一些人身上，这些症状可能会逐渐自行消失，但在另一些人身上，症状会持续存在多年。

创伤后应激障碍的分类

　　根据创伤事件的性质和发生时间，可以分为如下三类。

- Ⅰ型创伤：创伤事件为孤立性事件，且发生在成年期，例如，遭遇意外事故、自然灾害、战争、造成残疾的疾病、虐待、强奸等。Ⅰ型创伤处理起来相对简单，一般对当事人的人格影响较小，预后较好。但是如果创伤事件过于严重，也可能使创伤受害者的人格受到明显影响。

- Ⅱ型创伤：创伤事件为多发性事件，且发生在童年期，例如，童年期经常发生的身体和情感虐待、性虐待或持续的校园暴力等。这类创伤对人格的影响较大，造成的伤害可能相对深远和持久。现代脑成像技术发现，这类创伤可以导致大脑组织的改变，例如，海马体萎缩，以及前扣带回和额叶体积萎缩等。此类创伤通常需要较为长程的治疗。

- Ⅲ型创伤：创伤事件为多发性事件，发生在童年期，且造成了明显的人格障碍。这种类型创伤的受害者从小持续地经受严重的精神、躯体和性虐待，人格的发展受到严重扭曲。成年后适应社会以及人际关系困难，存在较为明显的社会功能障碍。最为常见的就是反社会型人格障碍、分裂型人格障碍和边缘性人格障碍。Ⅲ型创伤的治疗非常困难，预后不佳，通常需要经过数年的心理干预才能看到一定的改善。

根据造成创伤的原因，大致可以分为如下两种。

- 人为性创伤：由人类伤害造成的精神创伤，例如，虐待、强奸、凌辱、绑架、抢劫等。此类创伤会导致受害者对特定人群甚至所有人群产生恐惧感、敌意或不信任感。其结果就是造成受害者的人际关系和社会功能受到损害，导致社会生活、工作关系、婚姻关系等重要的社会关系困难，给当事人带来长期的痛苦和困扰。严重的人为性创伤有可能导致抑郁症、焦虑症、恐惧症、双相情感障碍、精神分裂症等与人际和社会功能有关的精神疾病，或称为这些精神疾病的诱发因素。在心理治疗的过程中，对治疗师的不信任和心理投射会导致难以建立好的治疗关系，进而延长疗程或影响疗效。人为性创伤的心理治疗在很大程度上依赖与治疗师建立良好的治疗关系和治疗师充分的共情能力。

- 非人为性创伤：由于自然灾害、意外事故、严重疾病等非人为原因造成的精神创伤。这类创伤对受害者的明显影响就是失去安全感，从而给其正常的生活带来困扰。例如，经历过交通事故的人不敢乘坐交通工具，经历过火灾、地震或洪水的幸存者惶惶不可终日，等等。非人为性的创伤通常不会明显影响社会和人际关系，相反，缺乏安全感常常会促使当事人寻求紧密的人际关系，以获得安全感。但是这种情况也可能造成一定程度的过度依赖或人格退行。很多自然灾害的幸存者由于得到了社会和他人的帮助和救助，而对社会和他人心存感激，在后来的日子里热衷于帮助他人，回馈社会，进而形成很好的人际关系。但是，创伤依然给他们带来了困扰。由于严重缺乏安全感，一些受害者有可能形成神经性疾病，例如，焦虑、失眠、神经衰弱、强迫症、恐惧症和疑病等。当事人的认知功能正常，但是无法控制自己的神经性反应，所以改变认知的治疗思路通常很难奏效。但音乐治疗往往比较有效，因为音乐对人的神经反射具有直接作用。

广义的精神创伤和消极生活经历

这里要特别强调一下，在《精神障碍诊断与统计手册》（*Diagnostic and Statistical Manual of Mental Disorders*，简称 DSM）第三版（DSM-Ⅲ）、第四版（DSM-Ⅳ）和第五版（DSM-5）关于创伤后应激障碍的诊断标准中，标准 A 均限定了创伤事件必须是本人亲身经历了对生命或身体有威胁的事，或目睹以及听说了他人的死亡或受伤事件。这三个版本的标准 A 都排除了那些对生命或身体没有直接威胁的伤害事件。我想，标准的制定者是为了防止人们随意将很多生活中发生的轻微的消极事件也归于创伤，例如，孩子摔破了皮，被家长或老师偶尔责备或轻度的体罚等。但是实际上，我们在临床工作中发现，大量看起来对生命没有威胁的伤害事件或消极生活经历（例如，父母的语言或身体虐待、侮辱性责骂、在校园中来自老师和同学的嘲讽等）如果持续存在，也会造成典型的创伤后应激障碍的症状。有时候，一些在生活中常见的消极事件，例如，失恋、离婚、学业或事业的失败等，也会给当事人的一生造成非常负面的影响，甚至是精神疾病或心理和行为的消极改变，例如，失恋或离婚后，一生不再涉足情感生活的故事比比皆是。这种情况虽然看起来对生命并无直接的威胁，而且很多人的症状表现还达不到创伤后应激障碍的诊断标准，但是依然可被视为广义的精神创伤，在心理干预的思路和方法上，与创伤后应激障碍的心理治疗是一致的。

人的一生难免经历各种各样、大大小小的负性事件。严重的创伤事件可以造成创伤后应激障碍，但是更多的消极生活经历造成的问题可能达不到创伤后应激障碍的诊断标准，而会导致各种不同程度的心理、情绪和行为障碍。其中，童年期的受虐待经历最为典型，受到了心理学界的高度关注。国内有大量的调查研究都证实了童年期受虐待经历与成年期的心理问题和精神疾病高度相关。

一项针对 4799 名医科大学学生睡眠障碍与童年期虐待的相关研究显示：学生中有包括童年期的躯体虐待、情感虐待和性虐待经历的被试占 34.1%，其中有入睡困难的被试为 30.0%。结论：童年期受虐待经历是大学生睡眠障碍的重要影响因素（刘晓丹等，2019）。

一项针对 14 221 名中学生的研究发现：童年期躯体虐待、情感虐待和性虐待的检出率为 51.0%，其中有自杀意念的为 14.4%；有自杀计划的为 8.3%；自杀未遂的为 3.9%。结论：童年期虐待经历是中学生自杀行为的重要危险因素（万宇辉，2016）。

一项针对人格障碍与童年期被虐待经历的关系研究调查了 3140 名大学生和 600 名劳教人员，共筛查出边缘性人格障碍患者 117 名，在大学生中的比例为 1.21%，在劳教人员中的比例为 13.17%。研究发现，反社会型人格障碍与童年期虐待经历的相关系数为：情感虐待 $r=0.16$；躯体虐待 $r=0.27$；性虐待 $r=0.20$；情感忽视 $r=0.31$；躯体忽视 $r=0.24$。边缘性人格障碍与各类虐待的相关系数为：情感虐待 $r=0.16$；性虐待 $r=0.16$；情感忽视 $r=0.23$；躯体忽视 $r=0.12$。结论：各类方式的虐待均与人格障碍的发病具有明显的正相关。相对而言，躯体虐待是反社会型人格障碍最危险的因素；情感忽视是边缘性人格障碍最危险的因素（于宏华等，2006）。

陈晶琦（2005）对北京某大学 391 名大学生进行了调查，发现有 56.3% 的学生在 16 岁前经历过羞辱或体罚，其中 18.9% 的人有过严重的挨打经历。在儿童期有严重躯体和情感虐待经历的学生，其躯体症状、强迫症状、人际关系敏感、抑郁、焦虑、敌对、恐怖、偏执等症状因子的检出率明显高于无儿童期躯体和情感虐待经历的学生。陈晶琦（2004）还对 892 名卫生学校的女生做了儿童期性虐待经历对心理健康的影响的研究。她发现，25.6% 的学生报告在 16 岁前经历过非身体接触的和有身体接触的性虐待；其中身体接触的性虐待占 14.5%，52.6% 的儿童的首次性虐待经历发生在 12 岁之前。与没有儿童期性虐待经历的女生比较，有儿童期性虐待经历的女生在抑郁情绪量表上得分高；健康状况和自我感觉评价得分低，有性交行为比例高；自杀意念或企图、参与斗殴、抽烟酗酒等偏常行为的发生率明显偏高。

其他的研究还发现，童年期虐待经历是大学生心理亚健康的重要影响因素（邵宁等，2018）；青少年经历过童年期虐待是青少年抑郁症状、自伤行为、自杀意念、自杀计划和自杀行为的危险因素（肖勇等，2016）；在 108 名精神分裂症患者中，有童年创伤经历的比例较高（64.81%），其中性虐待占 25.71%；躯体虐待占 15.71%；情感虐待占 15.71%；躯体忽视占 31.43%；情感忽视占 32.85%（刘得乐，胡茂荣，2017）。有类似结果的研究也发现，童年期家庭不良经历可能增加成年期精神分裂症患病风险。马全瑞等调查了 247 名精神病住院患者，发现童年期遭受虐待、忽视、家庭暴力、家庭结构不全（未婚、分居 / 离婚、丧偶）、父母有物质滥用史或父母有精神异常等家庭不良经历与精神分裂症有相关性。随着不良经历的增加，精神分裂症患病的风险增加（马全瑞等，2018）；童年期的躯体虐待、情感虐待、性虐待以及与父母分离的经历都和惊恐障碍有较为密切的关系（杨晨等，2019）；在强迫症患者中，童年期创伤越多，强迫症状的水平越高。此外，强迫症发病年龄与患者的早年创伤有关，即有更多早期创伤的患者，其发病年龄更早。磁共振成像技术还发现，暴露于高水平童年期不良经历中的强迫症患者，其大脑左侧尾状核体积增大，而该组织体积增大与强迫症有关（谭彩云，吴海苏，2018）；童年期虐待和不良的父母养育方式是青少年吸毒的危险因素（孙经，2010）；青少年不良饮食心理和行为中的厌食行为、暴食行为以及不良减肥行为均与童年期虐待有密切关系（叶青，2006）。根据徐耿等人（2017）的研究，青少年网络成瘾与童年期的虐待和忽视密切相关，童年期性虐待是青少年重度网络成瘾的危险因素。余婷婷等人（2013）对1417名初中学生的调查研究发现，童年期反复的虐待经历与初中生伤害和暴力的发生有关，是伤害和暴力发生的危险因素。赵媛媛等人（2008）对2082名中学生的调查研究发现，童年期虐待经历是青少年的家庭满意度、学校满意度、朋友满意度、住所满意度和总体生活满意度降低的危险因素。

第二章

基本理念

在介绍创伤和资源取向的音乐治疗的具体操作技术和方法之前，很重要的一点是先了解一些基本理念。如果治疗师还是使用传统的理论和理念，一定会把创伤和资源取向的音乐治疗引向错误的方向，使治疗模式严重变形，甚至导致治疗的失败。所以读者有必要在学习创伤和资源取向的音乐治疗的具体方法和技术之前，先了解其基本理念。

上一章所引用的资料仅仅是近年来中国相关研究的一部分。通过这些资料可以看到，童年的虐待和创伤与大部分精神疾病和社会心理行为问题密切相关。从严重的精神疾病，如精神分裂症、抑郁症、焦虑症、恐惧症、强迫症以及各类人格障碍，到社会生活中常见的青少年自残自伤、自杀、抽烟或酗酒、吸毒、网络成瘾、打架斗殴、校园暴力和反社会行为，再到生活中不太显眼的"小问题"，如青少年对生活、家庭和学校的满意度降低以及睡眠困难等问题，都与童年期精神创伤关系密切。于是，我们就看到了一个从严重的精神疾病到心理障碍，再到生活中的"小问题"的一条连续的轴线，它们均与童年期的精神创伤有关。虽然不能就此下结论说这些问题的成因都是童年期创伤，但至少可以得出结论，创伤是引发这些问题的重要因素。

由于受精神分析的理论影响，谈话性的心理咨询、心理治疗以及其他各种方式的心理治疗（包括音乐心理治疗以及其他艺术心理治疗，例如，舞蹈治疗、绘画治疗、戏剧治疗等）都非常重视童年经历对成年后精神障碍的重要影响。当然，我们也应该看到，成年期的消极生活经历积累也会对当事人的精神和情绪状态造成严重影响，例如，经历战争、自然灾害、牢狱生活、婚姻矛盾和日常生活中严重的人际关系矛盾等，也会给很多人带来持久的心理或情绪困扰以及社会功能障碍。以上这些情况也许还达不到创伤后应激障碍的诊断标准，但是给人们的日常生活带来了更为普遍的影响。

在面对上述众多精神疾病和心理障碍以及正常人群中的常见情绪和行为问题时，心理咨询和心理治疗界有各种流派的理论和解释，有不同的干预方法。其中有些方法可能相对简单，但是更多的方法都需要经过长期系统的学习和训练，并形成了林林总总的治疗策略和治疗模式。然而，根据上述调查研究资料，我们可以合理地提出这样一个心理干预策略：针对创伤的心理干预方法有可能成为针对上述众多精神疾病、心理障碍和正常人群的一般性心理咨询工作共同的工作模式。这似乎是一个符合逻辑的干预策略。

我在 2004 年参加了一个眼动脱敏和再加工的精神创伤心理治疗系统培训之后，发现在这里学到的知识和技术可以被广泛地使用在日常心理咨询和临床治疗中。在完成了全部培训之后的一段时间内，我与很多同期的学员（他们都是我国资深的心理咨询专家）沟通，想了解他们使用这些方法的情况，却意外地得知他们使用这些方法的机会很少。询问其原因，答案是在平日里遇到创伤后应激障碍案例的机会很少。我想，大约是他们严格地固守了 DSM 的创伤后应激障碍诊断标准，于是对那些不符合诊断标准的来访者，均不考虑使用精神创伤的治疗思路。而我的经验告诉我，只要与某些消极的生活经历有关，任何心理和情绪问题均可以通过创伤治疗的思路和方法进行工作，而且会在短时间内取得令人满意的疗效。此后，我逐渐确立了创伤取向音乐心理治疗的思路，并收到了很好的效果。这样一来，我的工作变得简单而快捷，也不需要进行大量绞尽脑汁的繁杂分析和挖掘工作。我将其视为一种"以不变应万变"的思路，且获益良多。

在开始讨论创伤和资源取向的音乐治疗方法的具体细节之前，我认为非常有必要先讨论、澄清和介绍一下这个工作模式的基本理念，否则读者会从不同的心理学理念的角度对我所介绍的技术细节做出不同的理解，而其中一些理解可能是有误的，进而导致临床操作中的错误。这样的现象在我的学生和培训班学员身上十分常见。

现代心理咨询和心理治疗的干预策略可以简单地分为两大类：问题取向和资源取向。问题取向的干预策略更多地聚焦在来访者所带来的问题上，包括症状、病因或人格扭曲等问题或劣势；资源取向的干预策略更多地聚焦于来访者自身的能力、智慧、内外部资源或积极的人生经历等优势方面。这些心理学理念对音乐治疗都具有重大影响，因此，我们先探讨一下不同的心理学理念。

问题取向的心理治疗理念

自从弗洛伊德建立精神分析理论以来（甚至可能要追溯到弗洛伊德之前），传统的心理治疗理论基本上都可以被归类为问题取向的，即治疗师主要聚焦于问题或症状以及造成这些问题或症状的原因。这可能跟早期心理治疗的理论干预策略都由医生——特别是精神科医生——建立有关。例如，弗洛伊德本人就是一位神经学出身的精神科医生。那个时代正是科学主义盛行的时代，所以生物医学的色彩在心理治疗理论中有较为明显的体现，其中我们所说的问题取向就是一个典型的特点。像医生一样，问题取向的治疗策略聚焦在找到问题并针对问题提出解决方法上。所以，精神分析学派认为，所有问题皆源于性驱力与现实的压抑所形成的矛盾冲突，进而造成人格的扭曲（古典精神分析）；或者源于童年期与父母或看护人的不良关系（客体关系理论）；或者源于自我协调超我与本我之间的关系功能失调（自我心理学理论）；或者源于头脑中的认知误区（认知心理学）；或者源于早期父母有条件的爱导致自我实现的障碍（人本主义）；或者源于自我欺骗（存在主义）；或者源于错误的行为习得过程导致的病态行为（行为主义）；等等。总之，就像医生看病一样，首先要找出问题的根源，然后考虑如何解决这个问题。可是如同医学一样，有很多疾病即使可以找出原因（例如，心血管疾病、糖尿病、癌症等），却没有有效的治疗方法。

在心理创伤治疗领域，问题取向的干预策略表现为将重心聚焦在对创伤经历的体验和记忆上。即使传统的各心理学理论流派对造成心理障碍的原因有不同的解释，但有一点是相同的：压抑是造成精神疾病和心理障碍的主要机制。所以，很多心理咨询师和治疗师都认为，造成各种症状和情绪障碍的原因，是当事人对消极情绪的压抑。换句话说，只要把压抑的消极情绪宣泄出来，症状就会消失，情绪就会好转。宣泄的过程是一个痛苦的过程，也是一个创伤的暴露过程。在美国有一种常见的创伤治疗技术，被称作持续暴露，就是让创伤的受害者反复回忆创伤事件的情节，直至他不再感到痛苦。在医学界有一个很流行的说法，叫作"没有痛苦就没有治愈"。同样，在心理治疗的过程中，重新体验痛苦被认为不但是正常的，更是必要的。

在毕业后的很多年里，我本人也秉持这种传统理念进行临床治疗工作：首先在访谈中找到创伤事件（可能是成年期创伤，也可能是童年期创伤），然后使用音乐想象技术，将来访者带回对创伤事件的记忆中，并利用音乐对情绪的巨大渲染作用，唤醒和激活由创伤记忆引发的各种消极情绪，包括悲伤、痛苦、愤怒、内疚或绝望等。当来访者开始宣泄消极情绪的时候，我就会加强音乐的渲染性，使用有更加强烈的情绪色彩的音乐曲目推动来访者进行更加深入和强烈的情绪释放，直到消极情绪获得充分宣泄，积极情绪自动地出现并得到发展。

有时候，这种治疗策略确实取得了很好的疗效，但是在我的临床实践中，情况并不总是如此。有些来访者经过一段时间的宣泄，并没有出现我所期待的情绪改善。相反，其中一部分来访者在痛苦的情绪中越陷越深。我还意识到，在这种治疗策略下，来访者的流失率很高，因为很多人不愿意再次经历曾经的痛苦。我逐渐发现，当心理治疗聚焦在创伤后的痛苦体验时，这些痛苦的体验和情绪常常会被放大，占据来访者的全部头脑，进而导致来访者对自己生命和周围世界的评价更加消极，甚至造成进一步的创伤（二次创伤）。美国著名创伤治疗专家彼得·莱文（Peter Levine）博士将这种方法比喻为"切开肿疖"，即把伤口切开，释放"毒素"，再让伤口自行愈合。重新经历创伤对患者来说是非常痛苦的。新的伤口可能会愈合，却也不可避免新的感染（Levine，2015）。

这里不得不提到在"5·12"汶川地震后，数千名心理学工作者纷纷前往灾区进行灾后心理援助工作。但是其中大部分人没有经过专门的创伤治疗训练，仅仅带着一般性心理咨询知识就投入对劫后余生的幸存者的心理援助工作中。他们相信，只要让刚刚经历了空前大灾难的幸存者打开心扉，释放痛苦的情绪，就可以让他们破碎的内心世界痊愈。于是，他们一遍一遍地要求幸存者宣泄痛苦情绪，结果给这些死里逃生的幸存者带来了进一步的心理伤害，引起当地受灾群众的强烈反感。受灾群众背地里将心理援助队称作"心理骚扰队"，甚至有了"防火、防盗、防心理咨询"的说法。

创伤的心理治疗理念与一般性心理咨询和心理治疗理念有一定的区别。创伤心理治疗非常强调心理干预的安全性，禁止鲁莽地进行创伤的暴露和负性情绪的宣泄。所以，在面对创伤记忆进行工作之前，必须有一个被称为情绪稳定化的工作阶段。也就是说，首先需要做的是稳定创伤受害者的情绪状态。只有在创伤受害者的情绪足够稳定之后，才能开始创伤的处理工作，否则就可能造成二次创伤。关于稳定化的问题，我将在后面的章节中专门介绍。

另外，还有一个案例让我对问题取向的心理治疗理念发生了根本性动摇。十几年前，我收到了一封来信。信的大意是说，来信者的姐姐在一所国内最有名气的音乐治疗机构进行了 10 年心理治疗，可是情况越来越糟糕。她的姐姐回到家里，对父母和妹妹就像对仇人一样，愤怒情绪越来越大，经常为一点小事情就冲父母大吼大叫，还经常动手打妹妹。这位妹妹承认，父母在她们小时候有些偏向自己，这对姐姐有些不公平。但是父母都是高级知识分子，其实从心底也是爱姐姐的，只不过给妹妹的爱可能比给姐姐的多一点。为了这些事情，父母已经多次向姐姐道歉了，可是姐姐似乎永远不能原谅父母。现在，他们家的日子已经快过不下去了。她问我这是为什么？她还给我发来了一张自己满是伤痕的胳膊的照片，说如果姐姐打她能心情好一些，她也愿意承受。可是她不明白，为什么事情都过去那么多年了，姐姐的愤怒会越来越大？

我立即明白，她所说的这个音乐治疗机构就是我的音乐治疗中心，而信中所说的治疗了 10 年之久的来访者我也认识，她是一名年轻而优秀的高校教师。她的治疗师是我这里的一位优秀的治疗师，接受过完整的精神分析和音乐引导意象（guided imagery and music，简称 GIM；一种深度干预的音乐治疗方法，需要经过多年的系统训练才能掌握）训练。我立即找到了这位治疗师询问情况。他的回答令我感到困惑。他说："我认为这是一个非常成功的案例，来访者从小受到了虐待，可是从来不敢把自己的愤怒表达出来，压抑了几十年。经过治疗，她敢于把压抑下来的愤怒表达出来了。她本人也对治疗效果非常满意，觉得自己成熟了，独立了，平时的精神状态也得到了很大的改善，工作状态也大大改善了。"可是在我看来，这位来访者的愤怒似乎是无穷无尽的，永远也宣泄不完，因为每次我都能听到从治疗室里传出来的哭声，即使在 10 年后也依然如此。

我从治疗师与来访者的家属那里听到了两种完全相反的疗效评价。我应该相信谁？应该说，这两种疗效评价都是对的，只是评价的角度不同。我不禁思考，这个来访者得到她想得到的结果了吗？当事人自己感到自己独立了，成熟了，敢于表达愤怒了，但是家庭关系严重恶化了，她真的能在这样的家庭关系中感到快乐吗？即使答案是肯定的（我当然很怀疑），她的其他家庭成员也成了心理干预的受害者，这真的是我们这些心理治疗工作者想要的结果吗？

我开始回顾自己以前做过的案例，发现其实在我自己的来访者中，也有不少类似的情况。当我们聚焦于童年的创伤问题时，针对父母的消极情绪会被强化和放大。我们采用情绪宣泄的方式来促进来访者的个人成长，其结果就是来访者本人可能对治疗所带来的变化表示满意，但是其家庭关系陷入了困境。我们过去对这种现象的理解是治疗扰动了旧的、有害的家庭关系结构，随之而来的将是形成一个新的、相对健康的家庭关系结构。但是新的、健康的家庭结构往往并没有如期出现，而是呈现了新的矛盾和痛苦。这些新的矛盾和痛苦往往被治疗师忽视或合理化了。现在，我对这个理念产生了怀疑。我开始思考，中国文化中的家庭关系对每一个人来说都至关重要，极大地影响着当事人对生活的满意度，即使是对成人来说也如此。这一点与西方文化有很大不同。世界上没有完美的父母，也没有完美的家庭关系，如果我们的治疗效果以破坏当前的家庭关系为代价，去解决过去的家庭关系所造成的心理问题，这是我们想要的结果吗？我甚至开始怀疑，当某些来访者随着治疗的进程表达了越来越多的愤怒时，这种现象会不会是一种被治疗师洗脑的结果？

资源取向的心理治疗理念

资源取向的心理治疗理念源于人本主义心理学。人本主义心理学理论也提出了对精神障碍或人格障碍发生原因的假设：因为在生命早期，父母对孩子有条件的爱导致孩子自然的自我发展受到了扭曲。但是人本主义解决问题的方法是让治疗师充当一个"足够好的妈妈"的角色，无条件地理解和接受来访者，让来访者在体验到来自治疗师的"无条件的爱"的气氛中寻找自我、发现自我并实现自我。人本主义的这种治疗流派被称为以来访者为中心的心理治疗。以来访者为中心的治疗理念认为，每个人的内心世界都是独一无二的，非常丰富，治疗师不可能做到对来访者复杂内心世界的完全了解，因此治疗师的建议或干预策略很可能是无效的，甚至可能是有害的。来访者其实是世界上最了解自己的人，所以只有他才是自己最好的治疗师。人本主义认为，每个人都有能力解决自己的问题，而这个能力就蕴藏在来访者自己的知识、经验、个人优势、社会关系和决策能力之中。至此，资源取向的心理治疗理念逐渐发展起来，而资源取向的治疗策略也是后现代心理学的一个显著特点。

近几十年来，随着积极心理学逐渐发展，一些临床心理治疗师放弃了传统的、仅仅聚焦来访者的问题和劣势的做法，而是将焦点更多地放在来访者的资源和优势方面。资源取向的心理治疗模式发展的历史和规模虽然远不及精神分析、认知行为等传统的心理治疗模式，但是近些年来已经显示出了非常强劲的发展势头。在我国，目前比较有影响的、具有明显资源取向特点的心理治疗流派有叙事疗法和艾瑞克森流派的催眠疗法。另外，国外还有一些常见的资源取向的心理治疗模式（Priede，2014）：

- 以来访者为中心疗法

- 开放性对话
- 同伴支持工作者
- 积极心理治疗
- 自助小组
- 焦点解决方案治疗
- 系统式家庭治疗
- 治疗社区

　　资源取向的心理治疗聚焦于个体本身具有的资源和优势，同时资源和优势也存在于文化、环境和社会系统之中。这些资源和优势通常包括：

- 过去成功的经验
- 对实现目标的渴望
- 自身的优势和优点
- 兴趣爱好
- 榜样的力量
- 支持系统的力量
- 对未来的希望

折中主义取向的理念

　　随着各种心理学流派不断出现，心理治疗领域呈现了令人眼花缭乱的局面。每一种心理学流派的理论都对人类的心理现象提出了自己的解释，而这些解释让初学者感到似乎找到了"真理"，因为这些理论都能够自圆其说，解释了几乎所有产生心理问题的根源。经典的精神分析认为，人的性驱力与超我的压抑之间的矛盾造成了人格成长的扭曲；客体关系的精神分析认为，父母与儿童早期不健康的关系造成了人格的种种障碍；认知理论认为，头脑中错误的认知造成了心理和情绪的障碍；行为主义认为，症状和变态行为都是后天习得和形成的；人本主义认为，父母早期有条件的爱造成了人格扭曲；存在主义认为，伪装和欺骗造成了普遍的神经焦虑；格式塔疗法认为，他人导向的成长环境造成了人格的解体和矛盾冲突；等等。

在心理学流派的教学中，我会给学生平等地介绍这些心理学流派的理论，还着重介绍了各个流派对彼此的批评。当课程结束时，有学生反映，一个学期下来感觉更糊涂了，不知道究竟哪个流派的理论是正确的。我会回答："糊涂了就对了，这就是这门课的目的。我就是想要大家从对某一个心理学流派理论的崇拜和笃信中跳出来。"学生们的表情更加茫然了。我们从幼儿园开始就学会了对世间"真理"的背诵和崇拜，所有学习过程都只是为了获得一个"标准答案"。所以他们也期待我给他们一个关于心理学的标准答案。我让他们失望了。但是我坚信，总有一天他们会突然意识到自己在这门课程里学到的是自由、灵活且超然地看待每一个心理学理论体系的思维方式，比熟知和笃信某一个理论体系更有价值。

无论是哪个流派的理论，都有其合理性，甚至是重要的价值，对心理学的贡献都是不可否认的。但是，所有这些理论都是从不同的视角和层次出发的，是对现实的不同解释。但它们都不是现实真相本身。这就像我们常说的"盲人摸象"的故事，每个盲人对大象的描述都是真相的一部分，但都不是真相本身。那么真相本身又在哪里？它只存在于来访者本人的内心体验中。所以，只有来访者最了解自己。我们对来访者问题的所有分析和诊断，都不过是治疗师用现有的心理学理论框架对来访者进行心理学化的结果。治疗师的分析和诊断可能对，也可能不对，最后的解释权还在来访者手中。心理学工作者经常对来访者进行心理教育，试图让他们接受心理学化的解释。后现代心理学家拒绝对来访者做任何分析和诊断，也不用任何心理学理论框架诠释来访者。他们只是努力地与来访者产生共情，体验对方此时此刻的内心体验，帮助对方找到自己的资源、力量和解决问题的方法。在后现代心理学派的治疗师眼里，那些深奥的心理学术语和概念只是治疗师在与同行进行学术交流时所用的一个共同的语言工具而已，不是用来理解和解释来访者的，也不应是指导自己如何工作的工具。

常有人问我，你的创伤和资源取向的音乐治疗属于什么心理学流派？我的回答是：折中主义。所谓折中主义，是指没有固定的理论模式，自由地游走在各个理论流派之间，根据具体情况和自己的需要自由地选择不同的理论流派的思路或策略。实际上，在做临床工作的心理学工作者中，很多人都是折中主义分子，只是他们并不公开标榜而已。他们担心自己会在同行面前显得不够正宗或不够学术和专业。但是在临床上比较有效的治疗师恰恰是这样一批人。

创伤和资源取向的音乐治疗模式中包括了精神分析对童年创伤经历的重视，认知疗法所认可的消极认知和积极认知对当事人情绪的重要影响，行为主义对创伤的反复暴露，催眠治疗技术与音乐想象技术的结合，人本主义关于"来访者是自己最好的治疗师"的理念和高度共情的态度，叙事疗法在"不是人在讲故事，而是故事在讲人"的理念下促使当事人改变叙事方式的思路，最后还有后现代心理学不分析、不诊断、不预设目标、聚焦此时此刻体验的理念，等等。

创伤和资源取向的音乐治疗的理念

类似资源取向的思路和做法其实并不是突然出现的，即使在问题取向的心理治疗中，特别是在音乐治疗中，也是有一定传统的。例如，在心理治疗和音乐治疗的层次分类中，有"支持性层次""认知行为层次"和"潜意识层次"的分类。其中，支持性层次的心理干预并不直接针对问题本身，而是以改善症状和情绪、稳定心理状态以及增强自我力量为目的。特别是在音乐治疗的方法技术和活动设计中，有大量内容属于支持层次的范畴，即使用音乐对情绪的改善作用帮助来访者改善情绪，提高人际交流的能力和社会功能等。在这些音乐治疗的活动中，音乐治疗师的干预并不触及核心问题本身，也并不以治愈为目的。这种做法在用于各种医疗环境里的音乐治疗活动中最为典型，因为音乐治疗在医院通常属于辅助性治疗手段，而要真正解决问题，主要还得依赖医学手段。在以问题为取向的眼动脱敏和再加工技术模式中，也分为"稳定化"和"创伤暴露"两个阶段。在稳定化阶段的工作中，也并不直接触碰创伤问题，而是以增强积极体验、稳定情绪和增强自我力量为目的，为后面的创伤暴露工作做准备。

尽管如此，以上所谓的支持性层次或稳定化阶段的心理干预的临床价值通常被严重低估，被视为辅助或预备性工作，并未被视为具有独立的临床治疗价值的治疗策略。而后现代资源取向的心理治疗是被视为独立的、与问题取向的心理治疗理念相对应的、替代性的不同治疗理念。治疗聚焦在来访者积极的资源和优势的理念上，主张积极的体验本身就是资源取向的心理治疗的治疗策略。事实上，在我的临床实践中，资源取向的心理治疗策略在临床上的效果非常显著，并且常可以单独完成整个音乐心理治疗的全部任务。

经过了数年的反复考虑，我为我的工作模式命名为创伤和资源取向的音乐治疗，而这个名字本身其实包含了一个明显的含义，就是结合了以创伤为焦点的问题取向和以强化积极体验为基本手段的资源取向这两个看似对立的治疗理念，将二者有机地结合成一个完整的音乐心理治疗工作模式。聚焦创伤经历，将创伤经历视为大部分精神和心理问题的基本原因似乎是一个典型的问题取向的思路，但是解决问题的途径不是挖掘问题、分析问题、情绪宣泄等传统的问题取向方式，而是主要以积极的人生经历、对美好时光的记忆、对美好未来的想象、人性中的爱和善以及音乐所带来的审美体验和美好情绪体验为基本手段，来完成整个心理治疗的过程，最终达到解决问题和痊愈的目标。

治疗师的角色定位

　　不同的理念取向还常表现于治疗师在治疗关系中的角色定位。在传统以问题和缺陷为焦点的心理治疗中，由于工作是聚焦在问题和缺陷上的，心理治疗师会运用自己的知识、技术和经验对来访者在人格、认知观念、病态行为、情绪情感障碍等方面存在的问题进行干预和矫正。心理治疗师如同医生，是一个权威的拯救者，而来访者是一个满身问题和缺陷的、深陷绝望的求助者。在治疗过程中，治疗师对来访者的问题进行分析，做出判断，告诉来访者造成问题的原因是什么，并提出自己的建议或暗示，告诉来访者应该怎么想或怎么做。而来访者是一个被动的角色，依赖治疗师的知识和经验来解决自己的问题。这时候，来访者解决自己问题的主动性、能力和潜力荡然无存。

　　我们当然不能说权威式心理治疗是错误或无效的，事实上，采用这种治疗的策略和观念有很多成功的案例。但是我们几乎可以认定，权威式心理治疗的每一次成功都给未来埋下了一粒失败的种子。我们知道，每一个来访者在寻求心理专家的帮助时，都有一个共同的错误信念：自己没有办法解决自己的问题。他们将自己视为一个无能的问题受害者，甚至是一个有缺陷的人，只能依赖专家解救自己。设想一下，一个自认为没有能力解决自己问题的来访者经历了数月甚至数年的痛苦和困惑之后，终于得到了一个专家的帮助，于是问题居然就被专家"解决掉了"。看起来，这是一个皆大欢喜的结局，但是这必然进一步强化来访者心中的那个自己不能解决自己的问题的错误信念。也就是说，治疗师进一步剥夺了来访者自己解决自己的问题的能力。下面的案例来自我多次的类似经历，它们终于让我明白，权威式问题取向的治疗理念和策略最终会归于失败。

很多年前，我在临床工作中经常会接待一些正在经历婚姻危机的女性来访者。她们发现了丈夫有婚外情，非常恼怒，并做出了各种反应，试图挽救自己的婚姻和家庭。然而，情绪使然，她们完全乱了方寸，做出各种在策略层面上显然错误的行为。例如，不断地在家里哭闹、争吵、用各种手段进行侦查并现场捉奸、找男方的父母或亲友谈话以期获得帮助、到男方的单位告发以施加压力、找第三者打闹……这些做法实际上都会导致夫妻关系迅速恶化，把婚姻快速地推向离婚的地步，而离婚恰恰是当事人不想要的结果。我常常遇到的局面是，她们的婚姻已经处于非常危险的境地，例如，男方已经正式提出离婚，有的甚至已经分居了。这时候，留给我的工作时间已经不多了。为了不使局面继续恶化，我不得不采取直接的语言建议的方式，告诉她们立即停止错误的做法，并十分具体地为她们制定了缓和矛盾、改善关系的计划和措施。开始时，这种做法的效果似乎是立竿见影的。

文倩（化名）是一个 36 岁的白领女性。丈夫有了婚外情被她发现，她在愤怒之下做出了很多前面提到的错误甚至过激的行为，导致婚姻关系迅速恶化，丈夫正式向法庭提出离婚诉讼。由于文倩表示不愿意离婚，法庭虽然没有支持丈夫的离婚诉求，而是给他们 6 个月的冷静期，但如果届时男方坚持离婚，法庭通常会认定双方感情已经破裂，并下达离婚的判决。我首先指出了她在处理这个事件的方法上的失误，然后根据她的情况为她制定了一些改善关系的具体操作方法。很快，我给她的建议取得了很好的效果，处于危机之中的婚姻关系出现了明显的缓和与改善。男方对女方的态度有了很大的好转，表示愿意与第三者断绝关系。文倩看到了希望，非常高兴，同时也对我的"智慧"表示由衷地佩服。但接下来的情况十分令人失望：文倩似乎完全丧失了与丈夫相处的能力。因为害怕再做出错误行为，使得所有努力都前功尽弃，她变得处处小心翼翼。我常常接到她的电话，她会问："高老师，今天他给我发了一条短信，你看我应该怎么回答他？""高老师，明天是中秋节了，你说我应不应该去看看他的父母？我应该买些什么礼物带去？"很明显，我的貌似"正确"和"智慧"的建议已经完全剥夺了她与丈夫相处的能力。

我们可以看到，每次成功的治疗都是走向最终失败的一步，因为它剥夺了当事人解决自己问题的能力。精神分析、认知疗法、行为主义流派等传统的心理学流派的大部分治疗师都扮演着权威式治疗师的角色，他们是治疗关系中的主导，决定着治疗的目标、进程、方法技术以及治疗结果等，而来访者只是治疗干预的被动的接受者。那么来访者是否能够从治疗师这里获得有关如何生活和处理问题的知识和能力，从此变得聪明起来？我不否定有些人也许可以，但是我相信大部分来访者所获得的更多的是对自己能力的否定和对治疗师的崇拜。更何况世上本不存在所谓如何生活和处理自己的婚姻关系的"真理"或"规律"，因为每一个人、每一个家庭关系都是独一无二的。每一个成功的人生或成功的婚姻都是不可复制的。对治疗师而言，从前一个成功的案例中获得的经验不能套用到下一个看起来类似的案例中。

现代心理学的主要理论流派之一——人本主义——提出了平等的治疗关系的理念，认为治疗师与来访者的关系应该是一个平等的工作联盟，在他们"以来访者为中心"的治疗中，治疗师无条件地接受来访者，而来访者对治疗目标、治疗过程以及对治疗结果的期待有决定权。到了后现代心理治疗流派的理念中，治疗师相信来访者是解决自己问题的专家。治疗师的角色进一步变为来访者解决自己问题的过程中的一个倾听者、陪伴者和推动者。治疗师的责任就是帮助来访者找回自己的积极资源和优势，而解决问题的责任在来访者自己身上。

美国著名的后现代催眠治疗大师艾瑞克森是这样解释心理治疗的本质的：心理治疗就是治疗师找到治疗师不知道而来访者以为自己不知道，但实际上知道的东西（Gillian，2007）。我本人对他的这一说法深深地认同，因为在我后期的临床工作中，几乎每一个成功的案例都验证了这一说法。

我国著名的心理学家申荷咏说："治疗师要有一颗谦卑的心。"这表达了在后现代心理治疗理念中治疗师的角色定位。治疗师在治疗关系中所扮演的既不是权威的角色，也不是与来访者平等的角色，而是一个谦卑的聆听者、陪伴者和见证者。只有这样，治疗师才能真正让来访者成为解决自己问题的主导者。我国一位不幸英年早逝的著名心理治疗师——也是我的朋友——李子勋主张，治疗师在进入每一个治疗关系之前，要学会"放空自己"，让自己的专业知识和临床经验统统归零，以一个无知的心态面对每一个新来的来访者。这也从另一个角度说明了治疗师谦卑的心态。

创伤和资源取向的音乐治疗虽然融合了包括精神分析、认知行为、人本主义、叙事疗法、催眠治疗、超个人心理学和积极心理学等各种理念和思路，但是最根本的一个信念就是：治疗师要用一种谦卑和无知的心态面对每一个来访者。无论治疗师掌握了多少深奥的理论知识，接受过多少专业训练，有多少年丰富的临床经验，都不要以为自己能够拯救任何人，这实际上是一个不可能完成的任务。相反，当你完全放弃权威角色的心态，以谦卑的心态面对你的来访者，并用你的专业手段和技能激活对方的资源和能力的时候，你会很快惊讶地发现，整个心理治疗的过程是如此快捷和顺畅，你的来访者竟然如此快捷地、充满智慧地、以他独有的方式创造性地解决了自己的问题。通常，你事先并不知道这些解决问题的方式和途径。那么到底是什么东西让来访者能够快速地解决他原本以为自己没有能力解决的问题呢？我的理解就是，他们自身所具有的，包括经历、能力、智慧、人际关系、对美好生活的追求等资源力量，是解决问题的根本原因。而这些能够激发内在资源力量的因素对音乐治疗师而言，就是音乐所带来的强大的美好体验。音乐由于其强大的审美特质和对情绪的影响力，决定了音乐治疗在资源取向的心理治疗领域具有独特的优势。

在创伤和资源取向的音乐治疗模式中，音乐治疗师始终要保持谦卑和无知的态度，充当一个积极的聆听者、充分共情的陪伴者和由衷赞赏的见证者，而不是一个权威的医生、引导者或拯救者。我们要彻底放弃传统所谓"拯救者"的权威角色，因为真正在治疗过程中发挥主导作用的是音乐以及来访者本人，而不是治疗师。所以，时刻跟随来访者，并在适当的时机推动来访者更快地达到其想要达到的目标，是这个治疗模式成败的关键之所在。由于放弃了权威的拯救者的心态，以来访者的目标为目标，治疗师事先的分析、治疗策略和目标的设计就成了多余的，因为解决问题的责任其实并不在治疗师身上，而在于来访者。所有进程和解决问题的方法都在来访者的头脑中，更准确地说，都在他的潜意识之中。这就是艾瑞克森所说的，"我不知道而他以为他不知道，但实际上知道的东西"。每当我的学生在治疗中遇到了困难前来求教的时候，我总是对他们说："相信音乐和来访者，不要相信自己。"当一个治疗师真的做到了这一点时就会发现，音乐心理治疗过程不再是一个对自己的心理学知识和技术的考验，也不是与来访者所带来的"阻抗"进行斗智斗勇的战场。每一次治疗的过程都将变成如同阅读一部精彩的、充满悲伤和喜悦的人生小说的愉快过程。说到这里，又让我想起李子勋曾经开玩笑地形容心理咨询是一个"你花钱，我成长"的职业。你会不得不由衷地庆幸自己从事了一个如此美妙的职业。

在传统的心理咨询和心理治疗过程中，每一个临床的新手都会为来访者在治疗过程中所表现出来的所谓"阻抗"而苦恼。"阻抗"是心理学界从弗洛伊德开始就一直谈论的议题，也是心理治疗师在临床上处心积虑要设法"突破"的障碍。但是在资源取向的心理治疗的理念中，"阻抗"不再是一个令人困扰的话题。当阻抗在心理治疗的过程中出现时，它只是一个信号，在告诉治疗师：是你的治疗目标与来访者的需求发生了冲突，或者是你的心理学理论逻辑与来访者真实的内心逻辑发生了矛盾。这时候，治疗师应该考虑的不是如何突破对方的所谓"阻抗"，而是立即放弃自己内心现存的所有心理学知识和临床经验，努力地了解对方的内心逻辑和求助需求，并努力地配合对方。

治疗师的共情问题

所谓共情就是治疗师不带有任何评价和分析，设身处地并敏感地体验来访者的内心世界，对他的情感体验感同身受，从而达到尽可能感知对方的目的。共情在中国台湾被称为同理心，是我们在讨论治疗师在治疗过程中的角色这个议题时必然涉及的一个重要内容。而在创伤和资源取向的音乐治疗中，治疗师的共情能力更是整个治疗过程的核心因素和成功治疗的前提。

精神分析学派要求治疗师在治疗中保持"客观、中立"的态度，防止在治疗过程中有情感卷入。用他们的话来说，治疗师要像一面墙，看看来访者会把什么情感投射到这面墙上，而这些情感的投射正是他的问题之所在。这样的态度显然是治疗师权威的角色定位所决定的。客观、中立的态度也影响到了认知或行为主义治疗师，因为这些同属权威式治疗模式。

人本主义心理学派的创始人罗杰斯提出了治疗师必须与来访者共情的理念。对于共情的定义，不同的专家有不同的表述。罗杰斯本人的说法是：

> 我早期对共情状态的定义是，准确地察觉另一个人的内在结构，这种觉察带有感情的成分和含义，好像你就是那个人，但又永远不失去"好像"的境界。因此，这意味着去感受另一个人感受到的痛苦或快乐，就像他感受到的那样；并去察觉其原因，就像他觉察到的那样……（Rogers，1959，pp.210-211）

美国心理学协会（American Psychological Association，简称 APA）对共情的定义是：治疗师"从对方的视角，而不是从自己的视角，来理解一个人，间接地体验到这个人的感觉、知觉和思想。共情本身并不包含想要提供帮助的动机，虽然它可能转化为同情或个人的痛苦，从而导致行动。在心理治疗中，治疗师对来访者的共情可以是理解来访者的认知、情绪、动机或行为的途径"。

很多治疗师混淆了共情与同情，以为自己对来访者的处境以及造成问题的原因表示理解或接受就是共情。事实上，共情和同情是不同的。所谓同情是指在理性和认知层面对他人的理解，但不包含治疗师在情绪和躯体上的同感和卷入。共情更加强调情感乃至躯体感受的共鸣和卷入，忘掉自己的存在，设想自己就是对方的存在，去感受对方的痛苦和欢乐、疼痛和兴奋。这时候，治疗师头脑中已经存在的理论和经验不但变得多余，甚至是有害的，它们会严重影响治疗师的共情能力，因为理论的框架会将一个活生生的、独一无二的个体标准化、心理学化。当然，我并不是说治疗师不需要学习各种心理学理论，不需要任何临床经验。但是这些心理学理论和临床经验其实更多地只在事后的分析和与同行的交流中有用。

所以，很多精神分析流派以及认知或行为流派的治疗师也说他们在治疗中是有共情的。其实就其基本理论的出发点而言，这些流派的治疗师不可能具有一种真正的共情态度，因为他们视来访者所带来的困扰和症状为异常的、变态的、不健康的问题。他们从自己的理论观点出发，对来访者的这些"异常、变态和不健康的问题"进行"科学的分析和解释"，他们的责任就是把这些问题消除，使来访者变为符合理论上所认为的正常的、常态的、健康的个体。所以他们强调治疗师要保持客观、中立的态度，防止自己的反移情卷入。他们所谓的共情其实是同情。人本主义和后现代心理学强调不评价、不分析的基本态度，治疗师要努力对来访者感同身受，因为这才是一切成功的治疗的基本前提。顺便说一下，后现代心理学甚至主张放弃"治疗"这一概念和提法，而以"服务"的概念取代，因为治疗这两个字依然隐含着治疗师的权威主导角色的意味。我在本书里仍然依照行业约定俗成的习惯而使用"治疗"这两个字，但是请注意，我所使用的心理治疗概念已经更接近心理服务的内涵了。

作为中国后现代心理治疗的代表人物，李子勋提出了一个与共情密切相关的概念，即"同在"。这个概念包含后现代心理治疗有关治疗关系的理念。李子勋指出，传统的心理治疗是把来访者放在一个"他在"，即一个客观存在的地位，治疗师努力对这个客体进行观察、分析和干预。治疗师要努力避免这个客体对自己的"我在"产生影响，以保持客观、中立的立场。用精神分析的术语来讲，就是要避免对来访者产生"反移情"。但是治疗师的这种客观、中立的立场实际上是不可能生成的，因为在治疗关系中，治疗师与来访者对彼此不可避免地产生了密切的相互影响，形成了一个独一无二的关系，即一个独一无二的"同在"。在这个同在关系中，双方都因为对方的影响而发生了变化。

> 传统心理学的理论是要把来访者推到一个"他在"的位置上，说他的存在并没有影响到我。我永远是保持客观、中立的。这就是传统心理学与后现代心理学在治疗关系上的一个明显差别。通常，我们要涉及在咨询环境中的"我"与"你"之间的关系。我生成了你，你生成了我。在咨询环境中，这样的一个瞬间是分不清你和我的，因为我的在决定着你的在，你的在又决定着我的在，我们在那一瞬间，此时此刻，我和你之间实际上是密不可分的，也就是在很多影响和表达呈现方面是互有影响的，像一个循环生成或者是循环自我的这样一个关系。那么后现代心理学不需要把来访者推到一个他在的位置，去客观地观察或者评价，因为当他的在和我的在完全不能被隔绝的时候，治疗师不可能达成一个客观的观察系统。事实上，后现代心理学注意到，这是不可能生成的。（李子勋，2016）

我非常认同李子勋提出的这个同在的概念。每一对治疗关系都会因双方独特特质的碰撞和互动而发生化学反应，并生成独特的同在。因此，每一对治疗关系都是独一无二的。我在临床工作中经常发现，一个来访者给我留下的印象与其他治疗师对这个来访者的描绘大相径庭。例如，有一位在我眼中通情达理、性格软弱的女性来访者，在其他治疗师和我的工作人员的眼中，是一个性格固执、有些刁钻的女性。同一个人何以在不同的人的眼中如此不同？是我错了，还是我的同行错了？其实我们都没有错，只是不同的人际关系所生成的同在是不同的。这就像婚姻关系，同样一个人在上一段婚姻关系中留给对方的印象经常会在下一段婚姻关系中完全改变，似乎换了一个人。我在留学期间曾经有一个女朋友，她在我眼中是一个好吃懒做的女孩，我对此颇有怨言。可是在我们分手之后，她嫁给了一个美国小伙子，于是她令人惊奇地变成了一个任劳任怨的贤妻良母。我好奇地问她为什么变化这么大？她无奈地说："这个家伙实在是太懒了，家里的事情我不做谁来做？"可见，同一个人的特质在不同的关系中可以表现得如此不同，所以我们不得不承认，每一个同在关系都是独一无二的。

当我们谈共情这个概念的时候，指的是治疗师对待来访者的态度，而李子勋所说的"同在"是对治疗师与来访者之间形成的关系的描述，无论你共情还是不共情，这种同在的关系都客观存在。治疗师与来访者，你中有我，我中有你，是一种密不可分的存在状态。这个同在的状态对于治疗的结果可以是破坏性的，也可以是建设性的。共情是通向建设性的同在的必然途径，而建设性的同在则是共情的结果。共情在创伤和资源取向的音乐治疗中更是扮演着关键角色。从对来访者所表述故事的理解、对音乐的选择，到语言的互动等治疗过程中的所有环节，治疗师所做的所有选择和决定，皆取决于是否有一个良好的共情状态。共情决定了治疗师是否能够与来访者达到一个建设性的同在状态。

在我的教学和培训工作中，我发现有些人天生就具有很好的共情能力，能够很快地理解和体验来访者的内心，感同身受，进入同在的状态。于是很自然地产生了类似于知心朋友或闺密之间的交流，并能够根据自己的感觉准确地选择音乐。所以尽管他们还是新手，并无很多知识和经验，却能将治疗过程做得自然而顺畅。也有很多学生很难做到对来访者共情，总是不由自主地把来访者推到一个被客观观察的对象的位置，而无法体验对方内心复杂的情感世界。结果就是在治疗过程中不知道该说什么，该做什么，张嘴便错，不知道该使用什么音乐，一用就错。他们觉得共情太难了，总是问我："老师，怎么才能做到共情？"我对他们的回答就是借用我的老师肯尼思·布鲁夏（Kenneth Bruscia）博士常常在课堂上对我们讲的一句话："忘了你是谁，你就是他。"对这些学生而言，共情能力需要不断努力锻炼，才能得到提高。

　　共情能力是一个好的治疗师必备的能力和素质，但是有时候，对一个具有良好素质的治疗师也是非常艰难的挑战。设想一个女性治疗师发现自己的丈夫有了婚外情，她非常痛苦，也非常痛恨破坏自己家庭的第三者。而恰恰在这时，她接待了一位面对情感困扰的女性来访者。这位来访者告诉她，自己爱上了一个有家室的男性，内心非常矛盾……这时候，这位治疗师是否能够放下对破坏自己家庭的第三者的憎恶情绪，设身处地地体会这个姑娘爱上有家室的男性后在生活中遇到的种种痛苦和矛盾呢？可以想象，在这种情境下，共情是一件多么困难的事情，绝大部分人可能都做不到。但是我依然认为，一位职业素质良好的治疗师即使在这种情况下也能够做到共情，至少在治疗室里是能够做到的。

第二部分

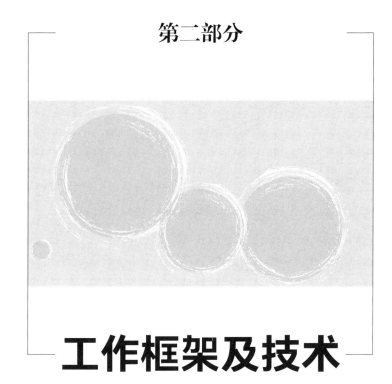

工作框架及技术

第三章

预备阶段与初步评估

2008 年，中国发生了"5·12"汶川地震，造成了重大人员伤亡。大量心理咨询师和心理学工作者赶往灾区，义务为当地受灾群众提供心理援助服务。但是由于缺少专门的心理创伤干预的训练和知识，一些人采取了某些错误的做法，给灾区群众带来很多心理干扰甚至是二次伤害。这里就包括缺乏关于重大创伤事件心理干预工作框架的知识的问题。

通常来说，当诸如地震、火灾、洪水、重大交通事故、刑事犯罪、恐怖事件等重大创伤事件发生的时候，一个经过系统训练的创伤治疗师恰巧就在现场或能够在第一时间赶到现场的机会是不多的，但是这种可能性依然存在。例如，我的培训班学员告诉我，她是某学校的心理辅导教师，她所在的学校发生了一起学生跳楼自杀事件，学校领导在第一时间通知她迅速赶往出事地点，稳定在场学生的情绪。所以，创伤事件的心理干预工作框架就从创伤事件发生的第一时间开始。首先要声明，这里所说的工作框架仅仅是一个大致的框架结构，而不是一个严格的标准。具体的工作框架应该根据不同创伤事件的性质、对受害者造成伤害的程度，更重要的是根据受害者本人的坚强程度和自我恢复能力来灵活掌握。

因为重大创伤事件的突然发生通常都会给受害者的精神带来极大的

冲击和震撼。这时，受害者正处于极度恐惧或愤怒的情绪当中，他们的意识状态完全处于非理性状态，因而几乎无法进行理性的思考。所以，包括心理治疗师在内的任何救援者都不要试图做诸如讲道理、鼓励坚强等认知和意识层面的工作。这时候，任何理性层面的思想工作都是无效的，甚至是有害的，因为这样会让受害者感到治疗师完全不能体验和了解自己的感受，从而不能建立良好的安全和信任的治疗关系，给后续的心理援助工作造成障碍。

下面介绍创伤心理治疗的一个基本工作框架。这个工作框架是我于2005年开始历时3年的中德精神创伤心理治疗连续培训班中学到的知识。在后来的临床工作中，我感到这个工作框架的设置是比较合理实用的，因此在创伤和资源取向的音乐治疗的工作模式中参考了这个工作框架。简单来说，整个创伤和资源取向的音乐治疗的创伤干预框架大致如表 3.1 所示。

表 3.1　创伤和资源取向的音乐治疗的创伤干预框架

阶段	工作目标	工作内容和技术的使用
预备阶段	提供必要的安全感及生活支持。	安置受害者 / 来访者至安全的环境，提供必要的生活物品，包括食品、饮水、衣服和被褥，以及做好后面一段时间的生活安排。进行心理教育以帮助其回到理性状态。
初步评估	对受害者 / 来访者的受伤害程度进行评估。	评估受害者 / 来访者是否需要心理帮助？是否适合创伤取向的音乐心理治疗模式？是否需要稳定化？需要什么程度的稳定化？
稳定化干预	稳定情绪和增强自我的内心力量。	选择使用音乐放松、安全岛技术、大树技术、积极资源强化技术、耳虫技术。
再评估	评估来访者的情绪稳定性和自我力量是否足以令其面对创伤 / 消极事件的记忆？	对受害者 / 来访者的安全感、情绪稳定性和控制能力以及日常生活功能进行评估，以确定其是否需要或是否能够接受进一步的创伤处理工作。

（续表）

阶段	工作目标	工作内容和技术的使用
创伤/消极事件记忆处理	消除或改善来访者对过往创伤/消极事件的情绪和躯体反应，以及认知的改变，促进创伤后成长。	音乐同步再加工技术。
疗效评价	评价干预效果。	包括现场评价以及之后的追踪随访。如有需要，可以继续进行音乐同步再加工或其他技术的处理。

预备阶段

在重大创伤事件发生后的 1 个月之内，受害者可能会有急性应激障碍（acute stress disorder，简称 ASD）的各种症状反应，但这个时候还不能诊断为创伤后应激障碍。当一个重大创伤事件突然发生的时候，受害者的内心首先被摧毁的就是在过去的日常生活中建立起来的安全感。所以治疗师或其他救援者此时此刻的首要任务就是尽可能让受害者感到安全，让他感受到自己已经不再处于危险的环境之中了。治疗师及其他救援者的任务就是努力扮演"好妈妈"的角色，而不是搜肠刮肚地在头脑中寻找所谓的专业技术方法。最好的做法就是让受害者感受到来自温暖的、安全的、仿佛童年来自妈妈的保护和关心，而不是立即进入"治疗师"角色。这时候，治疗师需要做的事情包括以下方面。

1. 尽快让受害者脱离事件现场，将其安置到一个安静的、与事件环境隔离的安全环境中。这个地方尽量远离事件现场，尽可能不要听到人群慌乱叫喊的声音以及消防车、救护车的鸣笛等能够引起受害者依然处于危险之中的感受的刺激信号。如果这些刺激信号无法避免，也要不断地告诉受害者，"你现在安全了，没事儿了""有我（和其他人员）在保护你，陪伴你，你安全了"，等等。这些话需要不厌其烦地反复说。

2. 此时，治疗师应该尽可能为受害者提供生活上的照顾，尽快提供水、食物、毛巾、衣物和被褥毛毯等保暖物品。如果有流血情况，需要尽自己的知识和能力做简单的止血和清理工作。例如，用布带扎住流血部位的上端，等待医务人员的到来。如果治疗师接受过心肺复苏技术的训练，在必要时，要及时进行操作，为医护人员的后续抢救工作赢得时间。

3. 尽自己的能力避免来自记者和警方的干扰，因为记者和警方往往会出于职责而要求受害者讲述事件的详细经过和场面，而在这个时候，任何对创伤事件的叙述都会让受害者再次体验刚刚发生过的恐怖场景，再次引发和加剧创伤体验。当然，有时候，警察需要尽快了解事件经过和施害者的生理和外貌特征，以便迅速找到犯罪嫌疑人。这时候，治疗师就必须配合警方，但在警方结束询问之后，应为受害者提供及时的安慰以减少伤害。在"5·12"汶川地震后，有一位心理学专家在众多媒体记者的镜头前，声称可以使用"国外最先进的方法——眼动疗法"，要求一位惊魂未定的女孩叙述灾难的场面，导致这个女孩受到严重的二次伤害。该专家其实并没有接受过眼动疗法的训练，并不了解眼动疗法是禁止在没有进行充分的稳定化工作之前使用的。这种做法严重违反了心理学工作者的职业伦理。

在创伤事件发生1周后或更晚一些时候，受害者的情绪可能比事件刚刚发生时稳定一些了，我们可以视情况考虑进入心理教育的工作阶段。这时候，我们希望能让受害者开始努力回到理性的心理状态。这也是稳定化阶段的一个初步的工作。这时候，我们的角色依然不是一个治疗师，而是一个教师。

在过去的一段时间内，受害者可能不同程度地体验到了急性应激障碍的各种症状，他们常常觉得自己可能要疯了，这种想法本身又会增加他们的紧张、担忧、焦虑和恐惧，进一步加重症状。这时候，我们所要做的事情就是对创伤的受害者进行科学知识和心理学知识的教育。教育的内容主要是解释受害者所经历的各种急性应激障碍的症状，以及其生理机制和适应性功能，从而对这些症状进行"合理化"。我们可以告诉受害者，身体是一个很神奇的东西，他们经历的所有症状都是身体产生的有益的自我保护功能。例如：

- 闪回：这是身体在时刻提醒我们不要忘了过去发生的危险情景
- 惊恐：这是身体让我们保持高度警惕
- 回避：这是身体让我们远离可能有危险的环境
- 分离：这是身体让我们暂时不要回忆那些会给我们带来伤害的记忆
- 失眠：这是身体让我们保持警惕，因为人睡着的时候是最缺乏警惕性的时候
- 悲伤：这种情绪让我们从内心体验到自己对失去的亲人的深深的爱

对于急性应激障碍的解释可以大大减轻创伤受害者对自己是不是要疯了的担心和焦虑。当然，我们还要告诉当事人，这些症状虽然是机体的自我保护功能，能够帮助我们远离危险，但是如果长时间存在，也会给当事人带来很大的苦恼。不过不用担心，这些症状通常会在 1 个月内自行消失。如果症状没有自行消失，还可以通过一些专业的手段让它们逐渐消失，从而帮助当事人回到正常的生活中。

　　另外，可能还需要讲一些似乎属于"大道理"的知识。大部分经历过创伤的受害者的安全感被严重摧毁，他们本以为安全的世界不再安全。其实，安全感本身是一种非常主观的感觉，关键并不在于周围的世界是否真的安全。面对同样的物理环境或社会环境，有些人会感觉到安全，有些人却觉得很不安全。这个现象在患有恐惧症的人群中尤为明显。同样是坐飞机，别人都在安然地睡觉、看书，患有飞行恐惧症的人却觉得这架飞机随时都会掉下去；同样，在电梯里，患幽闭恐惧症的人会感到氧气不足，马上就要窒息了；患有不洁恐惧（洁癖）的人感到到处都是可怕的细菌，于是不断地重复洗手；等等。创伤的受害者感到，原本安全的环境不再安全，危机四伏，人人不怀好意，因此无法回到过去正常的生活当中。从道理上来讲，这个世界确实没有任何一个地方是绝对安全的，意外事件的发生只是一个概率问题。但是我们必须有一个安全的假设，才能正常地生活，因为安全感是一个人能够在这个世界上正常生活的基本前提。比如，当我们出行乘坐飞机、火车或汽车时，必须有一个这次乘坐的交通工具不会发生事故的假设；当我们出门购物、上学或上班时，必须要有这次出门走在大街上不会遇到歹徒袭击，或者不会有砖头从高空坠落砸在自己头上的假设；就连在家里睡觉时，也必须有晚上不会有坏人潜入我的房间的假设，否则我们就无法正常地生活了。但事实上，发生意外事故的可能永远存在，只是发生的概率很小而已。接下来可以给当事人算算这个概率，例如，我在汶川地震后的心理援助工作中，先是给受灾群众讲解地震的原理，然后告诉他们，这种八级大地震是千年一遇的，让他们放心，再遇到这样的大地震恐怕要等1000年以后了，今生再也遇不到了，所以现在是安全的，等等。

　　其实，我们并不指望这种"大道理"式的知识能够真的消除创伤所带来的种种伤害，我们甚至不能指望人们在应激状态下能够理解并接受这些大道理。我们要做的其实只是尽可能促使他们或多或少地回到理性的思维状态中，因为只有在理性的思维状态下，人们才能对自己的情绪有所控制。

以上工作内容针对经历了较严重的创伤事件的情况，特别是对生命有威胁的自然灾害或犯罪事件，而且距离事件发生的时间还不太久远的情况。如果是不太严重的日常生活中的消极生活事件，或者虽然是较为严重的创伤事件，但是事件已经时隔久远，例如遭受童年期虐待的成年来访者，这一部分的工作就没有必要了，可以免去。

初步评估

对创伤的受害者 / 来访者的初步评估可以有多种方式。与心理咨询师或心理治疗师一样，很多音乐治疗师喜欢使用各种心理量表。最经常使用的是不同版本的焦虑量表和抑郁量表，如果是明显的创伤事件的受害者，则会使用诸如分离体验量表和生活事件冲击量表等。他们会根据各个量表所规定的诊断标准，确定一个人的问题的性质和严重程度，并由此制订治疗方案或治疗策略。

但是与其他很多专业工作者一样，我个人逐渐放弃了对心理量表的依赖，转而更相信在临床上的直接观察和感受。这样做似乎很主观，不够严谨和科学，但是我越来越多地发现，通过量表获得的数值常常与我的直观感受有较大差异，以至最终让我放弃了对心理量表的使用。当然我也承认，在做课题研究的时候，对心理量表的使用常常是必不可少的。我在日常的临床治疗中放弃使用心理量表的理由如下所述。

1. 人的内心世界和情感体验丰富而复杂，不可能用一两个简单的数据加以界定。我认为，治疗师只有通过仔细地倾听和充分的共情，才能相对准确地理解来访者的问题所在、来访需求及其内心情绪体验。一旦使用了心理量表，这些丰富的特点就会被一两个简单的数字全部代替。这样一来，治疗师所面对的不再是一个活生生的人，而是某种被简单量化的疾病。这会严重影响治疗师接下来的工作思路和工作方式。例如，有时候来访者给我的临床印象是处于严重的情绪危机之中，但是其量表得分并不是很高。在这种情况下，量表的数据有可能误导治疗师对问题的严重性的判断。这时候，我就会按照自己的内心感受做出判断，而不是根据量表数据做出判断。

2. 在回答量表中的问题时，来访者的心情、文化程度、对问题的理解等因素都会影响其选择。几年前，我在对一个运动员群体进行心理干预的科研项目中使用了心理量表，而这个量表设计得较为严谨，对很多关键问题都会通过正反不同方向来重复提问。在整理这些数据的时候，我发现很多运动员的回答出现了自相矛盾的现象。经过一对一的询问，我才发现他们对问题的理解发生了很大的偏差。当然，也有些人是由于漫不经心的态度造成了误差。

3. 心理量表获得的数值是否能够作为诊断的依据？其实，很多专家都对此持否定态度。例如，对于精神科的诊断最终还要依靠精神科医生的结构性访谈，心理量表的数据只能做参考。但是在行业中，确实有很多同行喜欢简单地依靠心理量表做评估，并坚持认为这样才是科学的态度。对此我是坚决反对的。

那么对创伤和资源取向的音乐治疗师而言，对于一个来访者的初步的评估应该做什么呢？在这里，我们要做的并不复杂，只是需要一个较为结构化的访谈。

1. 首先，了解来访者所带来的问题是什么？他想达到的目的是什么？如果来访者的目的是解决当前的情绪困扰问题，那么这里介绍的治疗思路和方法可能比较适合。如果他的来访目的是与个人成长有关的议题，则可能不太适合用创伤和资源取向的音乐治疗方法。

2. 来访者目前的情绪、生理和日常生活功能（是否能够正常工作或学习？饮食和睡眠如何？人际关系如何？）的状态。也就是了解来访者受困扰的严重程度如何。这决定了我们下一步的干预节奏应稳健一些还是快捷一些。

3. 这些困扰和难受的感受持续多长时间了？如果时间较短，则意味着有可能是某个事件引起的应激反应。如果时间短且分值高，治疗师就要慎重处理，做好稳定化的工作，不要轻易触及对创伤或消极事件的记忆细节。如果时间长且分值不太高，可以考虑做简单的稳定化工作，甚至不做稳定化的工作，尽早进入对创伤记忆的处理工作。

4. 对创伤和资源取向的音乐治疗而言，最重要的是了解和确定导致来访者的情绪、生理和日常生活功能出现困扰的原因是不是某个或某些创伤事件或消极生活事件？如果是，则意味着适合创伤和资源取向的音乐治疗的治疗思路。如果来访者表示没有明显的创伤或消极生活事件作为原因，则意味着他可能不适合创伤和资源取向的音乐治疗的治疗思路。这时，治疗师可以考虑采用其他取向和理论流派的工作思路，或者将来访者转介给其他更合适的治疗师。当然，按照精神分析的观点，来访者表示没有明显的创伤或消极生活事件的记忆很可能是由于其童年期创伤被压抑到了潜意识中，应该对这些被压抑的创伤记忆进行发现和挖掘。对创伤和资源取向的音乐治疗师而言，是否要做这样的工作，取决于：（1）深层次的探索挖掘工作通常需要中长程的治疗干预，而治疗师是否愿意做中长程的治疗干预？（2）治疗师是否受过进行深层次或潜意识探索工作的专业训练？我本人虽然也比较了解深层次挖掘的技术，但是近些年来越来越倾向做短程快速的治疗干预，在不是很必要的情况下，尽量不去做耗时长程的治疗干预工作。

5. 根据上面几方面信息可以做出初步评估，以判断来访者所带来的议题是否适于这里介绍的方法。一般来说，创伤和资源取向的音乐治疗方法更适于做短期快速的治疗，不太适于做中长程治疗。通常，对于受到轻度困扰的来访者，采用创伤和资源取向的音乐治疗时，可能只需要一两次稳定化阶段的治疗，不需要进入创伤处理阶段；对于受到中度困扰的来访者，可能需要进行包括稳定化和创伤处理在内的完整过程的工作。但如果是由于时隔已久的创伤事件或消极生活事件引发的困扰，且来访者目前情绪较为稳定，社会功能较为完整，可能只要简单地进行稳定化工作或不做稳定化，就可以直接进入创伤处理的阶段；对于受到重度困扰的来访者，要特别谨慎地充分做好稳定化工作，然后才可以进入创伤处理阶段。

这里需要强调的是，初步的评估工作是以语言访谈的形式进行的。这是一个结构化访谈，而不是开放式的、非结构化的访谈。也就是说，治疗师要尽可能地把访谈的焦点放在以上五个方面，不要做漫游式或者探索式谈话。一旦获得了前面提到的几方面信息，就应该立即结束谈话，尽快进入后面关于音乐体验的方法技术。一般来说，谈话的环节最好不超过20分钟，最多不超过30分钟。要给后面的音乐体验留出足够的时间。

切记，不要展开对创伤事件或消极生活事件细节的探讨，只要大概了解事件是怎么回事就可以了。对于事件细节的讨论会引导来访者聚焦创伤事件或消极事件，以致放大消极情绪，给后面的稳定化技术的使用带来困难。记住，创伤和资源取向的音乐治疗的干预手段更多地属于后现代的资源取向的治疗思路，不是传统的问题取向，过多地讨论和挖掘创伤事件或消极生活事件会严重干扰对后面的方法技术的使用。很多来访者会情不自禁地详细叙述事件经过，这时候，治疗师要及时果断且礼貌婉转地打断他的讲述。我常常这样对来访者说："对不起，打断一下，你现在只需要简单地告诉我在你的生活中发生了什么事情，以及这件事情对你的影响有多大，不用详细叙述这件事情的细节。这样做是因为我不想让你在讲述细节的时候引发更多的情绪，导致你在离开我的治疗室时情绪变得更加不好。我希望当你今天离开我的治疗室时，心情有明显的改善。关于这个事件的详细经过，我们会在适当的时候详细讨论。这样做，你同意吗？"

第四章

稳定化技术

当创伤受害者的情绪状态进一步稳定后（可能是事件发生的两三周后，但也可能需要更长时间），可以视情况而考虑使用音乐创伤心理治疗的一些技术来进行稳定化工作。这时候，我们才真正进入了音乐创伤心理治疗师的角色。

在这一阶段的工作中，可以根据具体情况使用以下音乐稳定化技术中的一种或数种：

1. 音乐肌肉渐进放松技术

2. 安全岛技术

3. 大树技术

4. 积极资源强化技术

5. 耳虫技术

6. 再创造式团体音乐治疗活动

以上技术需要根据来访者的具体情况来选择使用，有可能只使用其中一种，也有可能需要使用多种。可能需要较长时间的稳定化干预，也可能只需要一次，甚至在来访者的情绪基本稳定、社会功能基本正常且创伤事件发生在多年以前的情况下，根本不需要稳定化工作。一般来说，来访者的情绪越不稳定，受困扰的程度越高，创伤事件或消极生活事件发生的时间间隔越近，越需要谨慎和充足的稳定化工作；反之，需要的稳定化工作越少，甚至不需要稳定化工作。例如，一位来访者小时候经常受到母亲打骂，心里长期有一定阴影，但目前的工作和婚姻生活都基本正常，情绪也较为稳定。她来访的目的是希望消除小时候的心理阴影，能够从心底原谅母亲，改善跟母亲的关系。在这种情况下，我只使用了安全岛技术的干预作为对她的情绪稳定性的评估，然后就直接开始了创伤的干预工作。我将在第五章的音乐同步再加工案例中详细介绍这个案例。

音乐肌肉渐进放松技术

肌肉渐进放松训练不是音乐治疗专业人士发明的，最早是由行为主义心理学流派发明的。音乐治疗师在其基础上加上了音乐，使之更加有效。很多学习过心理咨询的人士都接触过类似方法。这个技术可以针对受害者表现出明显的焦虑紧张，在无法自我调节和控制的情况下使用。此方法可以单独使用，但在更多时候作为音乐想象类技术，如在安全岛、大树和积极资源强化等技术的准备阶段使用。在这个技术中，治疗师所使用的指导语可以是多种多样的，每个治疗师都可以有自己喜爱的指导语，有些治疗师甚至喜欢自己创作一些属于自己的指导语。在这里只介绍几个我最喜欢使用的指导语。

在进行放松训练时，首先要让来访者感到舒适，采用平躺或坐姿都可以。但是大多数人喜欢采用平躺的姿势，躺在床上或沙发上，这样更容易放松。但是在有些环境中，特别是在团体形式中（例如，在一个会议室或教室里），往往无法提供让所有人都躺下来的条件，所以也可以采用坐姿。在躺好或坐好之后，治疗师就可以开始进行语言的导入。

导入语

导入也有不同的方式，这里仅仅介绍我常用的两种导入语。第一种导入语是这样的：

> "请你调整一下姿势，尽量让自己感到放松和舒适。然后闭上眼睛，开始深呼吸……想象一下，吸气的时候，你是在把你身上的疲劳、紧张以及头脑中一切不愉快的念头和烦恼统统聚集起来。呼气的时候，你是在把这些疲劳、紧张和不愉快念头统统呼出去。"

这时候，需要仔细观察来访者的呼吸，当看到对方吸气的时候就说："聚集起来……"而当看到对方呼气的时候就说："呼出去……"就这样呼吸 3 ~ 5 次，然后说："随着你的呼吸，你的身体变得越来越放松了……"

第二种导入语是这样的：

> "闭上眼睛，深呼吸，让你的呼吸变得越来越平缓……请把你的注意力集中在你的身体与这张床（或这张椅子）接触的部位，你的脑后部、脖子和肩膀、背部、胳膊、腰部、臀部、大腿和小腿与床接触的部位……（停顿大约 10 秒。）同时想象一下，你是在把身上所有的重量统统交给这张床（椅子），而这张床（椅子）正承受着你身体的所有重量……（停顿大约 10 秒。）你

的身体变得越来越放松了，越来越放松了……"

在说导入语的时候，注意语速要适当缓慢一些，否则来访者会有一种被催促的感觉而不能放松。一般来说，这两种导入语可以任选一个。但是这两种导入语还是有一定的适应性区别的。

首先，如果治疗师感到来访者在一开始的访谈过程中多少表现出了一定程度的阻抗，可以优先考虑使用第一种导入语。因为第一种导入语是配合来访者呼吸的生理节奏进行的，这会让来访者无法抗拒这个节奏，相反会让他感到治疗师在跟随自己的生理节奏，于是造成了一种被接纳和跟随的感觉，于是会或多或少地放下阻抗，配合治疗师的引导。

如果治疗师感到来访者表现出了一定程度的紧张焦虑和不安情绪，猜想来访者可能缺乏安全感，包括对诊所、治疗师甚至整个世界缺乏安全感，那么采用第二种导入语比较好。治疗师引导来访者想象自己把全身的重量统统放下来，交给治疗师诊所里的躺椅，则意味着对这张躺椅是可以信赖的。对这种躺椅的信任也会泛化到对这个诊室乃至治疗师本人的信任。

接下来开始播放放松用的音乐（后面会介绍放松音乐的选择），同时对来访者进行放松的语言指导。放松的指导语可以是多种多样的，我在这里只介绍几种。需要说明一下，我在《接受式音乐治疗方法》（高天，2011）一书中对这些指导语都有过介绍，但是在本书中，我对这些指导语进行了很多必要的修改。修改的目的是让它们更加简单，所以每次所引导的部位都比原来的大了一些。

注意力集中

"请把你的全部注意力集中到你的头部、面部和脖子。你的头部、面部和脖子都放松了……放松了……越来越放松了……"

（停顿大约 10 秒。）"放松的感觉让你的头部、面部和脖子都开始微微发热了……发热了……发热了……"（停顿大约 10 秒。）

"仔细地体会头部、面部和脖子放松和发热的感觉。"（停顿大约 15 秒。）

"请把你的注意力集中到你的肩膀、胳膊和双手上……肩膀、胳膊和双手都放松了……放松了……越来越放松了……"（停顿大约 10 秒。）

"放松的感觉让你的肩膀、胳膊和双手也感到微微地发热了，发热了……发热了……发热了……"（停顿大约 10 秒。）

"仔细地体会肩膀、胳膊和双手放松和发热的感觉……"（停顿大约 15 秒。）

然后按照上面的模式继续进行引导：

"请把你的注意力集中到你的胸部和腹部……"

"请把你的注意力集中到你的背部和腰部……"

"请把你的注意力集中到你的臀部和大腿……"

"请把你的注意力集中到你的小腿和双脚……"

"把你的注意力集中到你的全身，全身都放松了……都放松了……更加放松了……"（停顿大约 10 秒。）"仔细体会全身放松和发热的感觉……"

发光的球体

"想象一下，你的面前有一个发光旋转的球体，球体发出的光可以是你所喜欢的、让你感到舒服的、任何一种颜色的光。"

略等一会儿可以问来访者："你看到的光是什么颜色？"如果对方说是"橘黄色的"，治疗师就可以使用"橘黄色的光"作为后面指导语中的放松信号：

"想象橘黄色的光照在你的额头，额头微微地发热了……发热了……发热了……"（停顿大约 10 秒。）

"发热的感觉让你的额头放松了……放松了……越来越放松了……"（停顿大约 10 秒。）

"仔细地体验额头发热和放松的感觉。"（停顿大约 15 秒。）

"想象橘黄色的光照在你的面部，面部微微地发热了……发热了……发热了……"（停顿大约 10 秒。）

"发热的感觉让你的面部放松了……放松了……放松了……越来越放松了……"（停顿大约 10 秒。）

"仔细地体验面部放松的感觉。"（停顿大约 15 秒。）

然后按照上面的模式继续进行引导：

"想象发光的球体照在你的脖子和肩膀……"

"想象发光的球体照在你的大臂和小臂……"

"想象发光的球体照在你的双手……"

"想象发光的球体照在你的胸部和腹部……"

"想象发光的球体照在你的背部和腰部……"

"想象发光的球体照在你的臀部和大腿……"

"想象发光的球体照在你的小腿和双脚……"

"想象发光的球体照在你的全身，全身都在发热……都发热了……都发热了……"（停顿大约 10 秒。）"全身都放松了……都放松了……越来越放松了……"（停顿大约 10 秒。）"仔细体会全身发热和放松的感觉"……

注意，治疗师有时要说"微微的发热了"，而不是"发热了"。有些人的受暗示性较强，如果不断地说"发热了"，对方可能会感到热得难受。另外，在夏天室内温度较高的时候，也要慎用"发热"的指导语。

发麻的感觉

"请把你的全部注意力集中在你的脚尖……慢慢地，脚尖上的皮肤变得越来越敏感了……渐渐地，你的脚尖感到了一种轻微的、麻酥酥的感觉，好像有微弱电流，这是血液在你的脚尖流动的感觉。仔细地体会脚尖处麻酥酥的、血液流动的感觉。然后对自己说，这种麻酥酥的感觉在脚尖变得越来越明显了……越来越明显了……更加明显了……脚尖发麻了……发麻了……发麻了……"（停顿大约 10 秒。）"仔细体会脚尖发麻的感觉。"（停顿大约 15 秒。）

"麻酥酥、血液流动的感觉扩展蔓延到你的双脚……麻酥酥、血液流动的感觉在你的双脚变得越来越明显了……越来越明显了……更加明显了……双脚发麻了……发麻了……发麻了……双脚放松了……放松了……越来越放松了……"（停顿大约 10 秒。）"仔细体会双脚发麻和放松的感觉。"（停顿大约 15 秒。）

"麻酥酥，血液流动的感觉扩展蔓延到你的小腿……"

"麻酥酥，血液流动的感觉扩展蔓延到你的大腿……"

"麻酥酥，血液流动的感觉扩展蔓延到你的小腹和臀部……"

"麻酥酥，血液流动的感觉扩展蔓延到你的腰部和背部……"

"麻酥酥，血液流动的感觉扩展蔓延到你的胃部和胸部……"

"麻酥酥，血液流动的感觉扩展蔓延到你的大臂和小臂……"

"麻酥酥，血液流动的感觉扩展蔓延到你的双手……"

"麻酥酥，血液流动的感觉扩展蔓延到你的肩膀和脖子……"

"麻酥酥，血液流动的感觉扩展蔓延到你的面部和头部……"

"麻酥酥，血液流动的感觉扩展蔓延到你的全身……麻酥酥、血液流动的感觉在你的全身变得越来越明显了……越来越明显了……更加明显了……全身发麻了……发麻了……发麻了……全身都放松了……放松了……越来越放松了……"（停顿大约10秒）。"仔细体会全身发麻和放松的感觉。"

春天的阳光

"想象一下，自己正躺在一片柔软的草地上。感受身下柔软的草地，再闻一闻青草和泥土的气息。你的头上是蓝天白云，春天的阳光照在你的身上，十分舒服……春天的阳光照在你的额头，你的额头微微地发热了……发热了……发热了……发热的感觉让你的额头放松了……放松了……越来越放松了……"

"春天的阳光照在你的脸上……"

"春天的阳光照在你的脖子和肩膀上……"

"春天的阳光照在你的大臂和小臂……"

"春天的阳光照在你的双手……"

"春天的阳光照在你的胸部和腹部……"

"春天的阳光照在你的大腿和小腿……"

"春天的阳光照在你的双脚……"

"春天的阳光照在你的全身……"

经过上面的练习，身体通常就可以放松了。这些练习在开始的时候可能需要较长的时间，例如，15 ～ 30 分钟。经过几次练习后，你就会发现来访者可以越来越快地进入放松状态，可能仅需要 5 分钟左右，甚至更快。在做身体的放松练习时，一定要尽量让来访者把注意力集中在身体的各种感受上，注意力越集中，放松的效果越好越快。

导出语和唤醒

放松练习结束的时候，注意不要让来访者突然清醒和睁开眼睛，这样会让他非常不舒服。

"好，我们今天的放松练习就到这里。请感觉一下身下的床（垫子、椅子或沙发）……呼吸一下新鲜空气……活动一下双手……活动一下双脚……好，清醒了——不要着急，等你舒服的时候再慢慢地睁开眼睛。"对于放松状态较浅的来访者，治疗师可以简单地说："好，今天的放松练习就到这里，我从 5 数到 1，你就完全清醒了。5，4，3，2，1，清醒了。"

需要提醒一下，如果来访者仅仅有些焦虑，治疗师判断无须使用其他方法技术，只需单独使用音乐肌肉渐进放松技术，那么在结束的时候当然需要使用导出语进行唤醒。但是这样的机会并不多。我们在临床上遇到的大多数情况都需要把音乐肌肉渐进放松的方法作为其他音乐想象方法的准备阶段。这时候，自然要等到音乐想象的过程结束后才能使用导出语进行唤醒。

放松音乐的选择

在操作音乐肌肉渐进放松技术的时候，可以使用的音乐有很多，但是时下流行的歌曲、轻音乐都不适合。比较适合的音乐风格是"新世纪"音乐。这种音乐非常简单，没有完整的音乐结构和发展，只是一些简单的旋律"碎片"，所以没有明确完整的乐思表达，不断地重复，很难形成对旋律的记忆，听的时间稍长甚至会令人感到有些无聊。这种音乐往往喜欢加上自然界的音效，例如，流水声、鸟叫声、海浪声等，有助于想到大自然的景色。这种音乐追求的就是平静放松的感觉，此外没有其他的表现意图。通常，在瑜伽、冥想和正念练习中，会使用这类音乐。

这类音乐可以在网上搜索到很多。要注意，在新世纪音乐的分类中，有很多乐曲其实也是不适合的。一定要自己仔细地感受一遍，才可以决定是否选用。有些具有完整的旋律结构和明显节奏感的音乐，特别是使用打击乐的音乐，都不适合作为放松音乐使用。需要特别说明的是，很多人都认为很轻松的某些音乐，例如，雅尼的音乐和班德瑞的音乐，都不是理想的选择，因为这类音乐常常在一段很宁静的、伴有自然音响的引子之后，出现伴有明显打击乐节奏的音乐，破坏了平静放松的效果。下面是我们自己创作的肌肉渐进放松音乐的二维码，如果读者喜欢，可以选用。

扫一扫，原创肌肉渐进放松技术的音乐

注意事项

音乐肌肉渐进放松的方法看起来并不复杂，也非常机械。但是在长期实践中，我发现，操作过程中的很多微小细节都很重要，往往决定着成败。

1. **治疗师的语调和语速。**我曾经见到有一些人在治疗中说指导语的时候会提高声调，拉长发音，使用一种奇怪的语调。也有人相反，使用非常慢而低沉的语调。他们都试图造成一种很特别的氛围，听起来好像是巫师或者是具有某种特异功能的人。其实，这些人都是企图造成一种非正常人的声音效果，以便营造自己的"权威"形象。事实上，在心理治疗中，我们恰恰要不遗余力地消除治疗师的"权威"形象，这样才能与来访者平等地工作，并激发他们主动的、自救的力量。所以，治疗师正确的语调和语速应该是在放松状态下的自然语调和语速。也就是说，比治疗师平时说话的语调稍低、语速稍慢就可以了。要让来访者感到有一个亲切的、关爱自己的人，而不是一个具有某种神奇力量的"神"，在身边陪伴着自己。

2. **指导语的节律。**治疗师在呈现指导语的时候，可以考虑配合来访者的呼吸节律，特别是当发现某些来访者进入放松状态比较困难的时候。方法是治疗师注意在对方呼气的时候说出诸如"放松""发热"等指导语。这样做的目的是减少来访者的阻抗（因为自己的呼吸是不能抗拒的），将放松的指令与生理的节律结合起来。当然，这样做需要治疗师仔细地观察来访者的呼吸情况，所以会让治疗师感到比较累。我通常只有在发现来访者进入放松状态存在一些困难的时候，才会决定配合对方的呼吸节律。

3. **指导语的节奏和停顿。**在每一句指导语之间，都必须留出一个明显的时间停顿，以便留出时间让来访者把注意力集中在自己身体的感觉上，体验放松的感觉。例如，"你的脖子和肩部都放松了……（停顿3～4秒）放松了……（停顿3～4秒）放松了……（停顿3～4秒）。特别是在转换身体部位的时候，要适当地多留出一点时间。例如，在胸部和腹部的放松引导完成后，在即将转换到背部和腰部之前，一定要记得多停顿一会儿（5～8秒），让来访者有时间仔细地体验胸部和腹部放松的感觉。无论我在培训的时候如何强调这一点，每次还是有几乎一半的学生或学员会忽视这个要求。他们在做课堂练习的时候，几乎一口气很快地把所有指导语念完，而充当来访者的搭档完全无法进入放松的状态。

4. **指导语的用词**。在我的培训班里，常有受过催眠训练、萨提亚训练或者练习瑜伽的学员。他们总喜欢在指导语中使用丰富的、充满诗意的文学性语言，描绘美妙的自然环境和精神意境，以促进来访者放松。但是我总是告诉他们："忘掉你的催眠或者瑜伽！在这里，我们做的是不同的事情。"在所有的音乐想象类技术中，来访者头脑中美好的情景想象主要依靠音乐的渲染，而不是治疗师的语言。另外，在肌肉放松环节，我们也不希望来访者头脑中过早地出现任何意象，而对情境的想象应该发生在接下来的音乐想象环节。如果来访者在肌肉放松环节过早地出现了想象内容，对于一个创伤受害者来说，想象的内容很容易跟过去的创伤经历直接或间接地联系起来。这时候，如果治疗师并不对创伤的意象进行干预，会造成很大的风险，并使后面的音乐想象环节的方向失去控制。所以我们要求学员遵循指导语的三原则：简单、重复和可预期。

A. **简单原则**。语言要尽量简单，让来访者的注意力从放在治疗师的语言上转移到对自身躯体的感受上。如果使用充满诗意的文学性语言，会让来访者的注意力更多地集中在治疗师的语言上，而不是对自身的体验上。还可能使放松训练变成了一场对抒情散文诗的欣赏。因此，不要像瑜伽教练或者某些催眠师一样，使用很多优美的文学性词语描绘一些美好的景色。这样做在表面上似乎可以通过想象把人带到美丽的自然景色中，促进人的精神放松。但是这不符合我们的需要。放松环节的目标是让来访者头脑空白，尽可能不产生任何联想，只把注意力集中在自己身体的感受上。

B. **重复原则**。反复使用同样的词语，例如，在每一个身体部位都使用同样的"放松""发热"或"麻酥酥"。不要因为害怕单调而使用其他词语。同样的指导语至少重复 3 次。一个简单的词语经过反复使用，在来访者的头脑里就变成了一个机械的放松信号，不用再思考这个词的含义了。这样可以使他的头脑停止理性的思考，而关注自身的躯体体验。我们坐火车的时候之所以很容易犯困或睡着，就是因为车轮重复而机械的声音信号不断地刺激大脑而导致睡意。这正是我们追求的效果。

C. **可预期性原则**。当我们反复使用简单的指导语时，来访者很快就可以预测治疗师下一句要说什么话。这样产生的可预期性会让来访者获得很大的安全感。很多人，特别是一些女性，很难躺在一个陌生的、特别是男性治疗师的面前进入放松乃至睡眠状态，因为这是一种毫无戒备并接受治疗师的控制的状态。大部分心理诊所的来访者都或多或少受到过他人的伤害，他们对别人的信任感通常比较少。他们也许在小说或者电影里看到过被催眠的神秘场面，所以可能会在心里嘀咕：这个治疗师接下来会对我做什么？他会不会做出伤害我的事情？我会不会因为被他控制而做出违背我意愿的事情？来访者心里哪怕出现一丝不安或怀疑，都会导致阻抗，放松会变得比较困难。

5. **作为音乐想象的准备阶段的肌肉放松。** 如果肌肉渐进放松训练是作为音乐想象的预备阶段来使用的，要注意放松的时间在不同的情况下应该是不同的。通常，如果作为音乐想象之前的准备阶段，15 分钟是比较理想的时间长度。但是如果治疗师观察到来访者的情绪不够稳定，例如，在叙述事件的时候有较为明显的情绪反应，放松的时间长度应明显缩短，让来访者进入冥想的程度浅一点。基本原则是：情绪越不稳定，放松的时间越短，甚至不做放松。在比较极端的情况下，治疗师会要求来访者采用坐姿，甚至在睁开眼睛的状态下进行音乐想象。其中的原因是，当人进入放松状态时，虽然想象力可以变得更为丰富，潜意识活动得到增强，但是自我控制能力也会相应地大大减弱，情绪容易失去控制，一些长期压抑或回避的记忆或情绪很容易突然涌现。在没有充分进行积极资源的强化工作（稳定化工作）之前，引发创伤回忆或联想很容易造成二次心理创伤，我们应该特别注意避免这种情况的发生。

6. **如何确定对方进入了放松状态或者转换状态？** 有些人的受暗示性较强，很容易在治疗师的语言引导下进入放松状态；有些人的受暗示性较弱，在治疗师的语言引导下放松比较困难。通常，在开始的时候，来访者的双唇是紧闭的，而经过一段时间的引导，我们可以发现来访者的双唇微微地张开，呼吸变粗了，说明他开始进入放松状态了。如果治疗师观察到来访者的眼球在眼皮下不断转动，手脚出现了轻微的不自主的抽动，说明他已经睡着了。但是如果看到来访者咽口水或者有手脚的自主活动，例如，调整姿势、瘙痒等，我们就知道对方还没有进入放松状态。

7. **如果来访者睡着了，该怎么办？** 治疗师在临床上常常看到来访者在放松的过程中睡着的情况。人们在睡着的时候，身体和精神并不是真正的放松状态，相反，身体通常保持着一定程度的紧张。处于睡眠状态的时候，体温会降低 0.5℃ ~ 1℃，而在放松状态中，人的体温反而会升高 0.5℃ ~ 1℃。理想的放松状态是人的头脑还是清醒的，还可以进行一定程度的思考，但是身体就像睡着了一样，非常沉重，不能自主活动。有些人会感到沉下去了，有些人感到飘起来了，有些人感到身体融化了，等等。来访者在放松环节睡着并不是我们希望的状态，因为在躯体放松之后，通常紧跟着各种音乐想象的环节，来访者睡着的状态将使音乐想象无法进行。初学的治疗师如果看到对方睡着了，常常不知所措，不知道如何进行下去。其实，即使在睡眠状态下，大脑依然保持着一定程度的警觉，听觉也还在一定程度上保持着工作状态，例如，如果有人叫他的名字，来访者会立即醒来。所以，当我看到来访者在放松过程中睡着了，我还会照常进行语言引导。我会在肌肉放松引导结束之后与播放用于音乐想象的音乐之间留出 30 秒左右的停顿，然后开始音乐想象的引导语，并播放音乐。这样，大部分睡着了的来访者会自然醒过来，顺利进入音乐想象。如果这样做之后，来访者仍然没有醒过来，我就会轻轻地叫对方的名字："×××，能听到我说话吗？"这样，他就会醒过来，但是身体依然保持在放松的状态之中。

8. 在音乐想象的过程结束时，对于那些进入放松状态较深的来访者而言，过快地唤醒会令他们感到很难从前面的状态中回到清醒状态，非常难受，所以要一点一点唤醒。特别是当治疗师说"清醒了"这句话的时候，很多服从性较强的来访者会在自己很不情愿的情况下强迫自己睁开眼睛，造成心慌气短等很难受的体验。所以，治疗师要特别注意，说"清醒了"的时候一定不要停顿，不要换气，立即接着说："不要着急，等你舒服的时候再慢慢地睁开眼睛。"

安全岛技术

内心的安全感是一个人能够正常生活的重要条件之一，而生活中的创伤或伤害事件一旦发生，首先就破坏了来访者的安全感，例如，遭遇地震、洪水、火灾、交通事故，或者暴力、虐待、抢劫、强奸、恐吓等人为伤害事件。来访者可能长时间，甚至终生生活在恐惧、紧张、焦虑和痛苦的情绪当中不可自拔。即使他明明知道伤害性环境或危险已经过去，自己已经处于安全的环境之中，也依然感到危险随时会再次降临到自己的头上。所以，建立内在的安全感是创伤心理治疗的一个非常重要的基本目标。

操作过程

治疗师首先要做的是解释工作。在大致地了解来访者所面临的困扰之后（再次强调，不要让访谈陷入对创伤事件的细节的叙述），就可以终止对创伤事件或者消极生活事件的讨论。治疗师告诉来访者："我们接下来要做的工作是一个心理练习，叫作'安全岛'，目的是增强你内心的安全感，并且改善你的情绪状态。具体的做法就是，先做一个肌肉放松训练，然后我会引导你开始想象在你内心中最安全、最舒服、最美好的地方。让我们想想这样的地方应该是什么样子？这个安全的地方可以在中国，也可以在世界上任何一个地方；可以在地球上，也可以在宇宙中任何一个星球；可以是一座小岛，也可以在山顶，或者在任何环境中，只要让你觉得安全、舒服且美好就可以了。这个地方不是现实中真正存在的地方，纯粹是想象出来的。这个地方只属于你一个人，其他任何人都不可以进来，包括你的亲人或者你爱的人。你可以把它装饰或改造成你最喜爱的样子，一个你觉得完美的样子。你明白了吗？有没有什么问题？如果没有问题，就让我们开始。"

首先进行 10 ~ 15 分钟的肌肉放松训练。如果来访者的情绪不稳定，可以考虑减少放松训练的时间至 3 ~ 5 分钟，甚至可以不做放松训练。在极端情况下，例如，在"5·12"汶川地震之后，我们在灾区为严重的灾难幸存者做安全岛音乐想象的时候，没有人愿意闭上眼睛，所以我就让对方睁着眼睛做。这样做的效果会打折扣，但是依然能够起到一定作用。肌肉放松练习可以伴随音乐，也可以不伴随音乐。肌肉放松训练做完之后，治疗师播放预先选择好的音乐（稍后会提供安全岛音乐的二维码），开始安全岛的音乐想象过程。

安全岛技术的整个过程控制在 15 分钟左右为宜，太短了不能充分发展美好的想象和体验，太长了则容易出现消极的意象和情绪体验。整个过程应该分三部分。第一部分为准备阶段，建立视觉画面并发展联觉（听觉、触觉、嗅觉等），也就是我们所说的建立"身临其境"的感觉。比如，来访者说看到花，治疗师就可以先问花的颜色和形状，然后可以问花的气味？来访者说看到小溪，治疗师就可以询问手伸进溪水里有什么感觉？如果来访者说我在草原上散步，治疗师就可以问走在草地上时身体有什么感觉？当然，不是说来访者说的任何情境都要做联觉泛化，要符合常识和语言习惯。如果来访者说看到一棵大树，治疗师就不要说你去摸摸这棵大树有什么感觉之类的，这样做会让来访者觉得很奇怪或者很可笑。

准备阶段通常应该控制在 5 分钟左右，目的在于建立视觉画面和联觉，引导来访者进入"身临其境"的状态。

治疗师说："现在，让我们想象一下，在这个世界上，有一个在你心中最安全、最舒服且最美好的地方。（停顿 15 ~ 20 秒，让来访者在头脑中慢慢形成对视觉画面的想象。）然后询问来访者："请告诉我，你心中的这个安全美好的地方应该是什么样子？"

在大部分情况下，来访者会说，"是一片草地*。"

治疗师可以说："噢，是一边草地，非常好。请你再看看在草地上能看到什么？"

来访者通常会说"野花""小河""树木""小木屋**"等草原上常见的景象。这时候，治疗师应该引导来访者进行联觉的想象，例如，"闻一闻野花的味道""把双手放到河水里感受一下河水"，等等。然后继续问："你还能看到什么？"当来访者说出任何景象或物体的时候，治疗师可以询问这些景象或物体的细节，例如，形状、颜色等。在合适的情况下，还可以询问感觉（触觉、味觉、嗅觉、听觉等）。这就是在引导来访者做联觉想象。治疗师还应该在适当的时候询问："你觉得这个地方的空气怎么样？新鲜吗？"或"温度怎么样？舒服吗？"如果来访者说冷，治疗师就应该说："想象一下，太阳出来了，阳光照在身上……你感觉怎么样？"如果来访者说有些热，治疗师就应该说："想象一下，草原上阵阵的清风吹在你的身上……怎么样，舒服了吗？"

做联觉想象对音乐意象的形成非常重要。如果在来访者的头脑中，一个视觉画面能够伴随触觉、嗅觉、听觉、温度等多重感觉通道的体验，就意味着他已经进入了意识的转换状态，也就是介于意识和潜意识之间的意识状态，或我们日常说的"身临其境"。这时候，来访者会真实地觉得自己已经不是在治疗室，而是置身于那个想象出来的世界。这种状态是一种空间扭曲现象，属于进入潜意识状态的特征之一。（请参考《接受式音乐治疗方法》中关于意识的转换状态的章节；高天，2011，pp.31-39。）

第二部分是建构阶段。这是安全岛技术的核心，通常需要控制在10 ~ 13分钟。当治疗师确定了来访者已经身临其境地进入了意识的转换

---

* 荣格认为，草地象征着人内心安全感的出发点。

** 荣格认为，小木屋象征人的自我的居所。

状态时，就要及时地从准备阶段转入建构阶段。在建构阶段，治疗师的语言干预方式就要从原来的"你还看到了什么东西"转为"看看有什么你喜欢的东西可以添加这个地方，好让你感到更加安全和舒适？"这样一来，来访者就不再是被动地观察在这个地方能看到什么，而是可以主动地改造和完善这个属于自己的地方，直至达到心中完美的想象。这就是我们所说的"建构"。例如，来访者说想在这个地方有一个小木屋，治疗师就问："你想要一个什么样子的小木屋？（添加视觉画面细节。）"来访者形容了小木屋之后，治疗师可以问："你想给这个小木屋添置些什么样的家具，好让你感到更加安全和舒服？（开始建构。）"如果来访者说想在这个房子里放一张床。治疗师就可以问："你想要一张什么样的床？（添加视觉细节）"在来访者描述了自己想要的床的样子之后，治疗师可以问："你想铺上什么样的床单？（添加视觉画面细节。）"在来访者描述了床单的样子之后，治疗师可以问："你躺在这样的床上时，身体有什么感觉？（引导联觉。）"如果来访者表示非常放松和舒服，治疗师就可以说："仔细地体会你的身体躺在这张床上的那种舒服和放松的感觉。（放大联觉体验。）"然后，治疗师可以继续问："你还想再添加一些什么样的东西，让你感到更加安全和舒服？（继续建构。）"

构建的工作要一直做到来访者觉得想象出来的环境足够好了，近乎完美了，不再需要添加什么东西了。这时候，来访者会说："没有什么需要添加的了。"接着，治疗师应该引导来访者："你再看看这个地方，有没有什么是你不喜欢的东西？让我们把它撤掉。"来访者也许会说："有一面墙，很破旧，暗暗的，让我觉得不舒服。"治疗师可以说："好，让我们把它重新粉刷一下，再安上一盏灯。你现在觉得怎么样？"如果来访者说有一件家具或什么东西是他不喜欢的，治疗师就可以说："好，想象一下，这个东西已经被搬出去了，你现在觉得怎么样？"

当来访者说没有不喜欢的东西时，安全岛就进入了第三部分——体验阶段。通常，这个阶段只需要 2 ～ 3 分钟。治疗师开始引导："请你仔细地看看这个属于你自己的、最安全、最舒服且最美好的地方，你的心里有什么感觉呢？（确定情绪体验。）"如果安全岛进行得顺利，来访者就会告诉治疗师，感到很放松、很惬意、很温馨，等等。治疗师要对这些情绪加以放大："仔细地体验你心中的这种惬意和平静的感觉，你觉得更加惬意和温馨……"然后可以继续问："当你感到惬意和平静时，你的身体又有什么样的感受？（确定躯体体验。）"来访者会说有很放松、很轻快等身体感受。治疗师进而要对这种身体感受加以放大和强化："仔细体会身体放松和轻快的感受，你的身体变得越来越放松和轻快，更加放松和轻快……"最后，治疗师可以对这些积极的情绪和身体体验进行被称作锚定的催眠后暗示："现在，请你竖起一个大拇指，然后把现在这种惬意平静的心情和放松轻快的身体感觉联系在一起。今后无论在什么时候，如果你希望回到这个属于你自己的安全的地方，只需要做一个这样的动作，同时想一想这个地方的样子，你就会立即找回这种惬意平静的心情和放松轻快的身体感觉。好，请放下你的大拇指。我从 5 数到 1，你就带着这种惬意平静的心情和放松轻快的身体感觉回到你的日常生活中来了。5，4，3，2，1，清醒了，不要着急，等你感到舒服的时候再慢慢地睁开眼睛。"最后一句话要很快地一口气说完，防止来访者在指令下过快地睁开眼睛，产生不适的感觉。

唤醒之后，可以做一个非常简短的讨论，内容聚焦在刚才的体验上。注意，不要有过多的语言讨论，以免冲淡了音乐想象所带来的积极体验。特别要避免引出对新问题的讨论，从而导致前功尽弃。在结束这次音乐治疗之前，治疗师可以再次要求来访者在保持坐姿的状态下闭上眼睛，竖起一个大拇指，很快地重新回想一下刚才想象出来的安全岛的美好景象，体验一下这个意象所带来的情绪和躯体的感觉。这个过程仅需要 1 分钟左右。然后，让来访者睁开眼睛，治疗师询问："还能看到那个地方和找到美好的感受吗？"来访者给出肯定的回答。然后结束这次音乐治疗。

安全岛音乐的选择

按道理，安全岛技术可以使用的音乐是很多的。但是实际上，在浩如烟海的音乐作品中寻找合适的音乐是一件比较麻烦的事情。另外，根据安全岛技术的目标，真正合适的音乐作品也不是很多。合适的音乐作品应该有如下特征。

1. 音乐的结构应该比较简单，不应该有复杂的乐思发展和内在动力，不应该有音乐的激情和高潮部分。

2. 音乐的旋律应该平静而宽广，具有容易引发对自然景色的联想的特点。但不应该具有明显的抒情特征，否则容易唤起和引发来访者本就压抑了很久的消极情绪。

3. 音乐的节奏性不强，最好是无明显节奏感的广板，特别是不要有流行的轻音乐所特有的打击乐节拍。

4. 安全岛的音乐应该与肌肉渐进放松的音乐风格明显不同。通常在安全岛之前，需要进行肌肉渐进放松，然后进入安全岛的音乐想象。这两个部分使用的音乐不可以混为一类。放松的音乐属于新世纪风格，特点是没有完整的旋律和音乐形象，不容易引发音乐联想。但是安全岛的音乐应该具有完整的旋律和音乐想象，表现出温馨和美好的情绪特点，以便引发安全、舒服和美好的音乐想象。

5. 安全岛的音乐时间长度最好在 15 ~ 18 分钟。时间太长容易让来访者压抑下来的负性情绪有机会浮现，太短则不足以完成对安全岛的想象过程和美好的体验。但是，抒情美好的音乐小品通常只有 3 ~ 5 分钟，所以需要在计算机上用音频编辑软件进行编辑，使之变成一个

15 ～ 18 分钟的作品。当然，如果不会使用音频编辑软件，只好反复播放几次。这样做的缺点是每一次播放的音乐都会有一个明显的结束，有时候会让来访者误以为音乐联想要结束了。

治疗师可以选择自己认为符合以上特征的音乐作品，甚至创作或编辑属于自己的安全岛音乐。我的团队编辑了一首安全岛音乐，我个人比较满意，喜欢的读者可以扫描二维码来收听。这首安全岛音乐共 15 分钟，结构分为 ABA 三个部分，各 5 分钟。A 部是长笛和竖琴的合奏。首先出现的是流水声和鸟鸣声，营造一个野外自然景色的氛围。然后由竖琴演奏歌唱性旋律，随后长笛进入。同样的旋律在竖琴和长笛之间反复了 5 遍结束。A 部全程伴随着流水声和鸟鸣声。然后 B 部进入，这是一段大管弦乐队的演奏，旋律宽广，音色清新。木管乐器与弦乐器相互呼应，亲切对话。然后，A 部完整再现。

扫一扫，原创安全岛技术的音乐

如果治疗师使用这首乐曲，我建议按照图 4.1 所示来安排安全岛的框架结构。

		A	B	A
		初始意向阶段 （5分钟）	意象建构阶段 （7~8分钟）	体验阶段 （2~3分钟）
音乐	肌肉渐进放松音乐（新世纪音乐；5~15分钟）	A部 （5分钟）	B部 （5分钟）	A部再现 （5分钟）
功能	放松	初始意向阶段：建立视觉画面细节和联觉，进入意识转换状态 （大约5分钟）	意向建构阶段：在想象中建构一个属于自己的完美的安全而美好的环境 （7~8分钟）	体验阶段：确定、强化积极体验 （2~3分钟）
语言干预	放松指导语	"你还能看到什么？" "闻一闻它的味道。" "感受一下皮肤的感觉。" "空气新鲜吗？" "温度怎样？" ……	"想一想，你还想添加什么东西，让这个地方变得更加安全、舒适和美好？" "它是什么样子的？" "躺在上面有什么感觉？" "仔细地体会一下它给你带来的感觉。" "看看这里有没有你不喜欢的东西？" ……	"在这个地方，你有什么样的心情？" "当你产生这种心情的时候，你的身体有什么样的感觉？" "请竖起你的一个大拇指，把这种感觉与这个动作联系起来……" 音乐结束，唤醒。

图 4.1　安全岛技术的工作框架

以上框架只是大概的时间分配示意，在实际操作中会有一定的灵活性。但是一定要记住，安全岛的音乐想象不是一般意义上的音乐自由联想，它的主要目的是帮助来访者在内心重新建构一个心灵的安全港湾，所以它的主要时间都要用来进行建构而不是探索。如果治疗师使用自己选择的音乐，也要注意把握这个原则。

在安全岛的音乐想象中出现了消极意象怎么办？

安全岛技术的目的是在来访者的内心建立安全感，而不是探索问题。当来访者来到治疗师的诊室时，绝大多数人都带着或多或少的负性情绪。如果这些负性情绪有时候大到难以自制的程度，它们很可能在安全岛的音乐想象过程中不可抑制地浮现。负性情绪总是借助一些消极的意象逐渐浮现，例如，乌云、暴风雨、荒凉的土地、破败的房子等。治疗师要对有可能给来访者带来负性情绪的消极意象保持警惕，及时进行处理，否则当负性情绪一旦爆发，就很难控制了。控制的方法有如下选择。

1. **转移注意力**。如果来访者说，"我看到小路上有个人"，治疗师千万不要给出看看这个人是什么样子之类的引导语。因为人物的形象常常会引发来访者内心与人有关的痛苦经历。例如，失去的亲人或者给自己带来痛苦的人。治疗师应该在这个人物的形象还没有清晰形成之前，迅速把来访者的注意力引导到其他事物上。治疗师可以马上说："你再看看你的周围，还能看到什么？"如果来访者说看到墙上挂着照片或画，治疗师也不要引导他去看照片和画是什么，而是要用类似的语言把来访者的注意力引导到其他东西上。

2. **魔棒技术**。如果来访者的想象出现消极的意象，例如，乌云上来了；暴风雨要来了；房子很破旧、很凄凉；周围到处都是石头，很荒凉……这些消极的意象将很快引发负性情绪。治疗师可以说："想象一下，你的手里有一个神奇的魔棒，你只要挥一挥这个魔棒，乌云就散去了，太阳又出来了"；或者"房子焕然一新，变成了你最喜欢的样子"；或者"你的周围变成了绿油油的草原"；等等。

3. **遥控器技术**。如果魔棒技术没有起作用，消极意象会继续发展，例如，来访者说："但是乌云很快又上来了""房子快要倒塌了""我挥了魔棒，可是没用"，等等；治疗师就可以这样引导来访者："想象自己手中有一个像电视遥控器一样的东西，只要一按这个遥控器，眼前的画面就像电视机换频道一样，回到原来那个美好的景象了（例如，洒满阳光的草地、温馨的小屋等）。"

4. **立即唤醒**。如果以上尝试均不奏效，来访者头脑中的消极意象还在继续发展，并且负性情绪开始难以抑制，治疗师必须马上停止安全岛的操作，唤醒来访者。首先减弱音乐的音量，直至停止播放，然后说："音乐已经结束了，让你的头脑回到现实。我从 5 数到 1，你就完全清醒了。5，4，3，2，1，好，清醒了，请你深呼吸，等你感到舒服的时候再慢慢地睁开眼睛。"注意，这几句话的音量要逐渐加大，语速逐渐加快，直至恢复到日常生活中的正常语音状态。等来访者清醒之后，请他坐起来，甚至站起来。然后做简单的语言交流，谈谈刚才发生了什么。注意，不要深入讨论消极意象和负性情绪的细节或其象征含义，这样会让消极的体验固化在意识层面。讨论 2 ~ 3 分钟即可，不可讨论过长时间。

5. **补救措施**。一定不要让来访者带着糟糕的情绪状态离开治疗室，否则他在接下来的很多天里都会心情糟糕，在客观上造成了治疗失败的感受。接下来应该采取迅速改善情绪的补救措施。方法可以多种多样，每个治疗师都可以使用自己擅长的方法。而我喜欢使用的方法就是"大树技术"。这个技术的操作细节将在下一节介绍。请记住，永远不要让来访者的情绪在离开你的治疗室时比进来之前差，因为这样可能给来访者造成二次创伤，也会导致来访者的流失。我的一条铁原则就是，一定要让来访者的情绪在离开的时候有明显改善。

注意事项

安全岛技术虽然看起来简单，但是操作起来有很多需要注意的细节，而这些细节常常决定着成败。我根据自己的临床经验以及给学生、学员督导的经验，总结了一些需要注意的事情。

1. 安全岛是属于来访者的私人空间，在想象中不要有任何其他人进入，即使是亲人或朋友也不可以，因为亲人或朋友也可能给来访者带来压力或不愉快的经历。有时候，来访者会说："我希望我的父母也到这里来，因为只有跟父母在一起，我才感到安全。"治疗师应该告诉他："这是属于你的私人空间，只有你自己才能进来。你的父母就在你隔壁的屋子里，任何时候只要你想见他们，都可以到隔壁去见他们。"如果来访者坚持让亲人和自己在一起，治疗师可以做出妥协。但是这说明来访者需要依赖他人才能获得安全感，而自身并不能建立安全感。所以安全岛的工作尚没有结束，后面可能还需要继续进行安全岛的工作。

2. 安全岛技术的焦点是把一个场景构建得足够安全。治疗师不要引导来访者做任何探索性"漫游"。例如，来访者开始的时候想象自己在一块草地上，但是过了一会儿也许会说："我觉得这个地方有点荒凉，我想到河对岸去，那边看起来比较好。"这时候，治疗师应该坚持引导对方把这个"有点荒凉的地方"改造得更好，而不是对来访者说："好吧，让我们到河对岸看看。"否则很容易形成"漫游"式想象，以致到最后也不能把任何一个地方构建完美。安全岛技术的目的就是要把一个不完美的地方建构成一个完美的地方，所以当来访者说不喜欢这个地方的时候，治疗师应当问来访者不喜欢这个地方的什么？然后引导来访者对不喜欢的东西进行改造，而不是回避这个地方。

3. 要避免在安全岛的想象中发展出任何故事性情节，把音乐想象固定成一个相对静止的场景。故事情节一旦展开，就可能难以控制，引发消极的想象。例如，有人先是想象出草地上有一只小狗，于是治疗师引导来访者想象抚摸这只小狗的感觉。然后，来访者在想象中与这只小狗玩了起来……这一切看起来都很好，没什么问题。但是很快，在来访者的意象中，这只可爱的小狗死了，来访者开始大哭……显然是来访者把自己的某种生活经历或情感投射到了这只小狗身上。所以，一旦来访者头脑中的意象出现了情节的发展，就有可能出现负性内容的投射。这不是我们的安全岛技术想要达到的效果，很可能导致来访者的音乐想象变成了对负性情感的探索，他离开治疗室的时候，情绪会变得更坏。因此，当治疗师发现来访者头脑中的意象有发展情节的苗头时，就要及时使用注意力转移技术加以回避。

4. 有少数来访者头脑中最安全、最舒服、最美好的地方并不是一个美丽的草原或者温馨的房屋，而是一些奇怪的地方。曾经有一位来访者想到的是一个玻璃圆球，可以从里面看到外面，而从外边看不到里面；还有一位来访者想象的是漂浮在宇宙星空。我在汶川地震的救援工作中遇到的一些地震幸存者想到的是漂浮在水上的房子。一些貌似奇怪的意象都有其深刻的内在原因，可能与来访者某种特殊的人生经历有关。但是治疗师一定不要试图在安全岛技术中探索这些意象背后的原因或含义，因为我们的基本思路是增强对积极资源的体验，而不是挖掘和探索问题。在这种情况下，治疗师应该跟随来访者的意象，努力帮助来访者把这种看起来有些奇怪的意象改造成一个能让来访者感到属于自己的、最安全和舒适的地方。

5. 注意，不要引导来访者使用一个现实中存在的、曾经住过或到过的地方作为对安全岛的想象。现实中的某个地方即使再好，也不可能完美，也有可能引发某种不愉快的记忆。有一个来访者告诉我，他想到了一座房子，这座房子四面漏风，是一座破旧的房子。我再三努力引导他在想象中把这个地方改造得完美一些，可是都被他拒绝了。他说这样就挺好的，就是他觉得很安全的地方。结束后，我询问他，为什么这个破旧的房子会是他心目中最安全的地方？他告诉我，这个房子其实是爷爷的家，他小时候跟爷爷生活，很怀念那个地方。原来，他对我们要做的事情有所误解，以为要找一个在现实中真实住过的最安全的地方。我意识到是自己在访谈阶段没有解释清楚，造成了误会。我再次做了解释，他明白了之后，在下一次治疗中，就在头脑中为自己建构了一个属于自己的美好的安全岛。

6. 治疗师要注意询问来访者的情绪体验的时机问题。在完美的安全岛的意象没有建构完成之前，一定不要询问来访者的情绪和躯体体验。因为当在来访者的想象中有一个还不够完美的安全岛意象时，情绪和躯体体验也一定不够积极，甚至还有一些消极的情绪存在。这时，如果询问他的情绪和躯体体验，很可能引发消极的情绪表达，后面的工作就会有很大麻烦。所以只有当治疗师确定来访者的安全岛意象足够美好时，才可以询问对方的情绪和躯体的体验如何，而这个时机一定是在安全岛的收尾阶段，也就是结束前的 2 ~ 3 分钟的体验阶段。无论是在准备阶段还是建构阶段，都不可以询问情绪体验。当然，如果此次安全岛进行得并不顺利，直到快要结束，来访者也没能想象出一个完美的安全地方，治疗师就不要询问情绪和躯体体验了。

案例

一位中年女性来访者受到家庭暴力的伤害，严重缺乏安全感。治疗师首先对她进行了 15 分钟的肌肉放松训练。然后进入音乐想象。

治疗师："当音乐响起的时候，请你想象一个在你的心目中最安全、最美好、最舒服的地方。"（治疗师开始播放专门为安全岛编制的音乐。这段音乐抒情美好，并伴有流水声、鸟叫声等自然的声音。）

治疗师：（大约 20 秒后）请告诉我，在你心目中最安全、最舒服、最美好的地方应该是什么样子的？

来访者："我觉得这个世界上没有安全的地方。"

治疗师："是的，我理解你的感受，这个世界上确实没有绝对安全的地方。但是如果我们假设这个世界上还有一个安全的地方，应该是什么样子的？"（在这种情况下，治疗师不能强迫来访者想象出安全的地方，而应同意对方的观点，然后从理性层面入手，强调如果有这个地方，应该是什么样子的。）

来访者："应该是一块绿色的草地，有小溪和树林，树林里有很多小鸟。"（这时候，来访者的头脑中很可能还没有出现任何清晰的画面，只是觉得如果有这个地方，"应该"是这个样子。）

治疗师："这块草地上还应该有什么？"（开始增加视觉画面的细节，以帮助来访者逐渐进入想象场景。）

来访者："草地上还应该有星星点点的野花。"（来访者开始有更多、更清晰的画面细节了。）

治疗师："野花是什么形状和颜色的？"（继续增添画面细节。）

来访者："有各种颜色。"（细节更多了。）

治疗师："随手摘一朵，看一看是什么颜色和形状的？"（继续增加细节。）

来访者："是黄颜色的，像小菊花一样。"（细节更多了。）

治疗师："请你闻一闻这朵黄色的小花有没有什么气味？"（治疗师开始推动联觉。）

来访者："有一种淡淡的香味。"（开始出现联觉意象，也就是说，开始进入"身临其境"的状态了。）

治疗师："深深地闻一闻这朵黄色小花的淡淡香味，让这种香气充满你的肺部和身体。"（进一步推动联觉。）

来访者做深呼吸。

治疗师："再请你看看草地的周围，还能看到什么？"（继续建立画面。）

来访者："不远处还有一片树林，树林里有小溪。"（更多的视觉画面出现。）

治疗师："让我们到树林中的小溪那里看看……你看到了什么？"（继续建立画面细节。）

来访者："溪水很清澈，里面有小鱼。"（更多的画面细节。）

治疗师："如果你喜欢，可以把你的双手放到溪水里，用溪水洗一把脸……怎么样，你有什么感觉？"（进一步推动联觉。）

来访者："溪水很清凉，我的脸感到很舒服。"（更多的联觉想象出现，意味着已经进入意识转换状态。）

治疗师："这里的温度怎么样，是冷还是热？"（继续推动联觉。）

来访者："有一点冷。"（更加进入意识转换状态。）

治疗师："想象一下，太阳光慢慢地照到你的身上，你的身体变得暖和起来了。"（进一步推动联觉，并消除消极的想象和体验。）

来访者："嗯，现在暖和了。"（积极的联觉想象更多了。）

治疗师："你再看看，在树林里还能看到什么？"（继续添加画面细节。）

来访者："树林里还有一座小木屋。"（更多视觉画面的细节出现了。）

治疗师："小木屋是什么样子的？"（继续增加细节。）

来访者："是尖顶子、用原木盖起来的那种。"（更多的细节。）

治疗师："你想把小木屋的外面布置成什么样子？"（从这里开始进入

建构阶段。)

来访者："我想建一圈栅栏，里面放一把躺椅。"（开始创造性地建构
　　　　想象。）

治疗师："非常好，那么你躺在躺椅上有什么感觉？"（推动联觉。）

来访者："轻轻地摇晃着，很放松。"（联觉想象。）

治疗师："仔细体会你躺在躺椅上轻轻地摇晃、非常轻松的感觉……
　　　　你还想增添些什么东西，让你更加安全和舒服？"（放大联
　　　　觉体验，进一步建构。）

来访者："屋里面很简单，有一张床、一张桌子、一把椅子。"（继续
　　　　建构，增添细节。）

治疗师："你想在床上铺上什么样的床单？"（推动建构。）

来访者："淡淡的小蓝花的那种床单。"（继续建构。）

治疗师："你躺在床上会有什么样的感觉？"（推动联觉。）

来访者："床很软，非常舒服。"（联觉想象。）

治疗师："好极了，再仔细体验一下躺在这张柔软的床上的感觉，你
　　　　的身体更加舒服了……你再看看，还希望给你的这间小木屋
　　　　添置些什么东西，好让你感到更加舒服？"（放大联觉体验，
　　　　然后继续推动建构。）

来访者："我想摆一些鲜花。"（建构。）

治疗师："什么样的鲜花是你最喜欢的？"（推动建构。）

来访者："我喜欢郁金香。我把它摆在窗台上。"（建构。）

治疗师："闻一闻郁金香的香味，你喜欢吗？"（推动联觉。）

来访者："很喜欢。"（联觉。）

治疗师："你还想添置什么样的东西让你感到更加舒服？"（推动建构。）

来访者："我想要一只狗陪伴我。"（建构。）

治疗师："什么样的狗？"（推动建构，增加细节。）

来访者："一只牧羊犬，黄白相间的那种。"（建构，增加细节。）

治疗师："好极了，黄白相间的牧羊犬正温驯地卧在你的身边，看着这只可爱的牧羊犬，你心里有什么感觉呢？"（推动联觉。）

来访者："我觉得很温暖、很踏实。"（联觉。）

治疗师："仔细感受有牧羊犬的陪伴时，你心中的这种温暖和踏实的感觉……还有什么喜欢的东西是你想带进来的吗？"（放大情绪体验，然后推动建构。）

来访者："没有了。"（建构完成。）

治疗师："非常好。你再看看这间屋里有没有你不喜欢或让你不舒服的东西？"（建构收尾，排除消极因素。）

来访者："我觉得有一面墙有点黑黑的，让我不舒服。"（确定消极因素。）

治疗师："没关系，你看我们在那面墙上装一盏壁灯如何？"（引导解决问题。）

来访者："嗯，好多了。"（问题解决。）

治疗师："在这个属于你自己的温馨的小屋里，你现在的心情怎样？"（询问情绪体验，开始进入体验阶段。）

来访者："心里感到很平静、很安全。"（体验积极情绪。）

治疗师："非常好！在这个小屋里，当你心里感到平静和安全的时候，你的身体又有什么样的感觉呢？"（进入躯体体验。）

来访者："身体感觉很放松。"（体验良好的躯体体验。）

音乐结束了。

治疗师："好极了，再次看看你的温馨的小木屋，仔细地体会你心中的平静和安全的感觉，以及你身体放松的感觉……随着你的呼吸，你的心中更加平静和安全，你的身体更加放松……你越来越平静和安全，越来越放松（再次强化并放大积极情绪和良好的躯体体验）。现在，请你竖起一个大拇指……请把这个动作与你美好的心情和身体感觉联系在一起……今后在任何时候，你只要再做一下这个动作，它就会把你带回这个温馨的小屋，再次体验到这种美好的感觉……（锚定技术，催眠后暗示）。好，请放下你的大拇指。我现在从 5 数到 1，你就会带着这些美好的画面和心情回到你的日常生活中。5，4，3，2，1，好，清醒了，不要着急，等你感到舒服的时候再慢慢地睁开眼睛。

安全岛的评估功能

在临床上，除了通过安全岛的方法增强来访者的安全感之外，我还把安全岛技术作为一个非常有用的评估工具。当来访者初次来访的时候，我在大致地了解了他所带来的问题之后，会使用安全岛对他进行初步评估，以确定他的情绪稳定程度。如果来访者可以在音乐想象中顺利地构建对一个安全美好的地方的意象，加上我现场观察的印象（在表述自己的问题时，情绪相对稳定），了解到他在日常生活和工作中也能够基本保持正常的功能，我就会判断这位来访者具有足够的稳定情绪的能力，因此可以直接进入对问题的探索和工作。相反，如果来访者不能顺利地在音乐想象的过程中构建对一个安全美好的地方的意象，而是不断涌现消极意象，我就会判断他目前的情绪稳定能力比较差，不适于对问题进行探索和工作。在这种情况下，我会集中使用积极资源强化的干预手段进行工作，直到来访者具有足够的自我力量和情绪稳定能力。

大树技术

如果受害者在安全岛的音乐想象练习中无法完成对一个安全美好的地方的想象，而是不断地有消极意象（例如，恐怖的场景、悲伤的意象等）出现在音乐想象过程中，治疗师就不得不中途停止安全岛的想象过程。这时候，治疗师绝不要让受害者带着这些消极的意象离开治疗室，否则该受害者在接下来的相当一段时间里都会陷在这个消极意象的阴影中，他的情绪有可能变得更加恶劣，经历更多的痛苦。在这种情况下，大树技术可以作为一个补救的方法，快速改善来访者的情绪状态。另外，如果治疗师认为增强来访者内心的自我力量是一个必要的治疗目标，也可以单独使用大树技术，而不是仅仅作为安全岛的补救措施。

操作过程

大树技术属于指导性音乐想象，也就是说，音乐想象的内容基本上是由治疗师全程引导的。不过，与一般的指导性音乐想象不同的地方是，该技术会在几个特定的环节给来访者有限的自由想象空间，以便来访者有更好的"身临其境"的意象。大树技术的具体操作如下所示。

1. 请来访者站立，双脚微微打开，与肩膀同宽。闭上眼睛，全身简单放松一下，做 3 ~ 5 个深呼吸。然后，治疗师引导来访者："请你想象一下，你的面前有一颗树种子……（停顿 10 秒左右，让来访者的脑中出现树种子的形象。）请你告诉我，这颗树种子有多大？是什么颜色的？"假如来访者说："像黄豆那么大，褐色的。"治疗师可以说："嗯，像黄豆那么大，褐色的。非常好，现在，让我们想象一下，在一个合适的地方，挖一个坑，把树种子种下去，然后填上土，再浇上水。"这时候，开始播放大树技术的专用音乐。

2. 大树音乐想象过程：

A. 树芽

　　治疗师："有了土壤和水分之后，种子开始慢慢地发芽了……树芽慢慢地向上长，向上长……现在树芽长出了地面……请告诉我，地面的环境是什么样子的？"（第一次给来访者自由联想的空间。这时候，我们还不清楚来访者是以一个旁观者的视角看周围的，还是以树芽的视角看周围的。一般来说，前者的可能性较大。治疗师的引导语言是比较模糊的，可以是旁观者的视角，也可以是树芽的视角。）

　　来访者："是一片草地，周围有很多小草，远处有树林。"

　　治疗师：（先重复他的语言，然后问）"你觉得这里的空气新鲜吗？"（推动联觉。）

　　来访者："很新鲜。"（产生联觉。）

　　治疗师："深深地呼吸一下草地上新鲜的空气，嗯，非常舒服。"（进一步推动联觉。）

　　治疗师："这里有阳光吗？"

　　来访者："有阳光。"

　　治疗师："仔细地感受一下阳光照在你身上的感觉，非常温暖，非常温暖。"（进一步推动联觉。）

B. 小树

　　治疗师："树芽继续生长，越长越高了，越长越高了……树芽长出了树干、树枝和树叶，脚下的树根也越来越多，向地下不断伸展……现在，树芽已经长成了一棵小树。请你再看看周围，景色有什么变化？你又能看到什么？"（这是一个非常关键的环节。治疗师开始引导来访者从一个旁观者的视角转变为树的视角。如果来访者描述的景象发生了变化，视角变得更高了，这意味着他已经成功地从旁观者的视角转为树的视角了。）

来访者："我看到远处有村庄，小草都在我的脚下，还有一些小树在我的周围陪伴着我。"（来访者的视角已经转为树的视角了。）

治疗师："非常好！仔细地感受一下你的树干、树枝、树叶和树根，你的树干变得越来越粗壮，你的树枝和树叶变得越来越茂盛，你的树根不断地向大地伸展，越扎越深……仔细地感受你的树根、树干、树枝和树叶。你沐浴着阳光和春风，不断地吸取大地和阳光的养料，你越长越高了，越长越高了……"

C. 大树

治疗师："现在，你已经长成了一棵大树。请你再看看你的周围，看看你的视野有什么变化？"

来访者："我看得更远了，可以看到远处连绵起伏的群山，远处有村庄、河流……"

治疗师："对，你的视野变得更加辽阔，可以看到群山和河流。再仔细地感受一下你粗壮的树干和茂密的枝叶，脚下的树根在土壤里越扎越深了，越扎越深了，仔细地感受你的树根深深地扎入大地的那种牢固的感觉。你还在生长，越来越高，越来越粗壮了，你还在生长，越来越高了，越来越粗壮了……仔细地感受你的粗壮的树干的感觉，以及茂盛的树冠的感觉。"

D. 参天大树

治疗师："现在，你终于长成了一棵参天大树，你是这一带最高的大树。请你再看看周围，看看你的视野又出现了什么样的变化？"

来访者："我现在屹立在高山之巅，俯视着大地，我的视野无限开阔，云层在我的脚下……"

治疗师："非常好，你现在是一棵参天大树，你俯视着大地，白云在你的脚下，视野无限开阔，仔细地感受一下你粗壮有力的树干，茂密的枝叶沐浴着阳光，在春风下迎风招展，你的树根深深地扎在大地深处，非常牢固，无论什么样的狂风暴雨都丝毫不能撼动你，因为你是一棵参天大树。再次仔细地感受一下自己粗壮有力的树干、茂盛的枝叶、深植大地的树根，你非常高大，非常有力，非常牢固……"（积极体验强化和放大。）

E. 结束和催眠后暗示

治疗师：（语速加快，音量提高。）"这些感觉就是你的感觉，它不是别人的感觉，它就是你的感觉，它是你内心的力量。有时候，你忘了它的存在，可是它从不曾离开你，从不曾离开你。它不是别人，它就是你！它就是你！它就是你！（催眠后暗示，这些话语可以多重复几遍。）好，音乐已经结束了，我从 5 数到 1，你就带着这种参天大树的感觉，回到你的日常生活中来。5，4，3，2，1，不要着急，等你感到舒服的时候再慢慢地睁开眼睛。

大树音乐的选择

按道理，治疗师当然可以根据自己的需要和喜好选择适合的大树音乐。但是根据前面的步骤，很难找到现成的音乐作品。我通过音频编辑软件把三个不同的音乐作品组合成专用音乐，喜欢的读者可以扫描二维码来收听。如果读者熟悉音频编辑，也可以自己动手制作自己喜欢的专用音乐。大树专用音乐的时长最好为 15 分钟左右，音乐情绪应该从宽广而美好逐渐推向高潮。高潮处（也就是成为参天大树的地方）的音乐应该波澜壮阔，激情澎湃。音乐要在高潮处结束，不要出现逐渐平静的音乐体验。

扫一扫，大树技术的音乐

注意事项

1. 由于一开始的引导是从观察一棵树的种子开始的，因此来访者的视角在开始的时候一定是旁观者视角。如何在不知不觉中引导来访者从旁观者的视角转换到树的视角，是本技术的关键环节之一。不要通过诸如"请想象一下，你就是这棵树"之类直接的引导语来强迫来访者转变视角。如果这时候来访者说："我只是在看着这棵树，想象不出我就是这棵树。"那么后面的工作就很难进行下去了。所以，当治疗师的引导语说到树芽长出地面，让来访者看看周围的景象时，要采取模棱两可的说法，既可以是旁观者的视角，也可以是树芽的视角。但是当说到树芽长成了小树，治疗师要求来访者看看视野发生了什么变化的时候，其实就暗示着已经进入了小树的视角。通常，这种转换视角的方式对来访者来说并不构成任何挑战，也不会遇到阻抗。当来访者表示他的视野变得更加宽广了，则意味着他已经成功地转换了角色。

2. 在临床实践中，我曾经遇到过个别来访者拒绝想象自己是一棵参天大树的情况。一位来访者不愿意成为大树，而想象自己是一丛灌木；另一位来访者索性想象自己是地上的苔藓。这反映了他们内心深处深深的自卑、安全感的缺乏以及对自我成长的恐惧。他们可能相信"出头的椽子先烂""枪打出头鸟"之类的观念，信奉"低调做人"，害怕引起别人的关注。当治疗师遇到这种情况的时候，不要强迫对方想象自己成为大树或参天大树，而是要顺着来访者的思路，引导他想象灌木丛或苔藓扩展蔓延到巨大的地域，营造一个比较壮观的场面，然后就尽早结束这次治疗干预。这样做虽然不够完美，但是也可以一定程度地改善来访者的情绪状态。当然，这是一个未完成的治疗干预，还需要继续进行工作。

3. 治疗师的语调需要根据内容引导语做出相应的变化。在开始阶段，应该使用平静的语调以及缓慢的语速，到了大树阶段，特别是参天大树的阶段，一定要绘声绘色，充满激情，具有渲染力。治疗师的情绪要注意与音乐保持同步。

4. 如果来访者的情绪非常不稳定，不断出现消极的负性意象，甚至连大树技术都无法完成，则说明该来访者不适合做任何音乐想象类的音乐治疗活动，因为任何音乐想象的方法都会不同程度地进入来访者的较为深层的意识状态，对于情绪非常不稳定的来访者来说，都有可能导致消极情绪的爆发，而积极资源取向的音乐治疗方法是不主张进行强烈的消极情绪宣泄的。这时候，应该考虑采用主动参与式的、被称为"再创造式音乐治疗方法"的技术，直到来访者的情绪比较稳定，才能使用音乐想象的技术方法（高天，2008）。

积极资源强化技术

严格地讲，创伤和资源取向的音乐心理治疗模式的所有技术都属于资源取向的治疗思路。但是这里介绍的"积极资源强化技术"是尤其独特的资源强化与放大的手法。该技术最适合在两种情况下使用。

1. 抑郁症和抑郁倾向（包括恶劣心境）。
2. 创伤治疗的稳定化阶段。

这个方法是我在受到中德眼动脱敏和再加工精神创伤治疗培训项目的启发之后，逐渐发展出来的一项技术。刚开始，它仅用于严重的心理创伤治疗的稳定化阶段，为后面将要进行的创伤处理阶段做准备。但是后来我在很多临床实践中发现，这个方法在针对抑郁症和抑郁倾向时，可以作为一项单独的技术而取得非常明显的疗效。在把它作为创伤处理之前的准备阶段的技术来使用的一段时间内，我发现了一个令我感到迷惑的现象：很多来访者带着某些心理创伤或消极的生活事件经历前来求助，他们的情绪明显抑郁和低落。在使用了安全岛技术和积极资源强化技术之后，他们的情绪有了明显改善，于是很多来访者在我正计划进入心理创伤处理阶段时，便停止了进一步的心理治疗工作。起初，这让我非常受挫，不知道问题出在了哪里，后来我逐渐了解到，这些来访者之所以中途"流失"，并不是因为他们对前一段工作的疗效不满意，而是因为在完成了积极资源强化之后，他们的情绪改善程度已经令其足够满意，觉得无须进一步的工作了。很多人表示，他们已经有能力自己解决过去消极的经历所带来的问题了。同样的现象甚至导致我在一家精神科医院的研究项目流产。2015 年，我与无锡精神卫生中心合作，计划做一项针对重症抑郁症的实证研究，观察包括安全岛、积极资源强化和音乐同步再加工方法的标准组合的治疗模式的临床疗效，并且决定通过分析血液中的多项生物化学物质含量的变化，为疗效提供客观的数据指标。我对这个实验抱有极大的期待。当时，在医院负责操作的是我曾经的学生，一位优秀的音乐治疗师。但是在后来的几年里，只有非常少的来访者完成了从安全岛、积极资源强化到音乐同步再加工干预的全部过程，大部分来访者都在经过积极资源强化技术的干预之后就认为疗效已经足够满意，不需要进入后面的音乐同步再加工阶段来处理创伤了。我很遗憾，最终没有获得足够的样本和生化数据来证明创伤和资源取向的音乐心理治疗模式的疗效。但是这个现象让我了解到，仅仅使用积极资源强化技术，就可以在抑郁症领域取得满意的疗效。事实上，在后来的临床实践中，针对抑郁症使用积极资源强化技术都取得了很好的结果。

积极资源强化技术，顾名思义，就是要对来访者的内部积极资源（对生命的积极体验）进行强化和放大，进而使得从情绪体验到对自己生命的认知评价都发生改变。我们知道，一个人的内心世界虽然可以无限丰富，但是在特定的时间和环境中，头脑所能容纳的情绪体验是十分有限的。当一个人处在一种消极的情绪状态中时，他的头脑就会被大量的消极记忆和观念占据，这会导致他对自己的人生价值产生相应的消极判断。而消极的人生价值判断会反过来引发更多的消极记忆和观念，并引发更加消极的情绪反应。如此的恶性循环足以把一个人推入生命的低谷而难以自拔，其中有些人最终采取了极端的手段来结束自己的生命。

但是，即使是世界上最不幸的人，在其生命的历程中都会经历或多或少的积极美好的人生。当然，对积极美好的人生经历的定义标准是极其不同的。对有些人而言，一段公主和王子一般浪漫的爱情、一次令世人炫目的事业成功等，可以是人生的美好时光；对另一些人而言，在长期饥饿中偶尔获得了一次饱餐、在人情冷漠的世界中获得陌生人无意间的关心和帮助等，也可以是人生中难忘的美好记忆。无论如何，每一个活着的人都会拥有一些自己独有的积极资源。人本主义心理学认为，每个人都是自己最好的心理治疗师，都具有解决自己问题的能力。而后现代心理学进一步认为，这种解决自己问题的能力来自来访者自身具备的内部积极资源，而不是来自治疗师的智慧和技巧。

"艾瑞克森流派的催眠治疗师假设，人们拥有的能力和资源远远超过他们所能意识到的数量。事实上，一个人所拥有的资源足以令其过上幸福美满的生活。遗憾的是，许多资源都与来访者当下的体验分离。（Gilligen，1987）"也就是说，在那些长期处于抑郁中的人身上，当下情绪的影响使其能力和资源被排斥或压抑到了意识范围之外。积极资源技术的全部目的就在于帮助来访者发现并找回自己的能力和资源，使他可以运用自己的能力和资源解决自己的问题。"对这些资源的开发和利用不是通过治疗师或来访者的概念性理解，而是通过来访者自己探索性的体验来实现的。（Gilligen，1987）"积极资源强化技术通过音乐带来的美好愉快的情绪体验和审美体验，帮助来访者发现自己丰富的资源和潜能，最终解决自己的问题，而这个过程之快捷，远远超过人们（包括来访者自己）的期待。

操作过程

下面是积极资源强化的具体操作步骤。

1. 访谈。请来访者讲述"三个积极的故事，即那些能够想起来的，让自己觉得开心、愉快、有趣或者好玩的故事。这些故事可以是不久前发生的事情，也可以是很久以前，甚至是小时候的事情；可以是对来访者来说非常重大的事件，也可以是平凡生活中不起眼但他自己觉得有趣好玩的小事"。当来访者简述了积极的故事之后，让来访者进行非常简短的描述，关于现在想起这些趣事时，心里有哪些积极的情绪体验。然后请来访者在三个故事里选择一个给他带来的积极体验最强的故事。在这个故事中确定一个最开心的画面。这个画面将作为后面的音乐想象工作的"起始画面"。例如，"我站在领奖台上……""我接到了大学的录取通知书……""我和村里的小伙伴们来到了河边……"

　　记得我在参加眼动脱敏和再加工的精神创伤治疗培训学习的时候，德国教师使用的指导语是："请描述三个让你想起来觉得最开心、最幸福或最令自己骄傲的故事。"但是在实践中，我发现对于情绪很糟糕的来访者来说，这样的引导语使用起来很困难，那时的他们往往很难想到非常积极的故事。然而，请来访者说说生活中不起眼但有趣好玩的事情，对他们而言就容易多了。另外，我逐渐发现，日常生活中有趣的琐事的治疗价值其实远远大于看起来轰轰烈烈或者激动人心的大事。关于这一点，我将在后面进行讨论。

　　另外，这里要求来访者讲三个积极的故事，其目的是进行初步的积极情绪激活。积极资源强化技术必须在一个相对积极的情绪基础上开始，而不是在一个消极的情绪基础上开始。后者将会让这个技术的过程变得异常困难。有一些临床经验的心理学工作者会有这样的经验：当一个情绪低落的来访者讲述他的"不幸遭遇"时，会陷入痛苦的情绪状态中。但是如果让他讲一些有趣的经历，我们马上就会看到他的情绪状态明显地改善了，甚至出现了笑容。之所以让来访者讲述三个，而不是一个积极的故事，就是在做初步的积极情绪激活，让来访者的基本情绪状态变得更加积极，保证后面的工作顺利进行。当然，有时候，一些情绪很低落的来访者很难想到更多的积极记忆，我们也许可以仅仅得到一个积极的故事，开始下一步工作。

这里特别需要注意，避免使用"被污染的资源"。也就是治疗师通过谈话了解到，在美好时光的记忆之后是一个消极的结果。例如，一个女性来访者说自己最美好、最幸福的记忆是与丈夫谈恋爱，但是她的丈夫已经去世了。

2. 请来访者躺下，闭上眼睛，深呼吸，然后进行肌肉渐进放松。这个环节的工作应该做得相对充分，使来访者能够较深地进入意识转换状态，以便获得较好的疗效。放松的时间应该在 10 ~ 15 分钟。

3. 播放音乐（关于音乐的选择和使用将在后面介绍），同时治疗师用一句话简单地引导来访者回想前面选定的那个故事的起始画面："在音乐响起的时候，请你回想高中舞蹈比赛获得第一名的时候，你站在了领奖台上……"

4. 稍等一会儿（10 ~ 20 秒），治疗师开始询问："请告诉我，你现在想到了什么？"来访者开始报告他想到的场景或画面。接下来，治疗师的全部工作就是保持与来访者的语言沟通，了解在来访者的头脑中出现了什么样的画面和意象，并通过语言对来访者的积极情绪加以推动、强化和放大。这时候，治疗师的语言引导应该遵循如图 4.2 所示的循环工作模式。

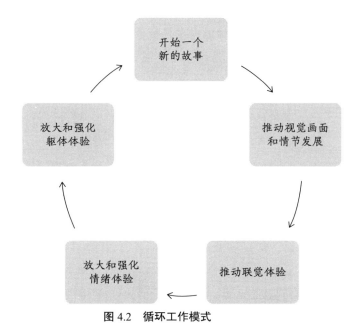

图 4.2　循环工作模式

A. 开始一个新的故事。在治疗开始的时候，治疗师简单地为故事的画面开一个头，后面跟随着来访者的意象发展即可。切记，治疗师不要把故事全部叙述一遍。当治疗师觉得来访者可以结束这个故事的时候，可以用"继续想，想到什么都可以"这样的引导语暗示来访者可以进入对下一个故事的音乐想象了。另外，也不要试图引导来访者的自由联想，而是应该跟随他的意象。

B. 推动视觉画面和情节发展。当来访者开始讲述一段经历的时候，头脑中的画面通常是比较模糊、缺乏细节的，时隔久远的记忆更是如此。另外，大部分来访者是站在现在的视角去回忆过去发生的事情的，而不是回到过去的视角，身临其境地重新经历过去的事情。音乐治疗就其本质而言属于体验层面的心理治疗，而不是认知层面的心理治疗。在这里，治疗师的任务就是帮助来访者进入意识的转换状态，身临其境地重新体验过去的美好时光。只有这样，才能把音乐想象的治疗作用发挥到最大。在意识的转换状态中，人们头脑中的时空感被扭曲了，甚至消失了（高天，2011，pp.31-39）。在这种情况下，来访者并不是在"回顾"过去的事情，而是重新经历着过去的事情。

治疗师为了帮助来访者进入意识的转换状态，重新经历过去的事情，采取的方法就是：（1）推动想象视觉画面和故事情节的细节；（2）推动联觉体验。治疗师通过不断询问画面和情节的细节，促使来访者回忆和想象画面与情节的细节。当治疗师认为需要推动来访者头脑中的故事情节继续发展，直至达到这个故事的高潮时，就应该推动情节不断发展，尽快到达高潮部分，而不要纠缠在一些无意义的细节。推动情节发展的方法很简单，就是询问"后来呢？""然后呢？""接下来呢？"

C. 推动联觉体验。如果在来访者的头脑中只有视觉画面和情节，却缺乏与之相关的其他感觉体验，那么他很可能只是一个旁观者，而不是一个亲历者。这时候，来访者的意识状态保持在理性思维层面，而非意识的转换状态或者潜意识状态。这时的头脑中的意象是不完整的、缺乏生动体验的、不能产生体验层面的改变的。治疗师在这一环节的任务就是推动与视觉相关联的感觉体验，包括听觉、嗅觉、味觉、触觉、动觉、温度觉等。特别是当治疗师发现来访者在理性层面讲述故事时，要立即想方设法地找到机会推动联觉体验，从而帮助来访者进入意识的转换状态。具体的方法就是，以提问的方式推动来访者进行视觉想象以外的其他感觉体验的想象。例如，当视觉画面是在河里戏水，就可以问："你在水里玩，身体有什么感觉呢？"当视觉画面是在妈妈的怀里，就可以问："你躺在妈妈的怀里，身体有什么感觉呢？"当视觉画面是在海边的沙滩上，就可以问："海边的空气怎么样？"或者"闻到海风的气味有什么感觉呢？"……

D. 放大和强化情绪体验。如果治疗师认为来访者已经充分地"身临其境",进入意识的转换状态了,并且一段故事已经达到了足够好的高潮部分,就要及时地进入推动情绪体验的环节,而不要浪费时间,特别是要避免一个故事的高潮部分已经过去,来访者开始从激动、愉快、开心等积极的情绪体验中平静下来的情况发生。这时候的做法就是要询问与故事相关的情绪体验。例如,"当你和小伙伴们在水里尽情地玩耍时,你的心里有什么感觉?""你躺在妈妈的怀里,感受着妈妈怀里的温暖,你有什么样的心情呢?"要注意,一定不要在视觉画面或情节发展没有完成,以及联觉体验没有形成之前,就询问情绪和与情绪相关的躯体、体验。因为在前面的工作还没有做好之前,询问情绪和与情绪相关的躯体体验,会让来访者的注意力从外部意象转向内部体验,从而中断画面和情节的发展,导致来访者的故事不能得到发展,就像看走马灯一样。

在来访者表达了积极的情绪体验后,治疗师应该对这些积极的情绪体验加以放大和强化。例如,"仔细地体会你内心的这种开心的感觉、激动的感觉、幸福的感觉……让这些感觉变得越来越强烈,你感到更加开心、更加激动、更加幸福……"

E. 放大和强化躯体体验。在放大了情绪体验之后,我们需要将这些情绪体验"锚定"在躯体体验上。这样做的原因有:(1)躯体体验本身就是情绪体验的一个重要的组成部分;(2)等情绪体验锚定在躯体体验上之后,这种情绪体验可以更长地停留在来访者的记忆里(包括头脑的记忆和肌肉的记忆)。操作方法就是询问:"当你的内心感到如此激动、如此快乐和幸福的时候,你的身体有什么样的感觉?""你心里这种美好的感觉,在身体的什么部位感觉最强烈呢?"

在来访者描述了他积极的身体感觉之后，治疗师应该对这些感觉加以放大和强化（使用来访者的语言）："再仔细感受一下，当你感到开心、激动和幸福时的身体感觉。你的心跳得更快了，你的身体更加轻快了……"

F. 在前面的五个步骤完成之后，应该及时结束当前这个故事，进入下一个故事，以免来访者的积极情绪状态平静下来。我们的目的是推动来访者的情绪越来越积极，直到形成高潮。推动来访者结束当前的故事而进入下一个故事的方法很简单，就是使用引导语："好，现在请你继续想，想到什么都可以，想到什么都可以。"然后停顿 10 ~ 15 秒，问来访者："请告诉我，你现在又想到了什么？"在绝大多数情况下，来访者会展开对一段新故事的想象。当然，也有少数情况是来访者依然按照原来的故事情节继续下去。如果出现这种情况，说明这个故事还没有结束，还需要继续下去。治疗师跟随来访者的思路就可以了。

通常，一次积极资源强化的干预的时间为 40 ~ 60 分钟。以来访者讲述 3 ~ 4 个故事为宜，每一个故事都要完成一次前面介绍的循环工作模式，直至结束。故事太少了，积极情绪可能没有充分地推动起来；故事太多了，耗费时间过长，来访者的情绪容易由于疲惫而走下坡路。我喜欢用"见好就收"来形容积极资源强化技术的思路。也就是说，要保证每次积极资源强化的干预都结束在情绪的高潮状态（当然，这时候也是音乐的高潮部分）。

结束的引导语可以是这样的，"现在音乐已经结束了，请你再次细细体会一下开心的感觉、激动的感觉和幸福的感觉（使用来访者表述感觉的语言），以及你身体轻松的感觉、充满力量的感觉。带着这些美好的感觉回到你的日常生活中。我从 5 数到 1，你就带着这些感觉回来了。5，4，3，

2，1，不要着急，等你感到舒服的时候再慢慢地睁开你的眼睛。"

来访者清醒后，请他坐起来。治疗师与来访者进行简单的讨论，总结刚才都想到了哪些故事？体验到了哪些情绪和躯体体验？有没有什么领悟？注意不要长时间讨论，更不要进行分析，或延伸讨论新的问题。因为这样做会大大冲淡前面在音乐想象中获得的体验，把来访者的注意力引向理性层面。在对抑郁症的治疗中，积极资源强化技术的干预可以重复使用，直至来访者完全摆脱抑郁状态。但是当治疗师计划最终使用音乐同步再加工处理创伤或消极生活事件的问题时，这个方法技术使用一两次就足够了。就我的经验而言，如果来访者的情绪状态较为稳定，甚至可以不使用积极资源强化技术的干预，而直接进入音乐同步再加工的工作程序。

案例

以前面所说的来访者在高中参加舞蹈比赛获奖的故事为例，治疗师的语言干预过程可能是这样的。

治疗师："当音乐响起的时候，请回忆高中时你参加了全市青少年舞蹈大赛，获得了第一名。你站在领奖台上……"（沉默大约15秒。）"请告诉我，你想到了什么？"（开始第一个故事。）

来访者："我和其他获奖者一起站在舞台上等待颁奖。"

治疗师："你站在舞台上等待颁奖。这时候，你能看到什么景象？"（推动视觉画面。）

来访者："我站在舞台上，可以看到台下黑压压的很多人。可以看到爸爸妈妈，还有老师和我们班级的同学，他们都来为我捧场。他们都在冲我笑，为我鼓掌。"

治疗师："你还能看到什么？"（推动视觉画面。）

来访者："我看到我妈妈一边在为我鼓掌，一边在抹眼泪。"

治疗师："妈妈在抹眼泪，那爸爸在做什么？"（推动视觉画面和情节。）

来访者："爸爸看起来没有妈妈那么激动，只是微笑着，平静地鼓掌。但是我知道，他心里是很为我骄傲的。我感觉到我流泪了。这些年，爸爸为了让我学舞蹈，付出了很多。"

治疗师："然后呢？（推动情节。）

来访者："主持人宣布一等奖获得者，是我的名字。"

治疗师："然后呢？"（推动情节。）

来访者："一位评委专家把奖杯递给了我，向我祝贺。"

治疗师："你捧着奖杯有什么感觉？"（推动联觉体验。）

来访者："沉甸甸的，感觉奖杯的质地很好。"

治疗师："这时候你能听到什么？"（推动联觉体验。）

来访者："我听到一片掌声，我们班的同学在大声叫喊着我的名字。"

治疗师："你捧着沉甸甸的奖杯，看到爸爸妈妈在为你鼓掌，听到同学们大声喊着你的名字，此时此刻，心里面有什么感觉呢？"（推动情绪体验。）

来访者："我也很激动，很想哭，想到这些年挺不容易的，吃了很多苦，终于有了回报。"

治疗师："仔细体会你内心的这种激动的心情，想哭的感觉，这种感觉越来越强烈，你更加激动，越发想哭。"（放大情绪体验。）"这时候，你的身体有什么感觉吗？"（推动躯体体验。）

来访者："我觉得鼻子发酸，心跳得很厉害，呼吸也很急促，手脚有点发麻。"

治疗师："仔细地感受身体上这种心跳的感觉、呼吸急促的感觉和鼻子发酸的感觉。你非常激动，鼻子发酸，想哭，心跳得更厉害了，呼吸也更加急促了。非常好。"（放大躯体体验。）"继续想，继续想，想到什么都可以，想到什么都可以。"（引导来访者进入一个新的故事。）

来访者："我突然想到幼儿园的时候，小朋友们围成一个圈在跳舞，老师让我站在中间跳……"（开始了一个新的故事。）

积极资源强化音乐的选择和使用原则

积极资源强化技术的目的就是利用音乐的强大情绪渲染力，推动、放大和强化来访者内部的资源，让来访者在音乐想象的过程中运用自己的资源解决自己的问题。所以我们在这里使用的音乐必然是积极、愉快和美好的积极情绪音乐，而不是像以挖掘潜意识矛盾、深层情绪世界的痛苦和进行情绪宣泄为目的的音乐心理治疗流派那样，大量使用表达悲伤、痛苦的消极情绪的音乐作品。我们建立了自己的音乐同步再加工曲库，包括90首西方古典音乐作品，见附录二。当我进行积极资源强化技术的干预时，会从这个曲库中选择我认为合适的积极音乐作品。希望它可以为读者建立自己的音乐曲库做参考。事实上，积极资源强化技术可以使用的音乐浩如烟海，可选择的作品非常多。读者可以根据自己对音乐作品的了解进行搜集，建立自己的曲库。在选择的时候，请注意如下原则。

1. 要选择纯器乐作品，不要选择歌曲，特别是不要选择流行歌曲。因为歌曲的歌词会严重限制来访者的联想空间。音乐作品应以表达积极情绪的西方古典乐派作品为主，因为西方古典乐派的作品大多具有较明确的情绪渲染功能，特别是管弦乐队的作品所表达的情绪张力比较强烈。我个人一般不使用中国传统音乐，其原因将在第五章讨论。

2. 即使使用西方古典音乐作品，也要尽量避免大家平时熟悉的作品，因为熟悉的作品往往会把来访者的联想引导到过去与这首作品相联系的特定记忆中，因而容易对自由联想的内容发展形成干扰。对于具有音乐专业背景的来访者，尤其要注意这一点，因为他们熟悉的音乐作品范围可能比较大。比如，治疗师了解到一位来访者是钢琴专业人士，就要尽量避免使用钢琴作品，因为钢琴作品一旦响起，他的注意力很可能转移到音乐的技术细节上，而不是把注意力集中在自己的想象和情绪体验上。

3. 在建立自己的曲库时，乐曲情绪色彩的强烈程度排列应该逐渐上升。例如，轻快—愉快—欢快—热烈，或者温馨—深情—激情—心潮澎湃。在搜集的曲库中，每一种情绪的积极程度类似的作品应该有2 ~ 4首，这样一来，当对同一个来访者进行多次积极资源强化干预时，不至于反复使用同样的音乐作品。

下面例子是我使用过的深情和快乐这两种情绪类型系列的音乐作品组合。

深情系列

- 舒曼（Schumann）的大提琴与钢琴《民间传闻，作品102》：温暖的大提琴，有父性的温暖。
- 德沃夏克（Dvorak）的小提琴《母亲教我的歌》：旋律深情、温馨，小提琴的音色富有女性形象。
- 比才（Bizet）的长笛《卡门间奏曲》：明亮、美好。
- 普契尼（Puccini）的管弦乐《托斯卡：美妙的和谐》：美妙、美好、温暖、梦幻色彩。
- 安德鲁·劳埃德·韦伯（Andrew Lloyd Webber）的管弦乐《我不知如何去爱他》：悠扬美好，中段深情起伏，逐渐走向辉煌高潮。

快乐系列

- 德维恩（Dwyane）的长笛协奏曲《波兰舞曲》：诙谐、欢快、幸福。
- 舒伯特（Schubert）的《降 B 大调波兰舞曲，作品 580》：轻快、愉悦。
- 柴可夫斯基（Tchaikovsky）的《C 大调弦乐小夜曲中的华尔兹》：快乐的圆舞曲。
- 德沃夏克的《A 大调斯拉夫舞曲，作品 46–5》：热烈欢快的小步曲。
- 柏辽兹（Berlioz）的《拉科齐进行曲，来自浮士德的诅咒，作品 24》：轻快、振奋、坚定有力。

在治疗中播放音乐作品的时候，要注意按照越来越积极的顺序播放，直至达到音乐高潮并结束。非特殊情况，不要让这个顺序反过来。这时候，经常出现的有趣现象是：当音乐的情绪色彩越来越积极时，来访者头脑中的故事却不按照这个规律进行。比如，来访者的第一个故事是考上了名牌大学，情绪非常激动。这时候的音乐处于"轻快"的水平，当音乐进入"愉快"的程度时，来访者的第二个故事却是中学时跟同学旅游的场景；当音乐进入"欢快"的程度时，来访者却想起了小学时跟朋友到河里游泳的场景……从表面上看，来访者头脑中想到的故事与音乐的情绪变化并不同步，与考上名牌大学的那种激动情绪相比，小学时跟朋友到河里游泳的情绪当然并不算很积极，二者不可同日而语。但是在这次音乐治疗结束后的讨论中，来访者会告诉治疗师，想起小学时跟朋友到河里游泳时的积极情绪体验，远比考上名牌大学时的记忆强烈。这就是音乐的魅力和情绪的巨大渲染力之所在！其中的重要意义和治疗价值将在后面加以讨论。这里只是想强调，治疗师不要因为来访者的故事的积极程度似乎在降低，就让音乐情绪也随之降低。音乐的情绪只能朝着越来越积极的方向进行。

一般来说，第一首乐曲的选择应该考虑到与来访者选择的故事（也就是第一个故事）的特点相匹配。如果这个故事是有关亲情或爱情的，就应该选择一个较为温馨抒情的音乐作品作为开始。随着来访者的故事变化，随时决定选用与之匹配又更加积极的音乐作品，以起到推动和引导情绪向更加积极的状态发展的作用。要注意，不要出现音乐"拖后腿"的现象，也就是说，要让音乐的情绪色彩比来访者的故事积极一些。

资源的类型

在积极资源强化技术的干预过程中，来访者的头脑中会不由自主地出现很多记忆、联想和创造性想象。我们发现，在意识的转换状态中，由于积极美好的音乐的推动，来访者的头脑会自动出现很多貌似随机、偶然或不相关的想象内容。但是到最后，我们都可以发现，这些自动出现的想象内容都是具有治疗价值或解决问题的功能的积极资源。我们可以把这些积极资源分成如下类别。

1. 内部资源：包括自我价值、成功经验、才能优势、审美体验等。
2. 外部资源：包括爱、友谊、和谐关系、宗教信仰、社会认可等。
3. 未来资源：包括人生理想、对未来的憧憬、创造性想象、高峰体验（超越了作为人类物种限制的美好体验，如想象自己是一只雄鹰在空中飞翔）等。

这几类资源都会在不同的时间点在来访者的头脑中显现，因人而异。有的人首先出现大量内部资源，随后外部资源逐渐出现；有的人首先出现大量外部资源，随后内部资源逐渐出现。但未来资源通常都是在最后阶段出现的，从而达到高潮。

生活琐事记忆的治疗价值

在大部分专业同行的理解中，来访者过去生活中存在的、令人感到快乐幸福的、令自己感到骄傲或充满成就感的人生经历才具有作为资源的价值，而那些平凡的生活琐事并不具有作为资源的价值，在临床上也不具有治疗的意义和价值。这样的观念对于以语言为工具而进行心理治疗的专业人士而言可能适用。但是对音乐心理治疗而言，生活琐事可能具有更大的临床治疗价值。我们可以想象，如果在自由联想的时候，来访者的头脑中出现了一连串对平凡的生活琐事的记忆，心理治疗师一定会感到非常失望，因为这些记忆如同记录过去生活的无聊的流水账，因为它们通常不能带来强烈的积极情绪体验，因而不具有明确的治疗价值。

但是在积极资源强化技术的实践中，我越来越发现，这些日常生活中的平凡琐事具有远超重要积极事件的治疗价值。这可能是使用音乐作为重要的情绪渲染工具造成的重要区别。首先，就算是对于在生活中经历了很多重要的积极事件的来访者（例如，成功人士）而言，让自己一想起来就感到开心、幸福、充满成就感的人生经历从数量上而言也是有限的。一个人不可能总是生活在令人激动、兴奋和有成就感的事件当中。对于抑郁症患者而言，所有显而易见的、令人炫目的、让普通人羡慕的人生经历都是毫无价值的。我曾让一位来自名牌大学的高才生给我讲述三个积极的故事，但他竟然想不出来，说自己从来没有经历过让自己开心的事情。我好奇地问："你考上名牌大学难道不是一件令自己开心和骄傲的事情吗？"他回答："我一点都没有开心。这都是为父母考的，我对这所大学并没有兴趣。"我又问他："那你平时在学校的功课总是全校第一名，你不觉开心和骄傲吗？"他回答："这没什么可骄傲的，我只不过比别人更努力，如果别人多努力一些，也可能取得跟我一样的成绩。"所以，人的一段生活经历或一个事件是否能够成为内部的积极资源，并不取决于世俗或常识的评价和判断，而取决于它是否能够给人带来积极的情绪体验。一个人一生中能够经历的轰轰烈烈、令人欣喜若狂的事件毕竟占少数。如果我们能够借助音乐的力量，为人们日常生活中的琐事赋予积极资源的性质，足以让一个抑郁症患者彻底推翻自己对自我和生命的消极价值判断，让他彻底从抑郁症的折磨中解脱，因为抑郁症患者会突然发现，自己的生活原来充满快乐的时光，我的生活并不像原来想象的那么糟糕。这看起来像是一个天方夜谭，对一个音乐治疗师来说，其实是一件轻而易举的事情，因为音乐本身就具有让任何一个平凡的生活琐事在头脑中变得充满美好、幸福和快乐体验的神奇力量。这就是积极资源强化技术的核心功能。

事实上，我在使用积极资源强化技术的临床实践中，观察到了这样的有趣现象：通常，在开始阶段寻找积极故事的访谈中，来访者头脑中的积极生活经历大多集中在常识中"显而易见的重大积极事件"上，例如，比赛获奖、事业成功、学习成绩名列前茅、一次愉快的旅行、轰轰烈烈的爱情等。但是进入音乐想象之后，除了开始的第一个故事是预先设定的那个显而易见的积极人生经历，来访者头脑中自动浮现的故事绝大多数都是日常生活中平凡的琐事。在早期的治疗中，我曾经对这种现象感到挫败和失望。我会想，"这些鸡毛蒜皮的小事也算是积极资源吗？"但是在音乐治疗结束后的讨论中，来访者会告诉我，正是这些平日里早就被忽视和遗忘的生活琐事给他的冲击最大，让他突然意识到，原来自己的生活如此丰富多彩、充满欢乐，于是原本消极的自我评价和对生命的评价被颠覆了。这时候，我才恍然大悟，原来这些生活琐事记忆的出现不是偶然的，而是有其重要功能的。

潜意识是资源的宝藏

每当我完成积极资源强化技术或者音乐同步再加工的治疗，并回顾来访者头脑中浮现的资源脉络时，都会惊奇地发现，看似偶然想到的、杂乱无章的记忆和想象，竟然都能够呈现清晰的脉络和内在逻辑，显示了来访者是如何一步一步巧妙且极具创造性地解决了自己的问题的。而这个过程完全是自发的，没有受到我的引导。几乎所有的记忆或联想都是有价值、有功能的。几乎没有一个意象的出现是偶然的、多余的、不具有治疗功能的。我不得不承认，确如我们常说的，"来访者是自己最好的治疗师"。这又让我想到了艾瑞克森的话，"心理治疗就是帮助来访者找到那些我不知道而他以为他不知道，但实际上知道的东西"。

所有这些过程显示，在来访者的潜意识中，蕴含着大量的积极资源。这些资源只不过是被他自己压抑、忽视或忘记了而已。"或许，最激进的观点就是认为无意识过程是聪明的、有组织的、创造性的源泉。而且无意识可以不需要意识过程而自主运作（一般被认为是分离过程），并能实现深度的转变……意识心理很聪明，但无意识更智慧。所以，无意识被看作自我完整的核心部分，而不是需要回避或者努力控制的东西。（Gilligan，2007）"

下面是我的一个案例。我将用文字简要介绍这位来访者三次积极资源强化的干预内容，然后通过二维码的链接呈现这三次治疗过程的完整录音。通过这三段录音，读者可以真实地感受到音乐与来访者的自由联想之间的关系，以及来访者的潜意识是如何自主地、创造性地解决了自己的问题的。

案例

陶倩芸（化名），女，29 岁，中学教师。3 年前被诊断为重度抑郁症，起因可能与 3 年前连续两个创伤事件有关：第一个事件是在情感上被前男友欺骗，怀孕后被迫中期流产，前男友随即与她分手。第二个事件是受到校长不公平的对待，处处刁难，并在公开场所对她大加斥责，导致她不敢上班，情绪低落，经常在家里哭泣，有强烈的轻生念头，不能从学校附近经过，否则就会出现严重焦虑、全身抽筋、多次晕倒等反应。几家医院均诊断她患有重度抑郁，但服用药物后疗效不好。陶倩芸从小受父母宠爱，但母亲比较严厉，常有打骂和斥责孩子的现象。来访者目前情绪很不稳定，与母亲的关系很对抗。她四处求医，服用大剂量的药物，因此副作用较大，有些恍惚。在此次来访前，陶倩芸突然在课堂上晕倒，全身抽搐。身体感到焦虑紧张，心跳多汗，对人生感到迷茫。我判断由于双重心理创伤的打击引发了她的创伤后应激障碍。我的治疗计划是先进行稳定化处理，然后使用音乐同步再加工进行创伤处理。由于我另有旅行时间安排，所以决定集中强化治疗。我们利用4天时间，每天进行一次治疗，然后再择期对她进行创伤处理。

第一次治疗

本次治疗采用安全岛技术进行干预。虽然陶倩芸在安全岛的音乐想象过程中出现了一些似乎发展出负性联想的现象，但是经过治疗师的及时引导，最后安全岛的想象顺利完成。陶倩芸表示情绪有所稳定，回家后睡眠有所改善，焦虑也有所缓解。

第二次治疗

开始使用积极资源强化的方法。治疗师要求陶倩芸讲述三个开心的故事。陶倩芸表示，想不出任何开心的记忆。她有一种本

能的抵触，不愿意回忆过去。经过启发，她表示，能想起来的让
自己稍微开心的事情就是有一天现在的男朋友突然带着她的狗来
学校接她回家，让她很意外。于是我们选定了这个场景作为开始
的画面。治疗师预期陶倩芸的自由联想会围绕着与男朋友的关系
展开。但是完全出乎治疗师的预期，后面全部的想象都围绕着她
家里的三只宠物狗展开。陶倩芸分别回忆了每只狗与自己亲热的
场景。每只狗的性格不同，所以给她带来的感受也是不同的：萨
摩耶犬忠实憨厚，像守护神，给她带来安全感；泰迪犬非常依恋
她，总是跟随着她，"它感情专一，是我的小棉袄"；柯基犬则是
她的知音，每当她弹吉他的时候，柯基犬都会静静地卧在她的脚
下，听她弹琴。在音乐自由联想快要结束的时候，我问她："想
到这些可爱的小狗，你的心里有什么感觉？"陶倩芸说："能有
这些小狗的陪伴，觉得活着真好，啥事都不算事了。哪怕全世界
都抛弃我，它们也会跟我在一起。它们即使去世了，也会在天上
保佑我，不会伤害我。"

　　直到这时，我才理解了为什么这次治疗中的想象全都集中在
三只小狗身上。这三只小狗满足了陶倩芸最基本的情感需要（忠
诚与安全感的需要、被依恋的需要、被理解的需要），而这些情
感的满足正是她目前最需要的。我与她分享了我的理解，陶倩芸
表示同意："它们甚至比你的爱人都好。爱人有时候还让你担心
有些事情该不该做，会不会做错；而它们是无条件地接纳你的。"

　　这次治疗后，陶倩芸当晚的睡眠特别好，睡了 11 小时。她
感觉心里有一种莫名其妙的释然。她觉得自己变强大了，不是事
事都需要像以前那样委曲求全，向别人乞求关心。从而能够理直
气壮地要求男朋友跟她的父母提出与她结婚的计划。当天晚上，
她还做出了一件让母亲惊讶的事情：给学校领导打了一个电话，

提出了工作安排的问题。她在以前是断然不敢给领导打电话的，因为那会让她产生强烈的焦虑和恐惧。

扫一扫，收听案例的录音

注：案例分享已获得来访者的授权。为保护来访者的隐私，已对录音中的部分信息做了消音处理。

第三次治疗

在简单地了解了上次治疗后陶倩芸的变化之后，我再次请她给我讲了三个开心的故事。陶倩芸表示，现在可以想起以前开心的事了。她回想起童年时家里的很多欢乐场景，最后选择了她在4岁的时候与爸爸开心地玩耍的场景。

在欢乐的音乐背景之下，陶倩芸回想起跟爸爸在一起的很多欢乐场景，例如，在爸爸怀里撒娇，跟爸爸去游泳，坐雪橇车，放风筝……她还说，每当妈妈在场的时候，她都不敢跟爸爸亲热，因为妈妈会不高兴，所以她只敢趁妈妈不在的时候跟爸爸亲热玩耍。

接着，她的故事转换到了爸爸和妈妈在一起亲热的场景，例如，爸爸特别爱妈妈，妈妈不高兴就会哭，爸爸就千方百计地哄妈妈开心。爸爸说："这辈子做得最对的事情就是娶了你妈妈。"妈妈也从来不担心爸爸有外遇。有一次，有一个阿姨喜欢爸爸，妈妈也没有闹，还把那个女孩请到家里吃饭，跟那个阿姨成了朋友。"这样想起来，妈妈其实也挺好的。"

"我们家好幸福呀！我上高中的时候，有一天早上，妈妈还没醒，我看到爸爸一直盯着妈妈看。我说你干吗呢？爸爸说：'你看你妈妈多美呀。'我说你们都 40 多岁了还有感觉吗？爸爸说是初恋一般的感觉。我有这样美好的家庭就足够了，它让我相信世上有爱情。爸爸说，我和妈妈是世界上最美的女人。我问爸爸，谁最美？爸爸说第一名是妈妈，第二名也是妈妈，第三名还是妈妈。我生气了，问那我呢？爸爸说你是第四名。中国人很含蓄，不太容易表达爱。但是爸爸和妈妈每天早上起来都要亲吻，也会吻我。"

在音乐达到高潮，快要结束的时候，陶倩芸非常激动地说："我是世界上最幸运的孩子，万里挑一，此生无憾。""我有足够的爱了，还渴求什么呢？我已经很幸福了，太幸福了！这会儿浑身都是麻酥酥的。妈妈好，爸爸也好，我也挺好的，很满足了。再奢求就是不知好歹了。哪怕有一天离开世界也无憾了。如果有可能，我就带着这种感觉跟妈妈爸爸永远生活在一起。我会好好孝敬他们的。"

音乐结束，陶倩芸被唤醒后，显得非常激动，一直在流泪："这些事情过去就想不起来了，今天都想起来了。我明白了，幸福就在你的生活当中，需要去发现。父母给我的太多了，都是金钱不能代替的。我觉得太幸福了。"

陶倩芸离开治疗室时显得非常开心。回去后就与男朋友把结婚的日期定下来了，并高兴地通知了父母。第二天去学校取户口本以便办理结婚手续，她竟然丝毫没有感到紧张，而之前每次经过学校都会抽筋，手心出汗，呼吸困难。而这次，这些症状都没有出现，这让她母亲也大为惊奇。她甚至告诉我："以后如果有谁再冤枉我，我就得跟他较量一下，我不会再惧怕了。我就要为人妻了，更要成熟和情绪稳定一些，不然会影响家人。新的生活就要开始了，一想到这里，我的内心就充满了力量。"

扫一扫，收听案例的录音

注：案例分享已获得来访者的授权。为保护来访者的隐私，
已对录音中的部分信息做了消音处理。

第四次治疗

在这次治疗中，寻找积极资源记忆的工作越发容易，陶倩芸头脑中的美好记忆如同泉涌。她告诉了我许多人生经历中值得骄傲的事情，例如，在小学和中学学习成绩优异，一直是班长，高考成绩在所报的大学专业中名列全国第四，研究生考试在1500人的竞争中名列第一，在各种才艺比赛中多次获奖，研究生毕业时

被评为优秀毕业生，等等。我要求她选择其中一个现在想起来最开心的故事，她选择了自己接到研究生录取通知书的情景。

画面从她接到研究生录取通知书时开始，然后她想到入学后同学们及路人对她的容颜的赞美，接着又想到了她的毕业实习经历。她在一所小学的实习期间受到了学生们的喜爱，让她感到非常开心。"很多学生给我写信，说甜甜姐姐，我们好喜欢你。每天都收到孩子们的信，很开心。两个孩子打架，是因为他们长大了要娶我！跟孩子们在一起是我人生中最开心的事……我特别开心，此生此世能有人这么喜欢我，真心喜欢，又纯洁又真诚，胸口很温暖，有膨胀的感觉，像有一个气团，很有力量。那时候，我天天后半夜才睡觉，为他们的作业本贴画，让他们喜欢做作业。"想到那些充满爱的时光，陶倩芸不禁热泪盈眶，表示"人生最大的理想是做慈善，觉得人生最有意义的就是能够用自己的爱滋养一片生命"。陶倩芸醒来后非常激动，表示找到了人生的目标，不再迷茫，喜极而泣。

在这次治疗后，陶倩芸的抑郁症状几乎完全消失，精神状态很好，于是我们决定不需要进行原计划中针对创伤记忆的处理工作，先观察一段时间再说。后来，她没有再来寻求治疗。直到一年多之后，我偶然遇到了她，她的精神状态看起来很好。她告诉我，虽然她的婚姻出现了变故，但是她的情绪并没有受到影响，正全身心地投入自己开办的幼儿教育机构的事业之中，感到内心很充实。

扫一扫，收听案例的录音

注：案例分享已获得来访者的授权。为保护来访者的隐私，
已对录音中的部分信息做了消音处理。

积极资源强化技术利用音乐对情绪的强大影响力，引导来访者回忆自己过往经历中愉快、幸福、美好的时光。这个方法一方面可以明显改变来访者的情绪状态，另一方面可以帮助来访者改善对自我的价值判断。与这个案例一样，有很多来访者的音乐治疗过程到这一步就已经收到了满意的效果，结束了整个音乐治疗工作，无须进行后面的创伤记忆处理工作。

耳虫技术

耳虫技术（ear worm technique）是我近些年刚刚发展起来的，是一种针对紧张、焦虑和恐惧等过敏症状的快速有效的音乐治疗技术。人们在生活中常常遇到一个现象，即一段音乐的旋律在头脑中不断萦绕，挥之不去，被人们戏称为耳虫现象。也有人称之为"黏人音乐"或"单曲循环综合征"。这一现象的专业术语为不自主音乐意象（involuntary musical imagery）（Jakubowski et al.，2017；Byron，2013）。这种在头脑中循环不断的音乐旋律常常是某首歌曲的片段，长度一般为 15 ~ 20 秒。但也有一些古典乐曲的片段会成为一些音乐专业人士头脑中的耳虫。最近，清华大学的心理学家对耳虫现象做了深入研究，发现在耳虫现象发生时，大脑的神经信号是从额叶皮层到听觉中枢的反射过程，而人们真正听音乐的时候，则是从听觉神经中枢到额叶皮层的神经反射过程。这就是说，人们无须外界的真实音乐信号刺激，自己在头脑中就可以"无中生有"地真实地听到音乐（Ding，2019）。

很多年前，我参加了由北京大学方新教授组织、由德国专家主持的艾瑞克森流派的催眠治疗培训，获得了很多的灵感，从而催生了一些新的音乐治疗方法。这让我开始思考能不能利用耳虫现象，将萦绕在头脑中的音乐旋律变为某些催眠暗示的载体，使得催眠的效果长时间保持，或者不需要催眠治疗师的帮助，随时进行自我催眠？经过几年的实践探索，终于形成了一个新的音乐与催眠结合的方法。该方法对于改善情绪状态，特别是在特定情境和环境中出现的紧张、恐惧或愤怒反应，有快速而有效的改善。

耳虫技术利用耳虫现象，把我们期待和追求的心理状态和躯体的积极感受与这一段音乐旋律相联系和"捆绑"，植入人的头脑，使他在生活中遇到令自己感到紧张焦虑的场景时（对创伤治疗而言，这种紧张焦虑的场景通常是创伤体验的诱发因素，或称作"扳机点"），能够通过这段音乐旋律找到通过耳虫技术绑定的积极感受，进而对抗紧张焦虑的消极体验。这个方法通常是治疗结束前的最后一个干预技术，在一个疗程将于积极资源强化干预之后结束时，或者将于音乐同步再加工干预之后结束时，都可以使用耳虫技术，然后结束整个疗程。但是我们发现，在面对较为简单的处理时，耳虫技术是可以单独使用的。

很长一段时间以来，我们多次尝试在网络平台进行远程音乐治疗，但是均没有获得满意的效果。这是因为目前的网络技术还无法达到音乐治疗对于音响设备较高的要求，特别是难以解决音乐治疗中常见的、治疗师在播放音乐的同时与来访者保持对话的问题。2019 年年末，新冠肺炎疫情在全球暴发。在抗击新冠肺炎疫情的过程中，大量医护人员和患者出现了压力过大、紧张焦虑和恐惧的情绪反应。我们急切地希望音乐治疗在这次抗疫斗争中发挥作用。通常的音乐治疗都是面对面地进行工作的，但是现实情况又决定了音乐治疗师只能通过互联网远程工作。音乐治疗师行业委员会建立了一个网络音乐治疗热线，我根据这个情况对耳虫技术进行了调整，以适应远程心理咨询的需要。原来的耳虫技术需要使用音乐治疗室内的音响设备播放音乐，并且在干预的过程中始终保持治疗师与来访者的语言互动和交流。但目前的网络环境不允许在语音对话的同时保持较好的音乐播放效果，所以我们改为在干预过程中不做语言互动，且播放音乐的设备从原来使用治疗师的音响设备变成来访者在远端使用自己的智能手机播放音乐。这样做的效果当然没有面对面工作的效果好，但依然可以取得较好的疗效。

咨询师利用中国人使用得最普遍的微信语音功能（如果信号强度足够好，可以考虑使用视频功能，这样可以增加一些亲近感，促进治疗关系）进行远程心理干预工作。治疗师与来访者各自使用自己的智能手机。如果可能，来访者最好使用两个终端设备（两部手机，或一部手机和一台带有微信功能的计算机或平板电脑），一个用于对话，一个用于播放音乐。如果来访者只有一部手机，就不得不在播放音乐的时候暂停通话，等音乐结束再恢复微信的语音通话。这样做会让整个咨询过程不够流畅，但还是可以工作的。来访者在听音乐的时候，最好使用耳机，这样效果会好一点。

操作过程

第一步，治疗师与来访者讨论目前面对的困境和问题。对工作在抗疫一线的医护人员而言，讨论应聚焦在一个具体的情景或环境中，例如，看到患者上呼吸机或其他令人恐惧的场景。询问这个情景所带来的情绪和躯体感受，如紧张、恐惧、伤心、心跳加剧和四肢发凉等。不要停留在一般性的、抽象的问题表述上，例如，"我最近工作压力大，很焦虑"。遇到这种情况，治疗师应当请来访者举一个具体的例子，然后使用这个例子，找到具体的场景和画面。

注意事项（一）

1. 对消极体验的讨论绝不可走得太深，时间过长，因为这样做会放大和加剧来访者的消极体验。耳虫技术从治疗策略上讲，属于积极资源取向，我们不追求情绪宣泄，而是直接用积极的情绪体验取代消极的情绪体验。访谈时间在 5 ~ 10 分钟为宜。治疗师要能够控制时间，及时"刹车"。

2. 切忌在这个阶段使用语言干预手段。唯一需要做的就是聆听，了解来访者的感受和共情。任何认知层面的干预都会让后面的音乐干预变得困难或无效。在这个方法中，要让音乐发挥作用，而不是靠语言，也不是靠认知。

第二步，治疗师询问来访者："你希望在以后面对这种情景或环境的时候，自己处于什么样的状态？"或"理想的状态是什么？"回答可能包括勇敢、镇静、放松、轻松、乐观等。要特别注意来访者给出的关键词，它们将是此次工作的目标。这些词一定要具体且足够积极，不可以接受诸如"不再害怕""感觉好一些"等表述。治疗师可以要求来访者对自己的期望加以描述或比喻，例如，"希望我能够像一个英雄（或某个电影角色）""平静如水"等。还要进一步询问伴随这种积极状态的身体感受应该是什么样的。回答可能是，"我觉得应该是浑身充满了力量""呼吸很通畅"

等。注意随手记录这些积极的关键词，因为在后面的治疗过程中要反复提及这些词语。有时候，来访者会提到某个电影人物，例如，"就像成龙那样的感觉"。这时候，治疗师可以简单地使用成龙在某部电影中的形象。有时候，来访者会使用一些难以理解的语言表述和比喻，例如，"好像是一种紫色的感觉"。有时候甚至会说自己无法用语言表达这种感觉。这时候，不要强迫来访者找到一个准确的词语，因为这会让来访者把注意力转到理性思维层面的语言上。治疗师只需要简单地借用他的词语就可以了。有时候，治疗师甚至可以直接说："就是你说的这种无法用语言描述的感觉。"关键是治疗师要确定来访者真的明白这种无法用语言描述的感觉是什么。当然，这种情况极少见。

第三步，为积极体验打分（1 ~ 7 分）。治疗师询问来访者："如果我们给这些理想的状态打 7 分，你认为目前的状态距离这种理想的状态还有多远？能打几分？"注意，在这里只为积极体验打分，千万不要让来访者为消极体验打分。如果让来访者为消极体验打分，就会让他把注意力聚焦在消极体验上，而我们的目的是尽可能让来访者把注意力聚焦在积极体验上。通常，大部分来访者打出的分值为 1 ~ 2 分。如果来访者的打分等于或高于 3 分，则要考虑这个工作目标（理想状态）的选择有误，大部分情况是选定的目标不够积极，需要重新设定。

第四步，治疗师询问来访者在自己所喜爱的歌曲中，有没有某一首歌曲能够多多少少给他带来这种理想状态？例如，带来"勇敢""平静""放松"的感觉。没有歌词的乐曲也可以，但是大部分人更喜欢歌曲。能不能记住歌词都无所谓。如果有，请来访者说出歌曲的名字，这首歌曲有没有储存在来访者的手机里？如果还没有储存在手机里，可以马上到网上找到这首歌。

注意事项（二）

1. 歌曲不需要完全符合理想状态，只要接近或部分符合即可。
2. 同样一首歌曲通常都会有很多歌手演唱的版本，尽可能使用来访者最喜欢的那个版本，否则效果会打折扣。
3. 每个人对同一首歌的感受会有所不同，要以来访者的感受为准，切不可以用治疗师的感受去评论或引导来访者的感受。例如，"这首歌听起来乱糟糟的，你怎么会觉得很放松呢？"或者"我很不习惯听这类歌曲，这些都是你们年轻人喜欢的歌曲。"记住，这时候，治疗师对来访者的共情能力集中体现在你对来访者喜爱的音乐是否也能喜欢上。不管它与你的欣赏习惯有多大差距，都要努力感受这首歌曲里来访者所说的那种积极体验。

如果来访者告诉你，他想不出有哪首歌曲能带来自己期待的理想状态，治疗师可以引导他再想想。很多人一时会觉得想不起来，但是如果仔细想想，就会发现还是有的。如果还是想不出来，这时候治疗师有两个选择。

1. 使用来访者最喜爱的一首歌曲来代替能够代表理想状态的歌曲。治疗师询问来访者："你最喜爱的歌曲有哪些？如果用你喜爱的歌曲所带来的感觉来代替你前面所说的那种理想状态，你觉得如何？"事实上，当一个人喜爱一首歌曲时，这首歌曲一定能带来他内心深处最需要的某些感受或情绪体验，我们只要能够用他内心需要的体验去代替目前的消极体验，就已经达到了改善情绪状态的目的，不一定非要符合他所说的理想状态。另外，来访者前面告诉你的理想状态其实在一定程度上是理性思考的结果，有时候并不完全是他内心深处的真实需求。

2. 为来访者提出选择的建议。如果来访者与治疗师的年龄较为接近，属于同时代的人，治疗师可以试试用自己喜爱的、觉得能带来前面所说的理想状态的歌曲给来访者一个建议，让来访者自己找来听一听，看看是否符合他的感受。一般来说，音乐歌曲都具有美的特质，多少都会给人美的体验，我们用这些美的体验来最终代替来访者目前所经受的消极体验，会有一定的情绪改善作用。当然，如果来访者自己能找到，是最理想的。

歌曲最好是旋律简单、易于记忆和传唱的类型。如果来访者表示有好几首歌曲都符合自己的理想状态，就请他选择最容易记忆的那一首歌曲，以便形成耳虫效应。

在大部分情况下，这一步骤都会比较顺利，因为大部分人都有自己喜爱的歌曲。但是偶尔也会出现某些来访者平时很少听音乐的情况，于是在这一步上会多花一些时间。尽可能不要在这里长时间纠缠。在不得已的情况下，可以由治疗师代替来访者选择歌曲。

第五步，治疗师与来访者共同聆听所选择的歌曲（如果来访者只有一部手机，只能暂时关闭微信语音通话，让他自己聆听）。首先，要求来访者采取坐姿，全身放松，深呼吸 10 次，闭上眼睛，然后全神贯注地聆听这首歌曲，仔细地体验歌曲给自己带来的情绪和躯体的感受。来访者往往会发现，这次聆听比过去听这首歌曲的体验更加强烈。这是因为全神贯注地聆听的方式会让来访者获得比平时随意地聆听它时更强烈的感受。提醒来访者，聆听音乐时不要有任何联想，努力把所有注意力都集中在音乐本身。建议来访者使用耳机聆听，效果更好。通常，一首歌曲的时间为 3 ~ 4 分钟，这时候，治疗师最好能够在网上找到这首歌曲，同步进行聆听，以便捕捉来访者对歌曲的感受，达到共情的目的。聆听结束后，让来访者主动恢复微信视频或语音功能。当然，这时候双方若能够在同一环境中一起聆听歌曲，是最理想的。但是目前的网络环境条件暂时做不到，或者还没有理想的软件可利用。

第一次聆听结束后，治疗师与来访者简单讨论这首歌曲所带来的感受。例如，与过去听到这首歌曲的感受相比，这次情绪和躯体体验的强度有没有什么不同？有没有感受到过去不曾有过的新感觉？注意，讨论时间不可过长，3～5分钟即可，不要引申到音乐体验以外的任何内容上，以防止来访者的注意力转移到理性层面。治疗师要注意记录来访者所提供的积极体验的用语，例如，"坚定有力""内心平静""好像天空飞翔"等。这些词语将成为治疗师接下来的引导语。如果来访者找不到恰当地形容自己感受的语言，治疗师就要尽可能帮助他找到恰当的形容词语。如果治疗师能够帮助他找出恰当的词语，他会立即感到"这个治疗师很懂我"，从而大大促进治疗关系的建立。

第六步，进入体验改变阶段。还是先请来访者放松身体，闭上眼睛，深呼吸10次，再次播放歌曲，做法与上一次相同。不同的是，在体验着前面所提到的那些歌曲带来的积极体验的同时，回忆或想象那个令自己不愉快的消极场景或画面，例如，看到患者上呼吸机的情景，患者痛苦的样子，等等。从这个画面开始，让来访者随着音乐进行自由联想，也就是随心所欲地"胡思乱想"。治疗师告诉来访者，这时候的注意力应该集中在自由联想的内容上，而不是音乐上，就像我们在看电影的时候，我们的注意力是在故事的情节上，而不是电影音乐上。等音乐播放完毕，深呼吸，睁开眼睛，并恢复与治疗师的通话。治疗师询问来访者这次先想到了什么？那个令人不愉快的画面或场景给自己带来的感觉有没有发生变化？如果有，是什么样的变化？简单讨论之后，治疗师询问来访者此时此刻的感觉距离前面所说的那个理想状态还有多远？现在能打几分？同样，讨论时间不要太长，3～5分钟即可。

第七步，进入下一轮工作，做法与第六步完全一样。重复这一步直至来访者所给出的分数达到 7 分为止。通常，快则三轮，慢则五轮，就可以达到 7 分。在这个过程中，我们会发现来访者在音乐的影响下，头脑中的意象、记忆、故事情节、情绪和躯体感受会发生很大改变。他们会不断改变最初的故事版本，这是一个记忆的重塑过程。而这个过程的走向必然是越来越积极的，直至达到自己理想的目标。重要的是，这个目标是他自己设定的，最符合他的内心需要，不是治疗师替他设定的。

第八步，总结。治疗师与来访者简单地讨论这几轮下来记忆、情绪和身体感受的改变是怎样的？有没有引发认知的改变？然后结束治疗。注意，最后的讨论依然不要过多，否则会把注意力引向理性层面，冲淡前面所获得的积极体验。更不要在最后的总结环节引出其他问题，否则会前功尽弃。如果来访者还有其他问题需要处理，也要再约时间加以处理。通常，一个场景或环境所带来的压力和焦虑反应只需要一次处理。如果有必要，可以考虑预约下次再巩固。耳虫技术的每次干预时间以 30 分钟左右为宜。每次干预都要尽可能达到 7 分，方可结束。但是有时候，如果来访者的现实情况导致无法达到 7 分，6 分则是最低要求。

经过这几轮的反复聆听，这首歌曲的旋律已经形成了耳虫效应，会不断地在来访者的头脑中萦绕，而歌曲所带来的积极体验和感觉会强烈地影响和改变来访者再次面对那些令人困扰的场景和环境时的情绪反应和躯体感受。我们会发现，这种影响还会进一步影响来访者的整体精神状态，并带来认知的积极改变。在需要时，来访者还可以再次聆听这个属于自己的专属催眠音乐，再次强化这些积极体验。根据实践经验，这种效果可以持续存在。治疗师可以告诉来访者："现在这首歌曲已经成了你找到这些积极体验的条件反射信号，回去后可以经常哼唱或在脑子里回想这首歌曲，同时重新体验这首歌所带来的积极体验。特别是当你再次遇到困扰的情境时，歌曲的旋律或记忆可以帮助你迅速找到这些积极的体验。"

在音乐治疗师行业委员会的网上抗疫热线工作中，治疗师们在大多数的情况下都在使用耳虫技术。据统计，共有 103 个来访者接受了耳虫技术的干预，结果远远超过了我们的期待。结果显示，85 人（占 83%）的最后打分在 6 分以上，效果显著。尽管治疗师告知来访者 7 分为最高分，但还有 8 人打分高于 7 分，其中 4 人坚持打出 10 分，借此表达他们对治疗干预效果非常满意。有 8 人（占 8%）打分在 4 ~ 5 分，显示虽然没有达到预期效果，但情绪还是有了一定程度的改善。有 7 人（占 7%）打分低于 4 分，显示治疗干预效果不成功。还有 3 人由于周围环境的干扰，未能完成耳虫技术的干预过程。

案例

文女士是一位 45 岁的女性，常年生活在美国，在一所大学的研究所做统计学工作。2020 年春节期间因父亲癌症去世，她回到武汉奔丧，不巧遇到新冠肺炎疫情暴发，被隔离在家 2 个多月，无法回美国。随着时间的推移，她越来越焦虑，情绪低落，特别是听说美国的疫情也很严重，很多人都失业了。她开始想到未来可能发生的糟糕的事情：丈夫和自己都可能失业，全家失去生活来源，又想到医疗保险也会没有了，孩子生病了怎么办？自己如果也生病了，孩子就没有人照顾了，甚至想到家破人亡……自己身体稍有不舒服就会胡思乱想，担心被感染……焦虑的情绪使她常常失眠，身体更加不舒服，没有食欲，于是她就更加担心被新冠病毒感染。

我们通过微信在网上进行了工作。我问文女士："你希望自己以一个什么样的积极情绪状态来面对目前的疫情？"文女士说，自己平时其实是一个乐观开朗的人，一个人在美国打拼多年，也算成功。她希望自己能够回到过去那种乐观向上的状态：自信、积极、充满力量和斗志。我请她给自己现在的状态打分，在 1 ~ 7 分中，1 分表示一点积极乐观的状态都没有，7分表示完全达到这种积极乐观的状态。她给自己打了2分。

我请她想一想，在自己喜爱的歌曲里，有没有一首能够给她带来类似的积极向上、充满力量和斗志的感受的歌曲？她稍微想了想，说了一首英文歌曲《我会活下去》（*I will survive*）。对于这首歌曲，我从未听说过，完全不了解。事后才了解到这是非裔美国女歌手葛罗莉亚·盖罗（Gloria Gaynor）在20世纪70年代末的著名歌曲。歌词大意是一个被抛弃的女子对负心郎的"宣言"。歌手以非裔女性特有的粗犷嗓音，在激昂快速的节奏背景下，喊出了一个坚强女性的豪放呐喊。当然，这首歌曲不是我喜爱的音乐风格。但是这并不重要，文女士喜爱的歌曲就是她自己的"灵丹妙药"。

第一遍，我请文女士深呼吸，闭上眼睛，再次仔细地聆听这首歌曲。没过多久，我就在手机里听到她哭了。音乐结束后，她告诉我，歌词让她产生了强烈的共鸣。她感到歌曲很有力量，有一种释放的感觉，胃里面感到暖暖的。

第二遍，我请她带着这种有力量的、释放的、胃里暖暖的感觉，再次聆听这首歌曲，同时想象那个让自己感到很焦虑的画面：想象你和丈夫都失业了，穷困潦倒、家破人亡的样子。在音乐结束后，她在电话里告诉我：

> "这一遍的开始有点焦虑，但是不久后就感到有力量了。生活需要改变，即使失业了也没什么了不起的，我还有很多想做的事情。这些年的统计工作让我有点烦了。我想可以先做一些我喜欢的与人打交道的工作，例如，在咖啡馆或餐馆工作。其实我挺幸福的，我妈是我的人生榜样，总是开导我。想到武汉死了那么多人，我还是挺幸运的。我需要有意识地提醒自己，不要放大消极的事情，多想积极的事情。"

我请她为自己的状态再次打分。她打了 5.5 分。我们接着又开始了第二轮的音乐想象。歌曲结束后，她告诉了我刚才她头脑中出现的内容：

> "一开始还是想到了那些悲惨的画面，但是没有焦虑的情绪反应了。后来关注到歌词……然后关注到自己。这一遍我想我可以接受自己的软弱了，好像把一个沟填上了。我应该照顾好自己，才有力量照顾好家人。我过去对自己的要求过高，要学会接受自己。我找到了希望。"

她这次为自己打了 6 分，并报告身体放松了，胃也舒服了，有点饿了。我们又开始了第三轮音乐想象。歌曲结束后，她报告说：

> "这次糟糕的画面很快就过去了。我想到，不是我一个人在面对这个局面，不孤单了，有力量了。疫情让人焦虑，它给我们上了一课。我爸宠辱不惊，我很欣赏他，我应该像他一样。我的心情现在很阳光，有力量了，想做事情了。"

这一次，她为自己的状态打出了 7 分，治疗结束。整个过程耗时 40 分钟。文女士表示，她要想想怎样才能很好地利用这次疫情居家隔离的时间，充实自己的生活，做一些平时想做而没有时间做的事情。

注意事项

1. 这个方法的每一步之间的逻辑性很强，切不可在顺序上出现错乱，或者缺失任何一个步骤。因为这个方法对治疗师的音乐能力要求不高，也适合没有音乐背景的心理咨询师使用，所以我在疫情期间多次应邀在网络上为心理咨询师做培训。志愿参加音乐治疗心理热线服务的音乐治疗师们仅仅接受了不到 3 小时的网络培训，绝大多数人都取得了非常好的效果。但有一次，我看到在一所著名大学的心理学网站上，一位心理咨询师在为大家介绍耳虫技术。虽然看到这个方法得到了心理咨询界同行的认可，我很高兴，但很遗憾的是，她把整个步骤的顺序搞乱了，所以效果必然大打折扣。

2. 经常容易出错的环节是第二步，即选择的理想状态不够积极。理想状态是治疗的最终目的，如果不够积极，就会导致来访者选择的音乐也不够积极。不够积极的音乐很可能无法抗衡乃至战胜来访者当前的消极状态。

3. 耳虫技术对于比较严重的创伤事件是不太适合的。由于该方法要求来访者回想糟糕的画面（这与后面要介绍的音乐同步再加工有些类似），一些曾经受过较为严重伤害或症状处于较严重阶段的来访者，可能会因难以回忆糟糕的画面而拒绝配合。在这种情况下，还是需要先使用其他的资源取向的方法技术，帮助来访者具备足够的能力重新面对那些消极的画面，方可考虑使用耳虫技术。另外，耳虫技术更适合处理由特定的环境或刺激引起的紧张、焦虑或愤怒等情绪。对于真正的精神创伤，还是要考虑使用音乐同步再加工的方法技术。当然，这里所说的这两种情况并没有一个截然清晰的分界线，还是要靠治疗师对来访者情况的具体判断。

再创造式团体音乐治疗活动

前面介绍的方法技术都属于接受式音乐治疗方法技术中一类，此类方法更适用于个体形式的音乐心理治疗。在诸如大地震或其他大规模群体创伤事件后的音乐创伤心理干预中，采取团体音乐活动式的方法进行稳定化干预更为有效。这类方法属于音乐治疗中的再创造式音乐治疗方法。布鲁夏博士在 20 世纪 70 年代首先在他的教学体系中把繁多的音乐治疗方法分为四类：接受式音乐治疗方法、即兴演奏式音乐治疗方法、创作式音乐治疗方法和再创造式音乐治疗方法。这个分类方式逐渐为大部分音乐治疗界所接受。布鲁夏博士为再创造式音乐治疗方法下的定义是：

> 在重新创造的方法中，来访者以学习、唱歌、演奏或表演现有的音乐或者重现任何形式的音乐作为媒介，也包括结构化的音乐活动和游戏，来访者在其中扮演或参与完成特定的角色。这里使用了 "re-creative*（再创造）" 而不是 "performing（表演）"。因为后者通常是指在观众前面歌唱或演奏一段音乐。"再创造" 是一个宽泛的概念，包括表演、重现、呈现或演绎现有的音乐作品的全部或一部分。可以有观众，也可以没有观众。
>
> 治疗的目标包括：
> - 发展运动感知觉能力
> - 促进适应性的有时间顺序的行为
> - 改善注意力集中和现实定向行为
> - 发展记忆能力
> - 发展聆听和自我观察能力
> - 促进对他人的身份确定和共情能力
> - 在一个安全和恰当的媒介中体验和抒发情感

---

* 注意：这个词容易与英语 recreative 混淆，re-creative 强调的是 "二度创造"，而 recreative 是娱乐的意思。

- 发展感知、理解和交流思想及情感的能力
- 学习在各种人际环境中的行为角色
- 发展与人交流的感觉
- 建立自己在团体、社区和社会或文化中的价值观和信念

（Bruscia，2014，pp.130-134）

布鲁夏所列举的治疗目标更多的是针对智力和精神有障碍的人群，而在创伤和资源取向的音乐治疗中，我们更多的是面对有过创伤经历或消极生活经历，但是思维和认知能力均正常的人群。我们在创伤治疗中使用再创造式音乐治疗技术的临床目的是：（1）改善和稳定情绪；（2）转移对创伤或其他负性记忆的注意；（3）激活和强化积极情绪和积极资源；（4）加强团体动力的体验，让创伤的受害者感受到其他成员的支持和理解，消除"只有我这么不幸"的感受，建立"我并不孤单"的感觉和信念。在创伤治疗中的再创造音乐治疗方法的特点是让创伤事件的受害者集体参与特别设计的、丰富多彩的集体音乐活动，借用音乐的力量和团体的动力帮助创伤的受害者改善情绪，增强自我的力量，共同战胜灾难事件所带来的心理创伤。

一般来说，再创造式音乐治疗方法主要强调积极的情绪体验，而不是对负性情绪的探索和宣泄。在再创造式音乐治疗方法中，可以使用的活动在理论上是无限的。每一个音乐治疗师都会有自己喜爱和擅长的音乐活动，所以我无法像接受式音乐治疗方法那样一一列出。一般来说，再创造式音乐治疗活动乍一看很像普通的音乐娱乐活动，但实际上，这些活动都是经过精心设计的，目的是要让各种智力和功能水平的团体成员都能够成功地参与，所以可以把活动设计得很复杂，也可以设计得很简单，以适应不同能力的成员。一般来说，可以利用现有的、大家喜闻乐见的音乐活动，根据治疗的目标加以改编。这种改编可以简单到改变一首歌曲的速度

或节奏，也可以复杂到分成不同声部，加上各种简单乐器的伴奏等。

在"5·12"汶川地震后，我带领中央音乐学院音乐治疗专业的学生赴灾区进行了3个月的心理援助工作。我们主要使用的就是再创造式音乐治疗方法，非常受灾区群众的欢迎。当时正值六一国际儿童节，我们的一个小分队随中华全国妇女联合会的领导到一个遭受了重大人员损失的小学所在地区做慰问活动。当我们的大巴到达现场时，看到大批遇难儿童的家长聚集在一起，拉起横幅抗议学校建筑的质量问题。现场一片哭声，十分混乱，周围还有很多幸存的小学生表情呆滞地围观。慰问活动无法进行，众人一时之间不知所措。这时候，我校学生队长站了出来，招呼同学们拿起乐器下车，把围观的小学生们聚拢在一起，开始带领大家做音乐活动。很快，孩子们就被带入有趣的音乐活动，又唱又跳，现场的悲惨阴霾一扫而空，变成了一片欢乐的海洋。家长也兴致勃勃地看着孩子们快乐地歌舞，露出了笑容。

我校的另一个分队进驻了一个安置点，这里的群众都是从受灾最严重的北川县和映秀镇转移过来的。他们每家都有亲人遇难，所以这个安置点的气氛十分压抑，大家的表情都很木讷，鲜有交谈，还常隐隐约约地从房间里传出哭声。这个小分队的同学们迅速组织这里的群众形成了各种各样的音乐小组，例如，歌唱小组、舞蹈小组、歌曲欣赏讨论小组、儿童音乐游戏小组，还有每天晚上的大集体锅庄舞活动等。很快，这个安置点的压抑气氛就改变了，到处是歌声和笑声。当地心理援助队的领导非常不理解我们的做法，大声地斥责我们："你们在干什么？！他们刚刚失去了亲人，你们就让他们笑，这是对他们的冒犯！"我明确地告诉这位领导："地震已经过去快一个月了，当务之急是要振奋精神与灾难做斗争，而不是继续沉浸在悲哀之中。"

一个月过后，我们的这个小分队要转移到另一个工作地点。安置点的主任在告别的时候非常动情地告诉我们："我在开始的时候对你们的做法也不太理解，但是后来很快就发现安置点的整个氛围都变了。原来，这里的群众很不体谅我们的工作，总是抱怨救灾物资分配得不公平，天天跟我们吵架。我们心里感到很委屈，又没有地方诉说。自从音乐学院的同学们到来，就再也没有人来跟我们吵架了，群众的心情都变好了，我们的工作也好做了。"

再创造式音乐治疗方法的技术细节是音乐治疗专业本科和培训班的一门专门课程，我在本书里就不加以详细介绍了。有兴趣的读者可以参加该方法的培训课程。另外，如果有些读者具有奥尔夫音乐教育的背景，可以直接把很多的奥尔夫音乐活动的设计运用到再创造式音乐治疗中。事实上，奥尔夫音乐治疗流派就是把奥尔夫音乐教育的方法运用到音乐治疗中。

稳定化阶段音乐治疗干预的策略

表 4.1 总结了前面介绍的几种在稳定化阶段常用的方法技术。之后我们会讨论应该如何选择和使用这些方法。

表 4.1　稳定化阶段方法技术列表

技术名称	功能	适用人群
音乐肌肉渐进放松技术	促进身体放松。	表现出情绪和生理的持续紧张焦虑反应的来访者。
安全岛技术	建立和加强安全感；同时也是一个很好的关于情绪稳定性的评估工具。	在遭受了心理创伤之后，明显缺乏安全感的来访者。

（续表）

技术名称	功能	适用人群
大树技术	增强个人内心的自我力量和自信心。特别是当安全岛技术干预不成功时，来访者处于明显的情绪扰动状态中的补救措施。	缺乏自信心，软弱无力、有无助感和缺乏独立精神的来访者。也常常用于在安全岛干预中有强迫性消极意象出现而不能成功地完成安全岛想象的来访者，作为补救措施以及稳定和改善情绪的手段。
积极资源强化技术	激发和强化生活中的积极资源和记忆，以及对未来的积极期待，从而改善情绪，提高自我评价和对人生的价值感。	情绪低落抑郁，对自己的人生价值抱有消极评价的来访者。
耳虫技术	消除对特定环境和记忆所引发的紧张、焦虑、恐惧、愤怒、难过等消极情绪反应。	由于特定的环境、刺激物和记忆所引发的强烈消极情绪和躯体反应的来访者，以及职业特点引发的紧张状态的来访者。
再创造式团体音乐治疗活动	改善情绪，利用团体的动力促进情绪稳定，并促进社会性的互动和相互支持。	群体性灾难事件后的团体心理干预。

以上技术的选择使用要根据来访者的具体情况而定。如果是在大规模群体灾害事件发生之后，更多的是使用团体干预的方式。这时候，最实用的方法就是各式各样的再创造式团体音乐治疗活动形式。而在面对个体来访者时，则是各种接受式音乐治疗方式比较适合。我将在后面的章节逐一介绍这些技术的具体操作。

根据个人的经验，以下使用建议可供参考。

1. 安全岛技术是我在稳定化阶段的首选方法。通常，消极事件，特别是创伤事件，首先损害的是受害者的安全感，所以重建安全感是我们的第一项任务。只有重建了足够的安全感，来访者才可能有勇气面对创伤记忆，我们才能继续后面的工作。另外，安全岛的另一个重要的功能就是评估来访者的情绪稳定性和自我的力量。如果来访者无法想象出最安全地方的意象，而是不断有消极的意象涌现，则说明来访者的内心缺乏足够的安全感。这时候，如果直接让他面对创伤记忆，就有可能对他造成二次创伤。如果来访者能够在安全岛的想象中完成一个心目中只属于自己的、最安全和美好的地方的意象，则说明他内心的安全感已经比较充分，可以考虑进入后面的创伤处理工作了。

2. 当来访者的情绪极度紧张焦虑的时候，或非常脆弱和无助的时候，使用安全岛的方法对他们来说可能有一定困难。所以，当来访者非常紧张焦虑的时候，简单的音乐肌肉渐进放松训练可能是一个安全的选择。而当来访者非常脆弱和无助的时候，大树技术就是一个较为合适的选择。另外，如果安全岛技术进行得不顺利，来访者在头脑中不断地出现消极的意象而无法控制，进而导致安全岛的想象不能顺利进行，不得不结束在消极的意象和情绪中，治疗师就不应当这样结束这次的治疗。因为来访者带着这些消极的意象和情绪回去后，很可能在相当长的一段时间里都更不好受。这时候，治疗师应当立即使用大树技术作为弥补措施，以保证来访者不会在离开治疗室的时候情绪更加糟糕。

3. 当来访者表现出明显的情绪低落和抑郁倾向时，积极资源强化就是首选的技术方法。积极资源强化技术不断地唤醒来访者内部的积极生命体验，并利用音乐的渲染作用将其放大和强化，可以快速改善来访者的情绪状态，并最终改变来访者对自我和人生的消极评价和判断。这个方法可以作为稳定化阶段的技术，为后面的创伤处理做准备，也可以作为治疗抑郁状态甚至抑郁症的主要方法技术。

4. 耳虫技术是一个比较特殊的技术，它主要针对由特定环境、场所和记忆画面、意象等刺激源引起的焦虑、紧张、恐惧、愤怒和哀伤等消极情绪。它也可以用来改善舞台紧张和赛场焦虑等职业紧张状态。它可以作为一个独立的方法单独使用，也可以在稳定化阶段作为创伤干预的辅助手段来使用，或者作为整个创伤治疗收尾工作的方法使用。

5. 在群体性创伤事件之后，歌曲讨论以及再创造音乐治疗的各种音乐活动方式（包括各种形式的歌唱、音乐游戏、音乐舞蹈、音乐绘画、打击乐器演奏等）可以作为团体音乐治疗干预的基本手段。

通常，稳定化阶段的音乐治疗干预技术并不需要都使用一遍。一般只使用一两项技术就可以了。当然，稳定化阶段的音乐治疗干预需要做多少，做多久，主要取决于来访者所带来的消极或创伤事件的严重程度和情绪的不稳定程度，以及来访者的自我内在力量和资源的多寡。越是严重的伤害，来访者的消极情绪越强烈，稳定化工作越要做足，时间也需要长一点。相反，对于一般生活中常见的消极生活事件，例如，工作、学习或家庭的矛盾冲突、童年不愉快的生活经历等，在来访者当前的情绪相对稳定的情况下，就可以少做稳定化，甚至不做稳定化，直接进入创伤处理阶段。

稳定化阶段的评估与结束

如果稳定化工作比较到位，治疗师经过认真地评估，认为创伤受害者的情绪比较稳定，且日常生活、工作和学习均能够较为正常地进行，在创伤事件发生的 3 个月后就可以考虑进入创伤处理阶段。需要注意的是，切不可在受害者的情绪和心理状态还不稳定的状态下，草率地进入创伤处理阶段，因为这样存在造成二次创伤的危险性。

稳定化评估的方法有很多，比如使用几种常见的焦虑量表、抑郁量表、生活事件冲击量表、分离性体验量表和创伤后应激障碍症状量表等。就个人习惯而言，我并不喜欢使用量表。我通常会通过三方面的情况来评估来访者是否可以结束稳定化阶段的工作而进入创伤处理阶段。

1. 安全岛音乐想象是否能够顺利完成？如果在安全岛的音乐想象过程中，来访者头脑中不断出现各种消极意象，并伴随着消极情绪反应，就意味着还需要继续稳定化阶段的工作。如果来访者不需要治疗师的帮助（或只需很少的帮助）即可以顺利地想象一个安全、舒服且美好的地方，就说明来访者的内部自我力量和安全感令他可以面对创伤记忆的处理工作了。

2. 日常生活是否基本正常？治疗师可以询问来访者近来的生活状况，例如，是否能够上班或上学？睡眠如何？饮食如何？人际关系和家庭关系是否正常？是否需要借助药物或酒精控制情绪？过去喜欢的业余爱好是否能保持？诸如此类。如果来访者的日常生活大致接近正常，说明情绪的稳定性已经大致接近正常。来访者的日常生活不需要完全正常，有一些或一定程度的非正常变化是可以接受的。

3. 治疗师在治疗的过程中对来访者的情绪状态进行直接观察。如果来访者在与治疗师的谈话中经常难以控制自己的情绪，出现强烈的情绪表达，例如，有无法控制的焦虑不安、悲伤哭泣或愤怒情绪，就说明来访者的自我情绪控制能力还很弱，需要继续进行稳定化工作。

只有以上三方面的情况都达到我们能够接受的程度，才可以考虑进入下面的创伤记忆处理阶段的工作。当然，在临床上遇到的很多来访者所带来的问题也许没那么严重，他们的情绪基本稳定，正常的生活和工作基本正常，只是希望摆脱某些消极的生活事件带来的心理阴影，那么稳定化阶段的工作就可以少做，甚至不做。另外，我们还注意到，很多来访者在成功地完成了稳定化阶段的工作之后，就具备了自己解决问题的能力，不需要进一步的创伤处理工作。也有一些来访者愿意在自己的内心保留一些负性情绪，因为这些负性情绪能够让他们不忘曾经的痛苦，或者保留一些忧伤的情感作为与失去的亲人的联结。在"5·12"汶川地震后的心理援助工作中，中央音乐学院音乐治疗团队所在的一个安置点有 2000 多名受灾群众。我为我们的工作制定了一个工作框架：在 3 个月的时间里，前 2 个月都只做以再创造式音乐治疗方法为主的稳定化工作，但是要注意观察有哪些个体的心理创伤比较严重，需要进一步的个体创伤处理。结果到了第 3 个月，只有 8 名受灾群众需要进一步的创伤处理工作。

第五章

创伤干预

音乐同步再加工技术的背景

创伤处理阶段所使用的方法是音乐同步再加工技术。我在2004—2006年参加了一个欧洲人类救助计划中的精神创伤心理治疗连续培训，学习了眼动脱敏和再加工技术。后来，我将眼动脱敏和再加工的一些工作框架和理念与音乐治疗技术，特别是音乐引导意象的技术和理念相结合，逐渐发展出了音乐同步再加工。

眼动脱敏和再加工是美国心理学家夏皮罗（Shapiro，1989）在20世纪80年代创立的一个专门针对创伤后应激障碍的心理治疗方法。该方法有着疗效快、效率高的特点，在过去40多年的时间里取得了很大的成功。尽管对这个方法的机制原理还有很大的争议，但是这项技术对创伤后应激障碍的疗效还是得到了医学界的认可。1987年，当时还在大学里读心理学研究生的夏皮罗有一次在很不开心的时候到公园里散步，她无意中看着随风摇摆的柳枝，于是眼睛随着柳枝的摆动而摆动。过了一会儿，她突然发现自己的心情似乎好多了。她意识到，可能是由于自己的眼睛随着柳枝的摆动而产生的眼球的左右运动造成了心情的改变，这也许会成为一种降低或消除由于创伤记忆所带来的消极情绪的心理治疗方法。她回到校园后引导其他同学尝试通过眼球的运动来改善情绪，都收到了不同程度的效果。这让她坚定了将眼球运动发展成一种新的心理治疗技术的信心。随后，她结合心理治疗中的其他一些要素，形成了一套被称为"眼动脱敏和再加工"的针对精神创伤的治疗技术。在后来的几十年里，通过夏皮罗的不断努力，这个方法很快被推广到世界各地，并成立了眼动脱敏和再加工国际协会（EMDR International Association，简称 EMDRIA）。

眼动脱敏和再加工的操作程序共分八个步骤（这个工作框架已经被我引入音乐同步再加工的工作程序之中，这里就不详细介绍了），简单地描述一下，就是让来访者的眼球在随着治疗师的手左右来回摆动的同时，要求来访者开始回忆创伤事件的画面，随后开始自由联想，想到什么都可以。这时候，来访者的头脑中就会开始不断地浮现与创伤事件相关或者不相关的记忆或意念，而这些记忆和意念通常会变得越来越积极。经过多次重复，来访者最终用自己的方式解决了心里的纠结和痛苦情绪。通常，一次干预后，情绪就会有改善，而平均 5 ~ 6 次干预就可以治愈一个孤立的创伤事件所带来的心理伤害。

夏皮罗把眼动脱敏和再加工的工作机制解释为"大脑的双侧交替刺激"。当人们受到了强烈的情绪刺激之后，左右脑的信号交流会出现障碍，导致负责理性思维的大脑左半球不能对大脑右半球的负性情绪进行理性的信息加工。这样会进一步导致精神创伤所带来的消极情绪体验无法得到自愈而长期困扰来访者。眼球的左右运动造成了对左右脑的交替信号刺激，促进左右脑的信息交换，于是疏通了左右脑之间的信息交流通道，大脑左半球的理性思维功能就可以自动地对大脑右半球的情绪信息进行加工，从而恢复了自我疗愈的功能。这时候，来访者就有能力进入自愈的程序过程，最终自己解决自己的问题。夏皮罗还认为，不仅是眼球的左右运动可以起到对大脑的双侧刺激作用，听觉的和触觉的刺激也可以达到同样的效果（Shapiro，1989）。

在使用眼动脱敏和再加工技术的过程中，我感到了这个技术的神奇之处，但是作为一个音乐治疗师，也看到了这里有一个很大的改良空间，使它变得更加快捷和有效。当然，我也经过了较长的探索过程。在开始的时候，我感觉用手指左右摆动来引导来访者的眼球运动是一个很累的工作，要不了多久，胳膊就感到了酸痛。另外，来访者也觉得做这样的机械性眼球运动是一个枯燥而劳累的任务。我尝试使用听觉刺激解决这个问题，即在来访者的左右耳处各放置一个音块，左右交替敲击（我使用一个 C 音和一个 G 音）。这种乐器是奥尔夫音乐教育体系中常用的设备，它由十几个独立的铝制条块组成，可以组成一个半八度的音阶，也可以把其中任意一个拿出来单独使用，其声音悦耳悠长。使用音块作为左右耳的刺激音源，效果与使用眼球的运动一样，但是治疗师和来访者都感到更加舒服和轻松。

后来，我发现两个音符长时间地反复容易使人感到枯燥，于是又尝试给这两个音符加上一个缓慢宽广、情绪色彩比较中性的音乐背景。来访者的体验似乎变好了一点。但是当我尝试走到这一步时，我开始思考是否可以把具有各种情绪色彩的音乐引入这个过程，借以推动来访者的自由联想？由于我熟悉音乐治疗中一种较为复杂的方法技术——音乐引导意象，也了解不同的音乐情绪对自由联想具有巨大的影响，所以将音乐引入眼动脱敏和再加工对我而言是一件轻车熟路的事情。做过几次尝试之后，我很快就放弃了两个音符在左右耳反复交替的做法，而改为使用音乐作为对自由联想的刺激工具。我发现如果采用这样相对单纯的大脑双侧刺激的做法，来访者头脑中的意象发展得更快，而且完全受到治疗师所使用的音乐的影响。此时再回望，就会发现从理论到操作实践，我所做的已经距离眼动脱敏和再加工很远了，不能再称之为眼动脱敏和再加工了。我需要给这个方法起一个新名称。最初，我称之为"音乐同步脱敏和再加工技术（Music Entrainment Desensitization and Reprocessing，简称 MEDR）"，以显示这个方法源自眼动脱敏和再加工。后来，这种相似反而让人们在理解和实践中发生了诸多混淆，同时考虑到脱敏的作用在这个方法中并不重要，于是我最终决定把"脱敏"二字去掉，改名为"音乐同步再加工"。

音乐同步再加工与眼动脱敏和再加工的区别

第一，由于在音乐同步再加工中使用的是音乐聆听的方式，所以音乐同步再加工其实已经抛弃了眼动脱敏和再加工的基本原理——大脑的双侧刺激。我们知道，平时听音乐的时候，即使是双频道立体声音乐播放，音乐信号还是被双耳同时接收，而不是由左右耳交替接收信号刺激。其实，早在学习眼动脱敏和再加工的过程中，我就发现来访者在眼动过程中会不断涌现各种自发意象，而且这些意象的变化趋势都是从消极转向积极，最终解决自己的问题。于是我开始质疑真正导致这个变化的可能不是大脑的双侧刺激，而是头脑中的意象在起作用。因为有比较丰富的音乐引导想象经验，我非常熟悉意象在心理治疗中的巨大作用，所以意识到真正的心理动力有可能来自意象。在我开始使用音乐来引导来访者的意象从消极走向积极之后，我原来的猜想得到了肯定。那么包括眼动在内的大脑双侧刺激的作用又是什么呢？我猜想是起到了对原始创伤记忆的干扰作用，使之难以完整地呈现和深陷其中。如果实际上的治愈机制是头脑中复杂的意象变化，而不是简单的神经电信号刺激，那么治疗师的角色就由被动地等待来访者的头脑在机械的刺激下自发地出现意象变化，转变为积极主动地用音乐推动来访者头脑中的积极意象出现。这样就会让整个治愈过程变得更加快捷，同时让整个治疗过程充满美好的体验和审美享受。

第二，在眼动脱敏和再加工的操作过程中，治疗师用手指引导来访者的眼球平均运动 24 次（大约 40 秒）后停止，然后问来访者："请告诉我，你在停止之前想到了什么？"在来访者报告了自己头脑中的意象后，治疗师要求来访者接着前面的意象继续进行自由联想，直到意象变中性或积极后结束。以上过程被称为"一轮"，时间在 5 ～ 15 分钟。然后重复同样的做法，开始下一轮眼动和自由联想。我在临床的治疗中以及自己的自我体验中感到，每 40 秒就停止联想一次，对自由联想过程的连续性破坏很大，特别是有些人的自由联想本来就有些困难，而频繁地打断这个过程经常使其刚刚进入"意识转换状态"又不断被唤回理性状态。这使来访者很难进入深层的情感体验。而在音乐同步再加工过程中，每一轮工作中间并不中断，伴随着音乐的发展，来访者的想象非常流畅地向前发展，因而积极意象出现得更加容易和快捷，进而使整个治疗进程变得十分流畅并大大加快。

第三，在眼动脱敏和再加工的自由联想过程中，治疗师并不与来访者进行语言交流，只有在眼动停止之后才询问来访者刚才想到了什么。这样一来，治疗师的角色就不能在来访者的自由联想过程中发挥任何作用。也就是说，来访者在头脑中面对令自己痛苦的记忆时几乎是在独自战斗，而不能得到治疗师即时的支持和帮助。对治疗师而言，共情的空间和时间也被大大限制，治疗关系作为心理治疗最基本的心理动力作用也受到了很大程度的制约。而在音乐同步再加工过程中，治疗师一直与来访者保持语言沟通，可以随时了解来访者头脑中发生的一切，并及时与之共情，从而迅速而有力地推动来访者积极意象的发展。更重要的是，治疗师可以根据来访者的故事情节和情绪体验状态随时决定选择和转换与之相匹配的音乐，让音乐不断推动来访者的情绪向积极方向转化。这样一来，治疗师就可以最大程度地发挥治疗师和治疗关系的重要心理动力作用。

第四，在眼动脱敏和再加工的治疗过程中，让治疗师感到最困难、最具有挑战性的情况是来访者头脑中的记忆信息在再加工过程处于"停滞"状态，也就是来访者头脑中的意象固着在原始的创伤记忆的画面中而走不出来，意象无法向前发展；同时，来访者的痛苦指数也不能降低。虽然培训中也介绍了用于打破这种停滞状态的技术，但是这个技术并不总是奏效的。而在音乐同步再加工的治疗过程中，由于音乐在不断变化并向积极的方向发展，任何人都不可能在不同的音乐渲染下保持完全不变的意象，所以这种停滞现象不会在音乐同步再加工中出现。

音乐同步再加工与音乐引导意象的区别

由于音乐同步再加工中借鉴了音乐引导想象的语言引导技巧和音乐作品，所以在这里先来解释一下音乐同步再加工与音乐引导想象的区别。

第一，音乐引导想象是由美国著名音乐治疗家海伦·邦尼（Helen Bonny）创立的。根据美国音乐与想象协会［Association for Music and Imagery（简称 AMI），1990］的定义，音乐引导想象是一个"以音乐为中心对意识进行探索的、用特定排列组合的古典音乐来持续刺激和保持内心体验动力的方法"。在音乐引导想象的治疗过程中，治疗师使用事先设计好的音乐片段的组合，引导来访者在这段音乐组合中自由地产生音乐联想，从而进入自己的潜意识和深层的内心世界进行漫游，逐渐地让被压抑到潜意识中的内心情感和需求浮现。来访者在这个过程中可以更加深刻地了解和接受自我，以达到实现自我和人格重塑的最终目标。通常，这个过程需要长达数年时间才能完成。音乐引导想象的心理学取向属于人本主义和超个人心理学的范畴，它通常并不聚焦在某个具体的事件上，而是关注个人成长和人格完善等终极议题。

相对音乐引导想象而言，音乐同步再加工聚焦在某一个特定的创伤事件或消极生活事件上，能够在短时间内快速消除一个消极事件所带来的情绪困扰。在临床实践中，我们可以看到在处理了一些童年的创伤记忆之后，来访者的人格确实出现了明显的改善和成长。但是就其本质而言，音乐同步再加工的目标并不是个人成长和人格重塑，而是快速有效地消除某一个或某几个具体的创伤事件和消极生活经历所带来的情绪困扰。所以，这二者属于不同层面的干预方法，要达到不同的治疗效果，适用于不同的治疗目标。

第二，音乐同步再加工的技术借鉴了音乐引导想象的一些语言干预方法，但是远不如音乐引导想象中的语言干预方法复杂。相反，我刻意地要求学生减少操作过程中的语言使用，并且尽量保持语言的简单。这是因为我坚信在整个治疗过程中，来访者是主体，他们创造性的想象力是治疗的基本动力。如果治疗师的语言干预过于频繁，势必影响治疗过程本来的方向和进程，把来访者作为治疗主体的角色变为客体的角色，而这违背了音乐同步再加工最根本的理念。

第三，我在设计和发展音乐同步再加工的过程中，一直秉持一个理念：简单的就是最好的。因此我力求使这个方法简单化、标准化和短程化。我不希望这个方法逐渐被人们复杂化，成为需要经过长期培训且具有丰富的临床经验才能掌握的一门精深技术。音乐引导想象治疗师的培训通常需要长达 3 ~ 5 年的时间，这是一个漫长的学习过程，与精神分析师的培养过程类似。我记得在很多年前，音乐引导想象的培训设置远没有今天这样复杂和长程，但是随着人们对它的使用越来越精深，音乐引导想象终于成了一门需要学习者花费几乎相当于读完博士学位那么多的时间和精力才能掌握的高深技术。既然我们认为在心理治疗中来访者才是治愈的主体和专家，他们决定着治疗的成败，而治疗师仅是一个见证者、推动者和陪伴者，为什么治疗师需要花费那么多的时间和精力才能掌握这门技术呢？一个方法的技术性越强，治疗师越处于权威的角色中，而将来访者置于治疗的客体位置，这本身就与人本主义的基本理念相违背。按照我的设计，整个创伤和资源取向的音乐治疗模式的培训课程可在 8 天内完成（当然，这不包括培训课程之后的案例督导时间）。我努力将包括稳定化阶段的各项技术和音乐同步再加工在内的所有技术都设计成标准化的操作。也就是说，无论是资深的老手还是从业不久的新手，只要按照步骤准确地完成，就能够取得大致相同的疗效，不用像其他很多音乐治疗技术那样依赖治疗师的知识和临床经验才能取得较为理想的疗效。

第四，音乐引导想象强调通过音乐对情绪的巨大影响力，促使来访者把长期压抑和忽视的消极情绪宣泄出来，认为只有把消极情绪释放出来，才能为积极情绪腾出空间。这样的理念可能对普通的正常人群来说是合理的，但是对于创伤患者来说可能具有一定的风险，有造成二次伤害的可能性。另外，从音乐引导想象的理念来看，它更多的还是属于问题取向的音乐治疗方法，而音乐同步再加工属于资源取向的音乐治疗方法，它不主张过多地聚焦在消极的情绪体验上，也反对过多的情绪宣泄，而主张用积极的情绪体验对抗和取代消极的情绪体验。这一区别也在两种方法各自建立的曲库音乐作品构成中有所体现。音乐引导想象的专用曲库中的音乐作品有 100 多首，其中具有悲伤、紧张、矛盾冲突、愤怒、忧愁、惆怅等情绪色彩的音乐占六七成。目前的音乐同步再加工曲库中共有 90 首音乐作品，其中大多数都具有明朗、美好、抒情、轻快、兴奋等积极的情绪色彩，而具有消极情绪色彩的音乐作品仅占一两成。

音乐同步再加工的工作程序

在很长一段时间的临床操作中，我都照搬了眼动脱敏和再加工的八个操作步骤。《接受式音乐治疗方法》一书也是按照这八个操作步骤做介绍的，只是对一些步骤的内容稍做改变。

1. 确定将要处理的事件。
2. 确定最糟糕的画面。
3. 确定消极的自我认知评价。
4. 确定积极的自我认知评价。
5. 评分。
6. 创伤记忆再加工。
7. 高峰体验。
8. 结束。

步骤一：确定将要处理的事件

音乐同步再加工的访谈应该是一种较为结构化的过程。治疗师应该把握几个必要的焦点问题来进行询问，而不是开放式地、漫无边际地交谈。这里的访谈是在前面的稳定化阶段获得的信息的基础上进一步深入。在前面介绍稳定化阶段时已经提到，稳定化阶段的访谈仅仅需要知道来访者的困扰是什么？是否由特定的创伤或消极事件引起？当前的情绪状态如何？但是不要进入对于事件细节的详细讨论，以防来访者陷入消极的情绪。现在，音乐同步再加工访谈开始要对这个创伤或消极事件进行较为深入的讨论。

治疗师可以较为详细地了解创伤或消极事件从发生到结束的来龙去脉，还有该事件对来访者当前生活的影响，包括与之相关的情绪感受、躯体感受以及认识和评价。不过，音乐同步再加工访谈要注意聚焦特定的创伤或消极事件本身，不要泛化到整个人生经历和对人生观、价值观以及生活观的讨论上，也不要试图探索潜意识的内容，更不要使用认知疗法的任何技术尝试解决任何问题。有些有心理咨询背景的治疗师可能出于职业习惯而本能地在音乐同步再加工访谈中运用认知疗法的某些技巧，其结果是导致来访者的头脑固着在理性层面，而无法进入音乐自由联想，以致后面的工作完全无法进行。

在音乐治疗中，特别是在音乐同步再加工的治疗过程中，我特别强调不要试图在第一次访谈中了解所有信息资料，而应该把这种通过语言的交谈获取信息的时间控制在 20 ~ 30 分钟。这样做的目的是为后面的音乐干预留出充足的时间。要防止治疗师花了过多的时间与来访者交谈，却没有给对方提供有效的音乐体验时间。来访者在平时会尽量不去回想那些不愉快的记忆，将自己与过去不愉快和痛苦的经历隔离开，这是一种自我保护的本能。而当他开始讲述自己过去痛苦的经历时，会再次把自己的伤口打开，陷入痛苦的情绪之中。如果治疗师花过多的时间来了解和获取信息，却没有时间为对方提供音乐支持的体验，会导致来访者在离开治疗室之后，情绪更为糟糕，有可能导致二次创伤，甚至有发生自杀的可能。我们过去常听很多心理治疗师说"没有痛苦，就没有治愈"。但是我一直坚信：心理治疗并不一定需要痛苦，相反，音乐心理治疗应该让来访者在对美的体验的过程中完成治愈。所以，我通常会力保我的来访者在离开治疗室时，心情至少比来治疗室时好一些。也许这正是音乐治疗的魅力所在！

我通常会把每次访谈时间尽量控制在 20 分钟之内，以便给音乐干预过程留出足够的时间。所以，我会在每次访谈中仅仅把焦点放在一个问题或一个事件上，同时避免过度了解创伤经历的细节，因为在接下来的创伤处理阶段，来访者会在音乐想象过程中提供有关创伤事件的、大量的、非常详细的描述。

步骤二：确定最糟糕的画面

在大致了解了创伤或消极事件的过程和来访者当前对该事件的情绪反应之后，治疗师就要询问来访者："在整个事件中，哪一个环节最令你感到痛苦、恐惧或者不舒服？在讲述这个环节时，你的头脑中出现了什么样的场面？"也就是说，这个场面应该是最能代表这个创伤或消极事件的"最糟糕的画面（the worst picture，简称 WP）"。治疗师记录这个场面，作为后面的音乐自由联想的起始画面。

步骤三：确定消极的自我认知评价

治疗师询问来访者："当你想到这个糟糕的画面时，你是怎么看待当时的自己的？"或者"这个事件有没有影响你对自己的自我认知评价？如果有，是如何影响你的自我认知评价的？"这个问题对音乐同步再加工的操作程序很重要，但常让来访者误解。如果创伤或消极事件是在近期发生的，来访者还陷在这个事件带来的情绪阴影中，来访者通常不会对这个问题产生误解。但是如果这个事件发生在很久之前，甚至发生在童年，来访者常常会感到困惑，问："你是说我当时的自我认知评价，还是现在的自我认知评价？"治疗师就应该进一步澄清："是你现在想起这个事件时，对当时的你是怎么评价的？"这个问题是很多学习音乐同步再加工的人容易搞糊涂的。我在这里之所以强调这个问题，是因为经常有两种不同的现象。有些人在小时候遭受过创伤，例如，躯体虐待和性虐待、校园霸凌或者在学习和人际等方面遭遇困难或失败，这些经历会让小时候的他非常自卑，有很低的自我认知评价。但是他在成年之后为了避免自卑，往往格外努力，因而在学习或事业上获得了一定的成功。这时候就容易出现矛盾的自我认知评价：内心深处的小我依然十分自卑，但是外部呈现的自我十分强大。例如，来访者可能会说："我小时候学习很差，还经常被同学欺负，所以总是觉得自己非常失败，但是现在我在事业上很成功，为自己感到骄傲。"对于有童年创伤的成人来说，或许有两种可能性。第一种可能性是童年长期受挫，很自卑，但是经过多年的奋斗，终于获得了一定的成功，因此摆脱了自卑的阴影，建立起自信心。这种人一般不太可能带着童年创伤的问题前来求助，因为这个问题已经被他自己解决了。第二种情况也是遭受过童年创伤，很自卑，成年期之后无论在事业上是否成功，依然无法摆脱自卑的阴影。我们在治疗室里见到的通常是第二种情况。我们在这里要问的既不是"那个时候的你是如何评价当时的自己的？"也不是"今天你是如何评价现在的自己的？"而是"你现在怎么评价童年时候的自己？"

另外要注意的是，这里所说的自我认知评价只与我们当前涉及的事件有关，不要泛化到对来访者的整体评价上。一个创伤事件固然可能对一个人的整体自我认知评价产生很大的影响，但是在更多的情况下，它对来访者的自我认知评价的影响是局部的。所以治疗师一定要明确地告知来访者，我们在这里所说的自我认知评价仅仅与当前讨论的事件相关，不是对自己的全面认知评价。

有些来访者由于创伤所造成的强烈情绪状态，他们的理性思维无法正常工作，对自己的感受和自我认知评价也交织着矛盾，以致在这个环节出现来访者无法确定对自己的消极认知评价。在这种情况下，治疗师可以努力进入共情状态，仔细地体验来访者的内心，然后根据自己对来访者内心世界的理解，提出应对消极自我认知评价的建议。可以提出几个建议供来访者参考，直到来访者认可其中之一。

确定消极自我认知评价的目的在于帮助来访者确定一个与之相反的积极自我评价，以此作为接下来的工作目标。而消极自我认知评价确定得不准确可能导致后面的工作目标不准确。有时候，有些新手在这个环节以及在下面确定积极自我认知评价的环节觉得比较困扰。准确地确定消极和积极的自我认知评价的关键就在于准确地共情。如果治疗师能够较为充分和准确地共情，找到积极和消极的认知就比较容易。

步骤四：确定积极的自我认知评价

确定了消极的自我认知之后，治疗师的任务就是确定一个与消极认知截然相反的积极认知。这将是接下来的工作目标。通常，这个积极认知不是由来访者提出的，而是由治疗师提出的。因为在强烈的消极情绪的影响下，来访者通常无法设想一个足够积极的自我认知评价，足够积极的自我认知评价对他们来说似乎是不可想象的。例如，如果来访者的消极自我认知评价是"我是一个笨蛋"，那么积极认知就可以是"我是一个很聪明的人"。表 5.1 中是一些举例。

表 5.1 消极认知和积极认知举例

消极认知	积极认知
我是一个胆小鬼	我很勇敢
我很差劲	我很棒
我很失败	我很成功
我不能保护自己	我有能力保护自己
我很软弱	我很强大
都是我的错	我已经尽力了
我是一个不孝的儿子	我已经努力尽孝了
我是一个不称职的妈妈	我是一个好妈妈
我很可耻	我很有尊严

（续表）

消极认知	积极认知
我真没用	我很有能力
我是一个没人喜欢的孩子	我是父母喜爱的孩子
我很悲惨	我很幸福
我是一个被玷污了的女孩	我依然是一个纯洁的女孩
我处处不如人	我有很多优点和长处

临床的具体情况可能性是无限的，需要治疗师灵活地通过共情提出最符合来访者未来利益的积极认知，以作为后面工作的目标。需要注意的有如下几点。

1. 将积极认知评价作为工作目标并不需要来访者认可和同意。事实上，在这一阶段，来访者通常无法自己达到如此积极的自我认知评价。如果来访者不同意治疗师所选择的积极认知，治疗师可以告诉他："等到治疗快要结束的时候，我们可以再讨论这个积极认知是不是你真正想要的，再进行调整。"

2. 无论是消极认知或积极认知，句子的主语都必须用第一人称。例如，消极认知不要使用"妈妈不爱我"，而应该使用"我得不到妈妈的爱"；相对应的积极认知不要使用"妈妈是爱我的"，而应该使用"我能够得到妈妈的爱"。或者，消极认知不要使用"同学们都看不起我"，而应该使用"我得不到同学们的尊重"；相对应的积极认知不要使用"同学们都很尊重我"，而应该使用"我能够得到同学们的尊重"。前者是对他人态度的描述，后者才是对自己的认知评价。

步骤五：评分

这里需要为两项指标打分。

1. 为前面所确定的积极自我认知评价打分。这个分值称为对认知的认同（validity of the cognition，简称 VOC）。治疗师询问来访者："现在请你回忆一下我们所确定的最糟糕的画面（例如，被同学欺负时不敢反抗的画面），同时用一个分数代表你对我们刚刚确定的积极的自我认知评价（例如，'我很勇敢'）的认可程度。分值范围为 1—7：1 分代表完全不认同，7 分代表完全认同。你现在能打多少分？"

2. 在来访者给出 VOC 分数后，请来访者在回忆起这个最糟糕的画面时，对自己的情绪和身体的不舒服程度打分。这个分值称为主观不适感程度（subjective uncomfortable degree，简称 SUD）。不适感包括悲伤、恐惧、愤怒、内疚、紧张、焦虑或无助等消极体验，以及躯体上的疼痛、心跳、肢体僵硬、发凉或发抖等。治疗师询问来访者："现在当你想起这个创伤事件的画面时，请你为自己在内心和身体的不适感打一个分数。分值范围为 0—10：0 分代表没有一丝一毫不舒服的感觉，10 分代表不舒服的感觉达到了顶点。你现在能打多少分？"有时候，来访者会说："我的悲伤可以打 8 分，愤怒可以打 5 分，内疚可以打 4 分……"这时候，治疗师应该告诉他，只需要为自己不舒服的感觉打一个总分就可以了。

注意事项

1. 很多新手会把这两个打分顺序颠倒，也就是先打 SUD 分，特别是在确定了最糟糕的画面后就立即打 SUD 分，但是这样的顺序是错误的。

之所以要把打 SUD 分设计为最后一步，是因为当来访者为 SUD 打分
时，势必把注意焦点集中在消极的情绪和躯体体验上，这样意识状态
可以与接下来的创伤记忆再加工自然地衔接在一起，让步骤五与步骤
六过渡得更加顺畅。相反，如果把对积极认知的评分（VOC）环节与
步骤六的创伤记忆再加工相连接，有可能使来访者难以进入对最糟糕
画面的想象。

2. VOC 的分值范围设定是 1—7，而 SUD 的分值范围设定是 0—10。这
样的设计是为了防止来访者在头脑中把这两个不同性质的分值混淆。

3. VOC 分值与 SUD 分值应该呈负相关。也就是说，SUD 的分值越高，
VOC 的分值就越低。一般来说，如果治疗师发现两个分值出现都高或
都低的现象，则一定是有问题了，需要与来访者重新讨论，看看前面
的环节是否出现了误解。

步骤六：创伤记忆再加工

这是音乐同步再加工核心的部分。这一步骤中的目标有：（1）利用音
乐对情绪的强大影响力对来访者头脑中的创伤记忆进行新的信息加工和记
忆重塑（关于记忆重塑的理论，将在第六章专门讨论）；（2）利用音乐的
影响力来激活来访者潜意识或内心深处的资源和创造性思维；（3）帮助来
访者通过记忆重塑和创造性资源完成自愈的过程。步骤六可以分成三个部
分，具体的做法如下。

1. **导入**。在进入音乐联想之前需要做的工作称为"导入"。导入的目的
是帮助来访者把所有注意力聚焦在自己的内部体验上，从而进入"意
识的转换状态"，用催眠治疗的术语说，就是进入"恍惚状态"。我们
在稳定化阶段的技术中已经多次提到了意识的转换状态，而前面介绍

的导入转换状态的方法都是通过肌肉渐进放松。但是在音乐同步再加工中，进入转换状态的方式有所不同。这里使用的不是放松，而是相反的途径：对消极体验的放大。这样做的目的是帮助来访者身临其境地回到创伤事件当时的景象。

需要解释一下的是，我们这样做并不是为了进行创伤暴露和负性情绪的宣泄，而是为了激活负性情绪，进而促进来访者产生生动的、充满体验的音乐想象。只有这样才能帮助来访者摆脱隔离／分离状态，充分地感受接下来被音乐唤起的积极资源所带来的积极体验。所以在开始的时候，我们会按照音乐同步的原则，让来访者先聚焦对事件记忆的画面和体验，体验创伤或消极事件所带来的情绪和躯体感受，然后很快就会用越来越积极的音乐帮助来访者摆脱创伤的消极体验，进入对创伤记忆的再加工过程。这也是音乐治疗最基本的一项原则：音乐要与来访者当前的情绪状态相匹配。当表达负性情绪的音乐与来访者的负性情绪相匹配时，就会引起来访者的情感共鸣，音乐以及音乐治疗师与来访者之间就建立了共情的关系。接下来，治疗师的任务就是利用音乐同步的原理，使用音乐把来访者的情绪引向积极的方向。当然，在情绪逐渐变积极的过程中，来访者的头脑中出现什么样的记忆和意象，就不是治疗师能够左右的了，而是完全取决于来访者在潜意识中创造性地解决问题的能力。

在步骤六开始的时候，治疗师引导来访者把全部注意力集中在对消极情绪和身体的不适感上，并加以放大。根据治疗室的条件，来访者可采取卧姿或半卧姿。治疗师引导来访者闭上眼睛，深呼吸，然后询问："你刚才为自己的不舒服感觉打了 9 分（或其他分值），能告诉我这 9 分都代表哪些不舒服的感觉吗？"

来访者可能报告说："我感到心里很愤怒，胳膊和手都很紧张，还有胸口堵得慌。"治疗师就会说："仔细地体验你心里愤怒的感觉，胳膊和手紧张的感觉，还有你胸口发堵的感觉。让这种愤怒、紧张和发堵的感觉变得越来越强烈，越来越强烈。你更加愤怒，你的全身都变得更加紧张，你的胸口越来越堵……让我们带着这种愤怒、紧张和发堵的感觉进入那个最糟糕的画面，你看到爸爸满脸愤怒地向你走来……"（开始播放音乐，进入想象以及脱敏和再加工的环节，并引导最糟糕的画面。）

2. **创伤记忆重塑和信息再加工。** 在来访者开始回忆"最糟糕的画面"的同时，治疗师开始播放选择好的，与这个糟糕画面的故事情节相匹配的音乐。在整个音乐播放的过程中治疗师与来访者保持语言的联系和互动，随时了解来访者的心理活动内容。来访者完全自然和自发地跟随着任何进入自己头脑中的画面或者念头，即使这时候想到的内容与创伤事件完全无关也可以。在这个过程中，治疗师的角色是支持、推动和深化来访者内心意象的变化和发展，同时为来访者提供安全感。音乐的选择则是按照音乐同步的原则，使用与来访者所讲述的故事情节以及情绪状态相一致的音乐作品，促使来访者与音乐产生共鸣，促进消极情绪的适当释放和宣泄。然后按照从消极到积极的原则，用音乐的手段把来访者推向积极意象。这时候，音乐扮演并承担了促使意象从消极向积极方向转化的基本推动力的角色和功能。

治疗师询问来访者看到了什么，并要求来访者报告意象的各个细节，帮助来访者完成对创伤事件的完整回忆，并推动意象的进一步发展。同时，治疗师通过询问的方式帮助来访者把视觉画面与触觉、味觉、听觉等其他感觉以及情绪感受联系起来。例如：

治疗师："请你想象一下，你看到爸爸满脸愤怒地向你走过来了……（沉默 10 ~ 15 秒，让来访者有时间想象当时的场景。）请告诉我，你现在想到的是什么？"

来访者："我看到爸爸向我走过来。"（最糟糕的画面。）

治疗师："他用棍子打在你身体的什么部位？"（推动联觉。）

来访者："他打在我的背上和胳膊上。"

治疗师："你的背和胳膊有什么感觉？"（推动联觉。）

来访者："开始感觉很疼，后来更多的是恐惧。"

治疗师："仔细地体会你身体的疼痛和心中的恐惧……你能够形容一下心中的恐惧好像什么吗？"（放大情绪体验。）

来访者："我恨他！但是我太弱小了，我不能反抗……爸爸扔下棍子，关上门走了，我的心好像掉进了一个黑黑的洞窟。"

治疗师："这是一个什么样的黑洞窟？"（推动视觉画面。）

来访者："四周都是潮湿的墙壁，到处都是垃圾，散发着臭味。"

治疗师："在洞窟里，你有什么感觉？"（再次推动联觉。）

来访者："全身都很冷，好像血液都凝固了。"

治疗师："仔细地体验血液都凝固了的冰冷的感觉，你的身体变得越来越冷，你心里更加恐惧，更加恐惧……再仔细地体验一下心中恐惧的感觉……（放大和强化躯体体验和情绪体验。）请你继续想，继续想，想到什么都可以……（鼓励来访者跳出当前意象，推动新的记忆或意象。）请你告诉我，现在你又想到了什么？"（确定新的记忆或意象是否形成。）

来访者："天亮了，我一个人走在田野里，不知道该去哪里。"（新的意象形成。）

　　治疗师的语言干预方式与积极资源强化技术中所介绍的模式完全一样，也是首先推动视觉细节和叙事情节的发展，然后推动联觉，进而推动情绪感受，最后推动躯体感受。完成了这样一个循环之后，就要对来访者说："请你继续想，想到什么都可以。"借此可暗示并鼓励来访者跳出当前的故事，开始一个新的故事。新出现的记忆或意象无论是否与前面的创伤故事主题相关都可以。事实上，在来访者头脑中涌现的很多记忆或意象似乎与原来的创伤故事主题无关，但等治疗完成后往往会发现，所有记忆和意象都是有意义的，都围绕着解决问题和创伤治愈的主线发展，都具有治疗的价值。

通常，第一轮出现的记忆和意象都是原始的创伤记忆，但是从第二轮开始，治疗师会选择消极情绪色彩更少、积极情绪色彩更多的音乐，来访者头脑中的记忆和意象也会发生不同程度的变化，而变化的方向一定是随着音乐情绪的变化而变得越来越积极。这时候，治疗师的语言干预技术也如此，但需要放大和强化的不再是负性情绪和躯体体验，而是聚焦来访者头脑中出现的具有潜在积极因素的记忆和意象。在音乐的影响下，来访者头脑中的意象不可避免地发生了积极的变化。例如，在第三轮：

治疗师："请你想象一下，你看到爸爸向你走过来了……（沉默10～15秒，让来访者有时间想象当时的场景。）请告诉我，你现在想到的是什么？"

来访者："我看到爸爸向我走过来。"（最糟糕的画面。）

治疗师："你再看看爸爸的表情是什么样的？"（发展视觉画面。）

来访者："爸爸看起来很生气，恨铁不成钢的样子。他拿起了棍子……可是棍子停在了半空，没有落下来。爸爸犹豫了。"

治疗师："嗯，爸爸犹豫了。然后呢？"（推动故事情节发展。）

来访者："爸爸突然把棍子狠狠地扔到了地上，一屁股坐在床上，像一个泄了气的皮球。"（画面有了变化，有了新的故事版本。）

治疗师："你看看泄了气的爸爸是什么表情？"（发展视觉画面。）

来访者："爸爸的眼神看起来很绝望。我突然感到爸爸也挺可怜的。"

治疗师："是什么让你觉得爸爸也挺可怜？"（向积极方向推动故事情节发展。）

来访者："自从妈妈去世，爸爸一个人把我拉扯大，也挺不容易的。

虽然爸爸脾气不好，经常打我，可是他也是为我好。只是他的教育方式太不好，可能是因为没什么文化吧。"

治疗师："看到爸爸恨铁不成钢，泄了气的样子，你心里有什么感觉？"（推动情绪体验。）

来访者："我突然觉得有点理解爸爸了。他一辈子过得很不容易，努力赚钱其实都是为了我，想让我考上大学，将来不用再过他这样的苦日子……我心里一酸，有一种想哭的感觉。"

治疗师："仔细地体验这种想哭的感觉……（放大情绪体验。）当你想哭的时候，你的身体有什么感觉？"（推动躯体体验。）

来访者："我的身体有些发热，眼泪在眼眶里打转。"

治疗师："仔细地体会身体发热的感觉，眼泪在眼眶里打转的感觉……（强化躯体体验。）然后呢？"（推动情节发展。）

来访者："我突然想起在我小学毕业之后，爸爸为了让我进重点中学，带着我去找中学校长。我看到爸爸低声下气地求校长，可怜巴巴的样子，给人家手里塞钱，人家不要，爸爸就差给人家跪下来了。我从来没有看到爸爸这么卑微的样子。"（一个新的记忆和意象自动出现了。）

治疗师："你看到爸爸这么卑微的样子，心里有什么感觉？"（推动情绪体验。）

来访者："我想哭。"（开始大哭。）

治疗师："是什么让你这么难过？"（继续推动情绪体验。）

来访者："我心里很难过。我对不起他，他都是为了我，可是我不争气，让他这么卑微可怜！"

治疗师："仔细体验心里难过的感觉。你能给我形容一下这种难过的感觉好像什么吗？"（继续推动情绪体验。）

来访者："好像我的心脏被谁用手使劲地攥着，我的心好痛。全身的血液都在往头上涌。"

治疗师："仔细地体验这种心痛的感觉，血液往头上涌的感觉……（再次强化情绪。）你想把你心里的感受告诉爸爸吗？"（推动新的情节和意象。）

来访者："我说不出口，我一辈子都没有跟爸爸好好说过话。"

治疗师："那你怎么才能让爸爸明白你的心思呢？"（再次尝试推动新的情节和意象。）

来访者："我想过去抱抱爸爸。"

治疗师："想象一下你现在就抱着爸爸，仔细地体会一下在爸爸怀里的感觉。能给我形容一下在爸爸怀里有什么感觉吗？"（推动情绪和躯体体验。）

来访者："爸爸的怀抱很温暖，我好像回到了小时候，非常安全的感觉。可是爸爸已经老了，没有以前那么健壮了。我想对爸爸说：'爸爸对不起，我太不懂事了，以后再也不让你生气了。我一定会好好学习的，再也不会让你受委屈了。'"

治疗师："你看看爸爸现在是什么表情？"（推动情节发展。）

来访者："爸爸在微笑，抚摩我的头发，眼睛里也充满了泪水。"

治疗师："你在爸爸的怀里，看着爸爸的微笑，心里又有什么感觉？"（推动情绪体验。）

来访者："我不恨爸爸了。我发现我从心底还是爱爸爸的，现在我觉得好幸福。"

治疗师："仔细地体会心里幸福的感觉。能形容一下这种幸福的感觉在你身体的什么部位吗？"（推动躯体体验。）

来访者："在我的胸口和喉咙这里。"

治疗师："仔细地体会在胸口和喉咙的幸福的感觉。这种感觉变得越来越强烈，并且从胸口和喉咙扩展蔓延，扩展蔓延到你的全身。体会你的全身都感受到了幸福的感觉。（强化和放大情绪和躯体体验。）好，现在音乐已经结束了，请你深呼吸，然后等你感到舒服的时候再慢慢地睁开眼睛。"（唤醒。）

治疗师保持与来访者的对话互动，随时了解他的意象和情绪反应，并确保充分共情。在准确和充分的共情的基础上，治疗师选择并播放了比来访者目前的情绪状态积极一些的音乐片段，以达到引导和推动来访者的情绪状态向更加积极的方向转变的目的。可以看到，来访者的自由联想中出现的记忆或意象会随着音乐的变化而越来越积极，直到来访者的意象从关于创伤事件的消极意象转变为积极意象。治疗师把来访者的这一积极意象充分地放大和强化后，便可结束此轮想象。时间通常为 15～20 分钟。请来访者睁开眼睛，深呼吸，并报告 SUD 分值。

稍事休息（2～3 分钟），随后开始第二轮干预。治疗师询问来访者当前的负性情绪和躯体体验，并以当前的负性体验而不是最初的负性体验作为导入的焦点。例如，"你刚才告诉我，你的 SUD 分降低到了 4 分。请你告诉我，这 4 分都代表了哪些不舒服的感觉？"随后，与前面的操作完全一样，引导来访者关注自己的情绪和躯体的不适感，并加以放大。然后从最初的那个最糟糕的画面开始这一轮的音乐自由联想。你会发现，后面几轮关于最糟糕的画面的意象会变得越来越短，不那么糟糕，故事情节都发生了很大改变，变得越来越中性、不具有伤害性，积极的回忆或意象会导致这个最糟糕的画面向积极的方向转化。这些都标志着来访者开始了自愈和自己解决问题的过程。

随着 SUD 分值逐渐降低，音乐的选择也在发生变化，治疗师使用具有负性情绪的音乐片段的时间大大缩短，甚至完全不用，而是选用了具有更为积极的情绪色彩的音乐作品。治疗师按照来访者的 SUD 分值和报告的意象内容决定音乐片段的选择。直到来访者报告的 SUD

分值降到 0 分。关于音乐的选择和曲库的建立，后面会进行专门讨论。

　　一般来讲，每轮音乐自由联想会让 SUD 分值平均降低 2 分。有时候也会出现 SUD 分值下降很快的现象。我们偶尔也会看到一轮下来分值降得很少（例如，1 分或 0.5 分）甚至不降低的现象。不过你很快就会看到分值在接下来的几轮降得很快的现象。但是如果 SUD 分值降低得过于迅速，例如，从 8 分突然降到 2 分，治疗师就需要与来访者进行讨论，以澄清为什么分值下降得如此快？有可能是因为来访者不能承受创伤带来的痛苦，开始回避了。也有可能是因为来访者对 SUD 的理解有偏差，例如，对方告诉你："2 分是指我心里的恐惧降低了，但是我的心里还有愤怒，能打 6 分。"这时候，治疗师要对来访者解释 SUD 分值是指想起创伤事件所带来的所有不适感，而不是单指某一种感觉。

　　那么有没有 SUD 分值经过多轮工作都不能下降而保持在原来的高分水平上的情况发生呢？这种情况在眼动脱敏和再加工治疗中被称为"停滞"，令治疗师感到非常棘手。但在音乐同步再加工治疗中应该不会出现这种情况，因为在音乐同步再加工的过程中，音乐是不断变化的，而且是沿着从消极到积极的方向变化的。越来越积极的音乐给来访者带来了非常不同的、越来越积极的情绪体验，会导致来访者的想象内容随着音乐的变化而变化。这时候，我们会发现，音乐的力量是无法抗拒的，没有人能够在不同情绪的音乐背景下保持头脑中的意象完全不变。事实上，在我的临床治疗中，也没有遇到过 SUD 分值不能降低的情况。这也是我坚信音乐同步再加工的治疗效果优于眼动脱敏和再加工的原因之一。

　　经过几轮音乐自由联想，来访者头脑中的积极的记忆和意象越来越多，以至在最后几轮的音乐想象过程中，尽管依然从最糟糕的画面开始，但来访者的记忆和意象很快就完全是积极的内容了，SUD 分值也不断降低。通常，在 SUD 分值达到 2 分以下之后，来访者就会陆续出现顿悟，找到自己独特的解决问题的方法，并产生新的、积极的认知评价。这正是我们的治疗目标。

　　需要特别说明的是，并不是对所有的创伤事件都需要工作到 SUD 分值达到 0 分。在有些情况下，治疗师应该允许来访者保留 1～2 分的 SUD 分值。这种情况通常是由于亲人的去世造成的精神创伤或消极情绪状态。一定程度的悲伤和难过的情感体验是来访者与失去的亲人的重要情感联结，我们要尊重这种情感，让来访者保留较低程度的悲伤和难过的情绪体验，只要这种情绪不影响正常的生活、学习或工作就可以了。如果来访者在回忆去世的亲人时没有任何难过或悲伤的感觉，会让他感到内疚，反过来觉得自己对不起去世的亲人。还有，如果我们所要处理的创伤事件是由于现实生活中依然具有潜在发生可能性的环境或条件造成的，需要保留 1～2 分的 SUD 分值，以令来访者保持对这种有害环境或条件的合理警惕。例如，一个女孩在黑夜不安全的环境中遭到了抢劫或性侵，此后每到晚上就会有恐惧甚至惊恐发作的状况出现，严重影响了她的生活和工作。我们的工作就是要帮助她消除过度的恐惧反应，但是也需要让她对不安全的环境保持一定的警惕。

3. **VOC 分值**。当来访者给出的 SUD 分值达到 0 分的时候，治疗师可以再次询问 VOC 的分值。例如，"在刚开始的时候，你对我说的那个积极的自我评价'我很勇敢'完全不能认同，只打了 1 分。那么现在，当再次回忆这个事件的时候，你对"我很勇敢"这样的积极的自我评价能够认同到什么程度？从 1 到 7，1 分代表完全不认同，7 分代表完全认同。你现在能打多少分？"有些来访者的 VOC 能够达到 6～7 分，但有些人可能提高得没有那么明显，有可能在 5～6 分。凡是达到 6～7 分的来访者可以考虑结束治疗，或者可以考虑在下一次治疗中开始处理其他的创伤事件或消极生活经历。对于 VOC 没有达到 6 ~ 7 分的来访者，就应该进入步骤七——高峰体验。

注意事项

1. 在 SUD 分值没有达到 0 之前，治疗师不要询问来访者的 VOC 的分值。频繁地询问 VOC 会导致来访者的注意力聚焦在理性层面而影响进入意识的转换状态。VOC 分值只应该在最后 USD 分值达到 0 分之后再询问。

2. 治疗师引导进入最糟糕画面的语言要简单，不要绘声绘色，也不要从头到尾把创伤故事讲一遍。只要把初始的画面呈现出来就可以了。语言描述尽可能中性，不要带有情绪色彩。这样做的目的是为后面的创伤记忆的重塑和再加工制造空间。创伤记忆可以是消极的，也可以是中性的，到最后甚至可能是积极的。

3. 治疗师不要试图引导来访者的联想，更不要暗示或建议来访者应该想象什么。治疗师要跟随和伴随来访者的想象，并适时地推动和放大来访者的意象和体验。但是，治疗师要随时注意治疗的方向问题。在第一轮音乐自由联想的初期，对来访者表达出来的负性情绪和体验，治疗师可以用语言干预的方式适当地给予放大。但是一定要适度，不可过多地推动消极的情绪和躯体体验。在此之后，治疗师要非常敏感地留意来访者头脑中出现的各种记忆或意象是否有引发积极回忆或意象的可能性。如果有走向积极方向的潜在可能性，就要及时抓住机会，把来访者引向积极的自由联想的方向。例如，一位 60 多岁的女性来访者由于老伴去世而陷入了极度的痛苦不可自拔，以致被诊断为重度抑郁症。我发现了一个有可能引发其积极记忆和意象的机会，立即加以利用，于是很快地让她从痛苦记忆转向了一些美好的记忆：

来访者："我对老伴说：'下辈子还要跟你结为夫妻。'老伴说：'你跟着我没有福气，我们的幸福就要结束了，你再去找一个丈夫吧。'我说：'谁要我呀。'他说：'你长得漂亮，人家不在乎的。'我说：'我要守在家里的。'老伴哭了，他说：'我爱这个家，不舍得这个家。'"

治疗师："他舍不得这个家，那是因为你把家搞得很好吗？"（试探向积极方向引导的可能性。）

来访者："对，我在家里种了很多花。"（产生积极意象的机会出现了。）

治疗师："你都种了些什么花？"

来访者："月季、宝石花、龙头花、吊兰、太阳花。"

治疗师："你把家搞得很好看呀。仔细地看看这些漂亮的花，闻一闻花的香味……看着这些漂亮的花，你的心里有什么感觉？"（推动视觉细节和联觉，然后推动情绪体验。）

来访者："很自豪，别人都以为我是卖花的。我对花说，你们快点长，你们是我的伴儿。我的花长得非常好，邻居们都来参观欣赏。"

接下来，来访者头脑中的自由联想开始转变方向，积极的记忆和意象越来越多。这种将消极的记忆和意象向积极方向推动的机会在治疗过程中其实有很多，治疗师要对积极意象的潜在可能性保持敏感，善于抓住机会。

4. 这时候，治疗师更加强有力的工具是音乐，可以利用音乐逐渐将来访者引向积极的方向。切记，不可以让来访者长时间沉浸在痛苦的回忆和情绪体验之中，这样很容易造成二次创伤。最危险的做法就是因为来访者的情绪很痛苦，于是治疗师使用痛苦的音乐，结果来访者变得更痛苦，于是治疗师使用更痛苦的音乐……这样就彻底陷入了痛苦的旋涡。我们使用音乐的原则是越来越积极，一直向积极的方向发展。

步骤七：高峰体验

关于高峰体验的理论

SUD 分值达到 0 意味着来访者想起创伤事件时已经没有丝毫不舒服的感觉了。但是这并不意味着治疗结束了。在学习眼动脱敏和再加工时，老师的一句话给我留下了很深的印象："我们的治疗目标并不局限于让来访者想到创伤不再痛苦，也要帮助来访者找到更加积极的力量。"近年来，在一些创伤治疗的文献中，有不少作者提出了一个"创伤后成长"的理念。有些人经历了创伤，留下了后遗症，人生的道路从此被改变，人格出现了障碍。但是有些人经历创伤后变得更加坚强和勇敢，对人生有了更深刻的理解，人格更加成熟。显然，后者获得了创伤后成长。我们的治疗显然并没有止步在"不痛苦"的水平上，而是希望来访者通过创伤获得创伤后成长和精神的升华。

高峰体验是人本主义心理学流派的一个分支——超个人心理学——中的一个重要概念。高峰体验是一种以兴奋为特征的意识的改变状态，通常在自我实现的个体身上出现。这一概念最初是由亚伯拉罕·马斯洛（Abraham Maslow）在 1964 年提出的，他将高峰体验描述为"罕见的、令人兴奋的、海洋般的、感人的、令人振奋的体验，这些体验产生了一种感知现实的高级形式，甚至对经历者来说是神秘而神奇的"。高峰体验有几个独有的特征，但每个元素都以一种整体的方式被一起感知，创造了一个人的全部潜力迸发的时刻"（Maslow，1964）。

根据马斯洛的说法，在高峰体验中经常报告的情绪包括"惊奇、敬畏、尊敬、谦卑、臣服，甚至崇拜伟大的体验"，而在现实中被感知为"真、善、美、完整、活力、独特性、完美、完满、正义、简单、丰富、轻松、快乐、自足"。一个经历着高峰体验的人会同时产生如下感受

（Maslow，1962）。

- 失去了时间和空间的判断。
- 感受到整体和谐的自我感觉，摆脱了离解或内心冲突。
- 感受到使用了自己所有的能力和最大的潜能。
- 感受到自己无须努力即可轻松且游刃有余地发挥自己的功能。
- 感觉到能够完全对自己的感受和行为负责任，使用自我决断让自己感到更加强大、专注且具有完全的意志。
- 没有压抑、恐惧和自责。
- 不受从众影响的自发表达和自由自在的行为。
- 由自由和灵活的头脑所带来的思想和意念。
- 全神贯注于当下，不受过去经历或未来期待的影响。
- 一种温暖的身体感觉，伴随着愉悦的震动感从心脏扩散到四肢。

　　大多数高峰体验发生在对运动、艺术、宗教或大自然的体验中，或与朋友或家人在一起的亲密时刻。马斯洛说："想想你生命中最美妙的经历：最快乐、狂喜的时刻。也许是因为恋爱，也许是因为听音乐，也许突然被一本书或一幅画'击中'，也许是因为某个创造性时刻。"高峰体验经常发生的具体例子包括：科学发现；极限运动，比如山地自行车、摩托车、登山／攀岩、跳伞或单板滑雪；音乐天赋，独自演奏或与一群人一起演奏。高峰体验的后继影响是使个人以一种新的方式看待自己和世界。他更积极地看待自己，他认为生活是有价值和有意义的，最重要的是，他试图重复这种经历。高峰体验展示了马斯洛强调的以追求正增长的最大化潜力作为人类存在的真正目标（Maslow，1962）。近些年，心理学界有一个比较热门的概念，被称作"福流"，但我认为把它翻译为"心流"更为合适。心流所涉及的其实是高峰体验，唯一的区别就是高峰体验既包括了在内心世界，也包括了在现实生活中所获得的极度美好的体验，而心流只涉及在内心世界获得的极度美好的体验。它们都属于人类精神的高度自我实现的精神状态，可以超越客观现实世界的限制，达到精神的自由王国的境界和自我实现的最高境界。在音乐的自由联想中，最常见的意象就是来访者切身感到自己像鸟一样自由地飞翔在天空中，俯瞰着大地，心中充满喜悦、自由、力量和自信。

音乐同步再加工中的高峰体验

1. **导入。**当来访者给出的 SUD 分值达到 0 分后，接下来就要引导来访者进入高峰体验。此轮的操作非常像步骤六中的所有操作，但是由于 SUD 分值已经达到了 0 分，来访者已经没有不舒服的情绪和躯体体验了，所以不能再使用原来的导入方式（聚焦与最糟糕画面相关的负性体验）了，取而代之的是使用在安全岛技术和积极资源强化技术中的导入方式——音乐肌肉渐进放松。考虑到经过前面几轮音乐自由联想，来访者已经很习惯进入意识的转换状态了，所以肌肉渐进放松可以做得简单一些，时间短一些，通常 5 ~ 8 分钟就可以了。

2. **音乐自由联想中的高峰体验。**高峰体验的操作非常类似前面介绍的积极资源强化技术。不同的是，在开始和结尾部分有较大的差别。高峰体验的自由联想在开始的时候依然是从最糟糕的画面开始的，这样做的目的是保证后面出现的高峰体验与这个创伤事件有关。当然，这时候治疗师对最糟糕的画面的语言引导应该更加简单。还是使用前面的例子："你看到爸爸走过来……"这样的引导具有很大的空间，这个画面可以是消极的，也可以是积极的。而我们几乎可以肯定，这时候来访者头脑中出现的意象将会是积极的画面："爸爸向我走过来，他的眼里满是慈祥的笑意，妈妈也来了……"

　　这时候的音乐一开始就是愉悦或轻快的，而音乐的情绪色彩应该逐渐变得更加积极、欢快、充满激情或激动，直到高潮。来访者头脑中的音乐意象和伴随的情绪也会随着音乐的情绪逐渐高涨。这时候，很多来访者会自动地出现高峰体验的特有意象：

来访者："我觉得我飞起来了，越飞越高，我变成了一只色彩斑斓的小鸟，在空中自由地翱翔。"

治疗师：（这时候，迅速把音乐切换到宽广、抒情或波澜壮阔的音乐片段）"请告诉我，你从高空向下看，能看到什么？"（发展视觉画面。）

来访者："我看到了大片田野、河流和村庄，美极了！"

治疗师："高空的空气怎样？新鲜吗？"（推动联觉体验。）

来访者："非常新鲜。"

治疗师："深深地呼吸高空新鲜的空气，它让你全身都非常舒服。"（继续推动联觉体验。）

来访者："我看到了爸爸妈妈在下面向我招手，他们鼓励我飞得更高。"

治疗师："你越飞越高，在蔚蓝的天空中自由地飞翔。这时候，你心里有什么感觉？"（推动情绪体验。）

来访者："我心里无限的宽阔，充满自信和力量，再也没有什么困难可以阻挡我了，我自由了。"

治疗师："你在空中翱翔的时候，身体有什么样的感觉？"（推动躯体体验。）

来访者："我的身体特别灵活和有力量，我展开双臂，拥抱着阳光。"

治疗师："仔细地体会这种心中无限开阔的感觉，充满自信和力量的感觉，获得自由的感觉。让这些感觉变得更加强烈，你的心情更加开阔，你更加自信和自由，你的身体更加有力量。"（强化和放大积极的体验。）

治疗师：（让来访者充分地体验这种极致的美好感觉一段时间后，逐渐地关掉音乐。）"好，音乐已经结束了，请你再次居高临下地看看这个世界，体验一下你在蓝天中翱翔时内心的美好感觉……我现在从 10 数到 1，你就带着这种美好的景象和感觉回到你的日常生活中来了。10，9，8，7，6，5，4，3，2，1，好，不要着急，等你感到舒服的时候再慢慢地睁开眼睛。"（导出。）

有时候，来访者并不会自动地产生这种超越现实的高峰体验的意象。这时需要治疗师利用一些技巧帮助来访者完成这种从现实的想象到超现实的想象的过渡，我们将这个技巧称为"比喻过渡"。治疗师推动这种比喻过渡的语言技巧是这样的：当来访者的音乐意象达到了非常积极的高潮时，治疗师要求来访者用比喻形容自己当前的情绪和躯体体验。当来访者使用了超现实的比喻之后，治疗师立即使用如下工作模式帮助来访者完成从现实性意象向超现实性意象的过渡：发展视觉画面细节—推动联觉—推动情绪体验—推动躯体体验—对前面所有的积极体验加以放大和强化—及时地结束。例如：

来访者："我们全家在草地上。我在尽情地跳舞，爸爸妈妈为我鼓掌。"

治疗师："你穿着什么样的服装？你的舞姿是什么样的？"（发展视觉画面细节。）

来访者："我穿着白色的纱裙，就好像婚纱那种的。我不断地旋转，跳跃，舞姿非常优美。"

治疗师："你跳舞的时候，身体的感觉是什么样的？"（推动联觉体验。）

来访者："我觉得身体非常有力量，非常轻盈和自由，轻松极了。"

治疗师："在你感到非常有力量、轻盈和自由的时候，你有什么心情？"（推动情绪体验。）

来访者："我觉得开心极了，幸福极了，内心非常激动。"

治疗师："仔细地体验你内心的开心、幸福和激动的感觉，以及身体有力量、轻盈和自由的感觉。这些感觉越来越强烈。你更加开心和幸福，更加的轻盈，有力量……（对积极体验的放大。）你能形容一下这种感觉像什么吗？"（推动向超现实体验的过渡。）

来访者："嗯……就好像一只自由的小鸟在空中飞翔的感觉。"

治疗师："这是一只什么样的小鸟？它是什么样子的呢？"（发展视觉画面细节。）

来访者："嗯……是一只有着金色羽毛的小鸟，非常漂亮。"

治疗师："啊，非常好！这只金色的小鸟在干什么呢？"（推动视觉画面细节发展。）

来访者："它在空中不断地上下左右地盘旋，非常自由。它还发出了好听的鸣叫声。"

治疗师："当你在空中不断地盘旋，自由地飞翔的时候，你能够看到什么样的景色？"（转换视角，将来访者从观察者的视角转换为空中小鸟的视角。）

来访者："我能够看到下面的山川、河流和远处的大海。我迎着阳光越飞越高。"（这时候，来访者已经完全进入高峰体验了，后面的操作与前面介绍的方式完全相同。）

注意事项

1. 使用比喻过渡技术的时机很重要。治疗师一定要在来访者头脑中的意象和情绪体验足够积极的时间点开始引导其向高峰体验过渡。如果在来访者的意象和情绪体验还没有足够积极的时候就尝试向高峰体验推动，结果一定是失败的。

2. 即使治疗师使用了比喻过渡的技巧，有极少数来访者依然不能产生超现实的音乐意象。这可能与有些人的逻辑思维过强而形象思维和象征性思维较弱有关。在这种情况下，治疗师应该放弃引导来访者进入高峰体验，回到来访者在前面已有的积极意象，加以放大强化，然后在情绪的高潮中结束。

3. 高峰体验一定要结束在情绪处于高潮的时候。这时候，如果音乐还没有结束，就要及时（但逐渐地）结束音乐的播放。要防止治疗师在来访者的情绪高涨之后逐渐回落才结束音乐，这样就会前功尽弃。

4. 在临床实践中，高峰体验中的超现实音乐意象以在空中飞翔的小鸟或雄鹰居多，但也会有一些意象是在草原上奔驰的骏马或野兽、在大海里自由遨游的鱼、屹立在高山之巅的巨人，或在天堂面对上帝、佛祖或菩萨等。任何一种都是可以接受的，治疗师只要跟随来访者的意象就可以了。不用担心出现类似精神分裂症症状的幻觉或妄想，因为如果一位来访者具有精神分裂症，具有一定专业常识的治疗师应该早前面稳定化阶段的音乐想象过程中就将其识别出来了，不会到这个步骤才发现。在这里强调一下，如果发现来访者有幻觉或妄想症状，任何音乐联想技术都不可以使用。因为音乐联想的形式有可能引发更多的幻觉和妄想。

步骤八：结束

在结束阶段有如下内容需要完成。

1. 治疗师询问 VOC 分值。通常，来访者因为在高峰体验的过程中获得了强大的力量和自信心，因而 VOC 分值一般都会在 7 分左右，少数比较理性的人也可能考虑到现实的一些困难情况，宁愿有所保留，打 6 分左右。

2. 治疗师再次询问来访者是否有任何不舒服。如果有，可再次询问 SUD 分值，必要的时候可重复步骤六，直到不舒服的感觉完全消失。不过，我在临床中还没有遇到过这种情况。

3. 询问来访者是否对此次处理的创伤事件或消极生活经历产生了新的领悟和理解，是否产生了创伤后成长，对未来的生活有何打算等。

4. 讨论是否有其他创伤事件或消极生活经历需要处理？如果有，就预约时间。注意，一定不要在这个时候与来访者讨论其他尚未处理的创伤事件或消极生活经历，防止将刚刚获得的积极体验淡化甚至完全破坏。另外还要避免过多的语言讨论，因为过多的语言讨论也容易把来访者的注意引向理性思维层面，进而冲淡来访者的情绪和躯体体验。

音乐同步再加工的疗效

2006 年至今，经过我本人和我的学生的临床实践，音乐同步再加工取得了很好的疗效，效果令人惊讶。特别是由于音乐同步再加工技术较为简单和操作标准化，有经验的治疗师和新手均可取得较为理想的疗效。但是我自 2010 年之后没有专门对音乐同步再加工的疗效做系统的搜集和统计，在这里只能引用我在《接受式音乐治疗方法》（2011）一书里的数据资料，见表 5.2。

表 5.2　音乐同步再加工疗效统计表（2006—2010）

创伤事件类型	来访者	创伤事件	完成治疗所用的次数					
			1	2	3	4	5	未完成
童年躯体或语言暴力	7	24	10	4	6	3	1	0
童年遭受性虐待	2	2	1	1	0	0	0	0
失恋或离婚	14	14	6	5	0	0	0	3
配偶出现婚外情	9	11	10	0	0	0	0	1
家庭成员死亡	6	7	5	1	0	0	0	1
被强奸	6	7	5	1	0	0	0	1
校园或家庭暴力	4	6	4	1	0	0	0	0
遭遇绑架	1	1	1	0	0	0	0	0
地震	1	1	0	1	0	0	0	0
其他	12	24	11	4	2	1	1	5
共计	57	91	49	18	8	4	3	11
比例 /%			53.8	19.7	8.8	4.3	3.2	12.0

　　以上数据显示，53.8% 的事件仅经过一次音乐同步再加工干预即得以完成治疗；19.7% 的事件经过 2 次音乐同步再加工干预得以完成治疗；8.8% 的事件经过 3 次音乐同步再加工干预得以完成治疗。经过 4 或 5 次干预得以完成治疗的比例就很小了。其中需要 3 次以上干预完成治疗的情况主要集中在童年遭受严重躯体或语言暴力的人群中，说明童年期的创伤或消极生活经历所造成的情绪障碍较为复杂，需要多次干预。而其他类型的创伤或消极生活事件多仅需要 1 ~ 2 次音乐同步再加工干预。

　　我在 2010 年 8 月对在 2005 年至 2010 年 1 月接受过音乐同步再加工治疗的来访者进行了一次电话回访，以确定疗效是否能够保持。联系到了56 位来访者中的 26 人。我对这些人进行了随访，请他们再次回忆当时处理过的创伤事件，并给出 SUD 分。结果见表 5.3。

表 5.3　对 2005—2010 年的来访者回访的结果

	无反弹	轻微反弹	明显反弹	完全反弹
回访人数	19	5	1	1
比例 /%	73.1	19.2	3.8	3.8

注：无反弹 =SUD 分值无变化；轻微反弹 =SUD 分值上升 1 ~ 2 分；明显反弹 =SUD 分值上升 3 ~ 5 分；完全反弹 =SUD 分值上升 6 ~ 8 分或恢复到治疗前水平。

　　我们看到，绝大多数来访者都没有出现症状反弹的现象。当然，样本量太小，不足以得出结论，所以这里的结果仅供参考。我对其中完全反弹的一例的治疗记录进行了回顾。来访者是一名 30 多岁的男性，带来的问题是他与女友同居了 8 年，但是一直没有下决心结婚。后来，他发现女友与自己的一个朋友关系暧昧，于是大发雷霆，两个人陷入了无休止的争吵。但双方还在一起生活，并没有分手。我使用音乐同步再加工技术调整了他的情绪，SUD 分值降到了 0。他也表示愿意检讨自己的一些问题，与女友和好。但是回家之后不久，他又发现女友与那个男性在手机上发了一些暧昧语言，于是愤怒又爆发了。他在电话里对我说："治疗没用，一回家（坏情绪）就全回来了。"根据这个情况，我考虑音乐同步再加工可能对创伤事件或不愉快的生活经历已经过去、治疗目的是帮助其从阴影中走出来的来访者比较有效，而对于创伤事件或不愉快的生活经历还在进行中的情况可能无效，因为具有伤害性的刺激源还存在，仍在持续刺激来访者的情绪状态。当然，这只是我的一个猜想，还需要经过更多的临床实践来检验。

　　另外，我的部分学生也报告了音乐同步再加工的疗效。张明在一次学术会议的演讲中报告了他对 41 位大学生的 49 段创伤经历采用音乐同步再加工的疗效。结果显示：57.1% 的个案经过 1 次干预完成治疗；18.4% 的个案经过 2 次干预完成治疗；6.1% 的个案经过 3 次干预完成治疗；4.1% 的个案经过 4 次干预完成治疗；2% 的个案经过 5 次干预完成治疗（张明，

2013）。总体疗效跟我在前面展示的数据非常接近。

晏盈霏（2021）针对孕妇由于流产或堕胎而失去胎儿所引发的心理创伤进行了研究。她使用了 PTSD 量表、抑郁自评量表（Self-Rating Depression Scale，简称 SDS）、焦虑自评量表（Self-Rating Anxiety Scale，简称 SAS）、围生期悲伤量表。前后测对比的结果显示，实验组（n=12）与对照组（n=12）在四个量表上的得分均显示明显差异，且差异的幅度非常类似（见表 5.4 ~ 表 5.7）。

两组患者在 PTSD 量表上的前测结果无差异（$p > 0.05$）；后测时，实验组明显低于对照组，且差异有统计学意义（$p < 0.05$）；实验组的前后测差值明显大于对照组，且差异有统计学意义（$p < 0.05$），实验组下降幅度为 46.45%，对照组下降幅度为 13.36%，实验组较对照组下降 33.09%（见表 5.4）。

表 5.4　实验组和对照组在 PTSD 量表上的前后测结果

PTSD	前测 均值 ± 标准差	后测 均值 ± 标准差	组内差 均值 ± 标准差	下降幅度 / %	t	p
对照组	33.08 ± 5.96	28.67 ± 6.5	−4.42 ± 5.96	13.36	2.57	0.026
实验组	38.75 ± 10.3	20.75 ± 2.93	−18 ± 9.45	46.45	6.6	< 0.001
组间差			13.58	33.09		
t	1.65	3.84	4.21			
p	0.113	0.001	< 0.001			

两组患者在 SAS 量表上的前测结果无差异（$p > 0.05$）；后测时，实验组明显低于对照组，且差异有统计学意义（$p < 0.05$）；实验组的前后测差值明显大于对照组，且差异有统计学意义（$p < 0.05$），实验组下降幅度为 34.07%，对照组下降幅度为 4.83%，实验组较对照组下降 29.24%（见表 5.5）。

表 5.5　实验组和对照组在 SAS 量表上的前后测结果

SAS	前测	后测	组内差	下降幅度 / %	t	p
	均值 ± 标准差	均值 ± 标准差	均值 ± 标准差			
对照组	43.08 ± 7.67	41 ± 7.15	-2.08 ± 4.52	4.83	1.6	0.139
实验组	48.42 ± 11.44	31.92 ± 5.2	-16.5 ± 11.08	34.07	5.16	< 0.001
组间差			14.42	29.24		
t	1.34	3.56	4.17			
p	0.193	0.002	< 0.001			

两组患者在 SDS 量表上的前测结果无差异（$p > 0.05$）；后测时，实验组明显低于对照组，且差异有统计学意义（$p < 0.05$）；实验组的前后测差值明显大于对照组，且差异有统计学意义（$p < 0.05$），实验组下降幅度为 41.22%，对照组下降幅度为 0.95%，实验组较对照组下降 40.27%（见表 5.6）。

表 5.6　实验组和对照组在 SDS 量表上的前后测结果

SDS	前测	后测	组内差	下降幅度 / %	t	p
	均值 ± 标准差	均值 ± 标准差	均值 ± 标准差			
对照组	44.42 ± 14.91	44 ± 14.52	-0.42 ± 12.52	0.95	0.12	0.91
实验组	54.17 ± 14.53	31.83 ± 7.72	-22.33 ± 13.92	41.22	5.56	< 0.001
组间差			21.91	40.27		
t	1.62	2.56	4.05			
p	0.119	0.018	0.001			

两组患者在围生期悲伤量表上的前测结果无差异（$p > 0.05$）；后测时，实验组明显低于对照组，且差异有统计学意义（$p < 0.05$）；实验组的前后测差值明显大于对照组，且差异有统计学意义（$p < 0.05$），实验组下降幅度为 53.37%，对照组下降幅度为 21.1%，实验组较对照组下降 32.27%

（见表 5.7）。

表 5.7　实验组和对照组在围生期悲伤量表上的前后测结果

围生期悲伤	前测 均值 ± 标准差	后测 均值 ± 标准差	组内差 均值 ± 标准差	下降幅度 / %	t	p
对照组	94 ± 10.88	74.17 ± 18.91	−19.83 ± 13.88	21.1	4.95	< 0.001
实验组	104 ± 12.76	48.5 ± 9.42	−55.5 ± 17.15	53.37	11.21	< 0.001
组间差			35.67	32.27		
t	2.06	4.21	5.6			
p	0.051	< 0.001	< 0.001			

音乐同步再加工的适用人群

由于音乐同步再加工是在眼动脱敏和再加工的基础上演变而来的一种方法，在刚开始的时候，我只是把它视为一个针对创伤后应激障碍的治疗方法，但是后来逐渐扩展到了很多其他领域，例如，抑郁症、恐惧症、焦虑症、强迫症，甚至是舞台表演紧张、体育竞技紧张，以及普通正常人群在生活中的不良情绪状态。总之，只要是由于某些具体的负性生活事件引起的情绪问题，该方法都有很好的效果。有一次，我给一位陷入两难选择困境的男性来访者使用了音乐同步再加工，也意外地获得了非常好的效果。这个案例是这样的：

刘先生是一位成功的企业家，他和一位女士一起来到我的治疗室。刘先生告诉我，不是他要来的，是那位女士要他来的。我告诉他，如果自己没有求助的动机，就不会有什么效果，所以建议他回去。但是他犹豫了一下又说："既然来了，我也有些东西想解决一下。"他告诉我，那位女士是他的前妻，婚后十几年对他在生活上照顾得无微不至。"她对我太好了，我说不出她的任何不是。"但是刘先生认识了一位年轻漂亮、活泼可爱的女孩，于是发生了婚外情。前妻知道后就与他离了婚，但依然担心他的未来。前妻认为，他一定是心理有了问题，这样下去将来会出大问题，所以硬把他拉到我这里，希望他能解决心理问题。而他也陷入了内心的矛盾，觉得前妻对自己太好了，也许这辈子都找不到这么好的女人了。可他同时又觉得妻子不够性感，缺乏幽默感，跟她生活在一起很无聊乏味。而那个女孩年轻性感，性格活泼可爱，非常吸引他。他不知道应不应该与这个女孩结婚，因为害怕婚后发现她不如前妻好，自己会后悔，所以内心很矛盾。刘先生很希望听听我的建议。

　　作为治疗师，我是不应该给他任何建议的。我突然想到，既然音乐同步再加工能够帮助来访者自己解决自己的问题，不妨试试此技术。当然，这时候要改变原来的创伤治疗思路，因为刘先生不是离婚心理创伤的受害者，反而是一个创伤事件的始作俑者。我为他设计了一个开始想象的画面："请想象一下，你的面前站着你的前妻和女朋友。然后就可以开始胡思乱想了，想到什么都可以。这样我们就可以看到究竟谁在你心目中的分量更重，或者说你对谁的感情更深。这样可以吗？"刘先生同意了这个做法。

　　由于我们面对的不是一个由于创伤引起的问题，所以音乐情绪一开始就是平静美好的，然后逐渐过渡到轻快和欢乐。开始时，与前妻和女友的生活记忆交替在刘先生的脑海中出现，而后来，有关前妻的记忆景象越来越少。他的头脑中只有跟女朋友在一起愉快生活的记忆了。我当时判断，也许刘先生对女朋友的感情超过了前妻，结果已经很清楚了。虽然内心不禁有些失望，但只能开始找个合适的时机来结束音乐同步再加工的干预过程了。但就在这时，刘先生报告说："我突然想到，有一次我太太正在洗澡，让我为她拿一条毛巾……看着她的身体，突然觉得其实她也挺性感的。"我立即感到这可能是一个转机，于是决定再等等。果不其然，他接着又想到了几次他与前妻在生活中开玩笑的场景。他说："我发现其实我前妻也是挺幽默的。"我觉得大有希望，于是鼓励他继续自由联想。没想到，他开始拒绝跟我有任何语言的对话了。我多次询问："现在你又想到了什么？"他都不予回答，就好像睡着了一样。我不知道是他的头脑中出现了什么不愿意告诉我的事，还是真的睡着了。过了十几分钟，就在我想放弃正考虑如何结束音乐并唤醒他的时候，他突然睁开眼睛，摘掉耳机，大声地说："不听了。我已经想好了，复婚！"他快速起身，走出诊室，拉着前妻的手说："走，咱们去民政局复婚！"这位女士惊呆了，但是她的脸上流露出了难以抑制的开心。我看到这位女士在付款的时候双手发抖，眼眶里有泪水在打转……

有关音乐同步再加工的临床应用的报告还包括带有心理创伤的地震幸存者（高天，2011）；精神科医院的抑郁症患者（赵鑫，2009）；体操运动员竞赛焦虑（王露洁，2011）；痉挛性发声障碍（刘志英，2012）；梦境恐惧（赵翠荣，2012）；高校毕业生就业焦虑（侯庆琦，2016）；大学生心理创伤（张明，2013）等方面的论文，都显示了良好的疗效。

音乐同步再加工中的音乐

音乐在音乐同步再加工中的作用

应该强调的是，在音乐同步再加工干预过程中，音乐是引起改变的主要因素和基本因素，或者说音乐是治疗师，而不仅仅是一个工具或音乐背景。我们作为治疗师虽然也扮演着重要角色，也起着推动治疗进程的作用，但真正在来访者内心深处起核心推动作用的是音乐，而不是治疗师。我记得我的导师布鲁夏博士在音乐引导想象课堂上说的一句话："音乐是治疗师，让音乐去工作。"我觉得这句话用在音乐同步再加工中也是很贴切的。

音乐究竟在治疗的过程中如何起作用？至少在目前的科技水平上无法用实证方法验证。在过去很长一段时间里，我将这个问题简单地理解为：音乐改变了情绪，而情绪改变了认知。但是随着临床实践越来越多，我逐渐感到这个解释似乎过于肤浅和简单。如果音乐所起到的作用仅仅是改变了情绪，进而导致了治愈的结果，那么吃一顿美食、听听相声、参加一次朋友聚会、上网看一段令人发笑的小视频等，都可以在一定程度上改善情绪。但是从未听说这些活动具有真正科学意义上的治疗作用。其实，任何人都可以从常识出发认识到上述活动虽然可以有效地改善情绪，但是与音乐的体验完全不同。其中的区别可能有很多，最根本的区别就在于人们在聆听、演唱或演奏音乐的时候，伴随着强烈的美的体验，这就是我们常说的音乐的审美体验。音乐与其他所有艺术形式（例如，美术、文学、舞蹈等）有一个重要区别，就是所有其他艺术形式都有外部世界的原型，唯独音乐在外部世界中没有原型，纯粹属于精神的创造物。所以当人们赞美其他艺术作品时，会使用诸如"惟妙惟肖""活灵活现""栩栩如生"等词语来说明它们与现实原型的关系。但是这些词语均不适合用来描述人们对音乐的体验。人们会发现用语言来描述自己对音乐的体验异常困难，最常见的是"抒情优美""激动欢快""忧伤悲痛"等语言，而这些语言只表达了人的内心体验，与外部世界无关。正因如此，音乐完全不受外部现实世界的束缚，只追求人对审美的极致体验。无论是高雅精美的专业音乐，还是普通人的随意哼唱，参与者都会体验到强烈的美的精神享受。

那么什么是音乐的审美体验呢？我的理解是：音乐的审美体验是人类通过自己凭空创造出来的有规律的音响来感受自我的生命力。也就是说，当人们在聆听或创造音乐的时候，所获得的美的感受实际上就是在感受自己生命的美好存在。当一个人能够感受到自己生命的美好存在时，会更加热爱自己的生命，进而获得更加旺盛的生命力。我认为，音乐之所以能够成为一种治疗手段，根本原因就在于此。从音乐同步再加工的操作层面上讲，音乐可以瞬间激活人们的积极生活体验和精神资源，让人们利用自己丰富的资源战胜生活中的困难，有智慧且有创造性地解决自己的问题。

音乐的美的体验可以附着在人头脑中的任何画面、记忆、想象和想法之上，使这些头脑中的活动瞬间变得美好。无论人们对头脑中的活动内容的体验原本是积极美好的，还是消极痛苦的，都无法抗拒音乐的这种强大力量。我们已经在音乐同步再加工的治疗过程中无数次地验证了这个独特的现象。很多读者可能或多或少地觉得这么说有一些夸大音乐作用的嫌疑，但是如果你想一想电影音乐对于我们对电影画面的体验的影响多么巨大，就能理解音乐不可抗拒的力量。我在各地讲学的时候，很喜欢使用的一个方式就是播放一段电影片段，例如，《侏罗纪公园》中几个科学家被恐龙追赶的恐怖场面。此时的电影音乐令人非常紧张不安，大大地渲染了这个片段的恐怖气氛。接下来，我会重新播放这个片段，但把音乐换成一段欢快的华尔兹圆舞曲，所有观众都笑了，因为原来恐怖的气氛一扫而空，变成了科学家与恐龙游戏的场面。实际上，大多数电影的重要场景画面都需要音乐渲染，电影音乐的情绪色彩直接决定了观众对一个电影场景的体验和理解。可以设想，为一段悲伤的场景配一段欢快的音乐会产生什么效果，或者为一段美好的画面配上一段恐怖的音乐又会产生什么效果。当然在现实中，电影音乐往往要配合电影画面或情节的需要，不会出现这种类似恶作剧的做法。但是在我们的创伤心理治疗中，音乐真的可以起到强迫性地改变来访者头脑中的消极记忆画面所带来的情绪体验。这就是为什么音乐同步再加工治疗可以非常快地起到明显的效果。

过去的创伤事件或消极生活经历一旦发生就不可改变，没有人能够坐上时光机器回到过去，去改变事件发展的过程和走向。但是我们可以改变一个人对这个事件的体验，体验一旦被改变，这个事件的意义和性质就随之改变了。从这个意义上来讲，过去的人生经历实际上是可以改变的。而我们改变过去的人生经历的强大武器就是音乐！关于这方面的议题以及我和研究团队在这方面所做的工作将在后面的章节进行更加深入的讨论。

音乐同步再加工的音乐曲库

2006年，我建立了第一版音乐同步再加工曲库。这一版曲库只有30首乐曲，全部选自我比较熟悉的音乐引导想象音乐库。经过了10年的乐曲搜集和实际使用以及我与张明合作，到2016年已经形成了比较成熟的、包括90首乐曲的第四版音乐同步再加工曲库。

第四版音乐同步再加工曲库中除了一首佛教音乐之外，其他音乐全部采用西方古典音乐作品的片段。有些同行质疑，在中国发展起来的音乐治疗方法为什么不采用中国音乐？实际上，最初我也尝试过选用中国音乐作品，但最终失败了，原因有二。第一个原因是，虽然中国的音乐作品大多为中国的来访者所熟悉，但我发现使用来访者熟悉的音乐作品的临床效果很不好，因为熟悉的音乐作品往往会把来访者从意识转换状态带回清醒的意识状态，或者把来访者的联想引入直接与这段音乐相联系的记忆内容，从而破坏了深层次的自由联想。事实上，我有意识地避开了大众都比较熟悉的音乐作品。只有不熟悉的音乐作品才能不因来访者过去的音乐经历产生自由联想而造成干扰。

第二个原因是，大多数中国作品，特别是传统的民乐作品（例如，大家熟悉的《二泉映月》《春江花月夜》，或者很多人不熟悉的《高山流水》《梅花三弄》等）的情绪表达比较单一和简单，在情绪渲染的力度以及情绪表达的复杂性上，远不及西方古典音乐作品。我认为，这一现象是由东西方音乐的起源不同决定的。西方古典音乐起源于宗教。当时，音乐的功能是最大限度地渲染宗教情感，所以它一开始就是用来表达强烈情感的。例如，18 世纪中叶的西方音乐家巴赫的复调音乐通过教堂里巨大的管风琴震天动地地演奏出来，把悲剧式的宏大宗教情感发挥得无与伦比。贝多芬（Beethoven）虽然摈弃了音乐的宗教色彩，却把巴赫的这种强烈的情感表达的传统加以继承和发扬，转而表达世俗的个人内心的强烈情感和矛盾冲突。也正是为了配合这种强烈情绪情感的表达的欲望和追求，西方古典音乐逐渐形成了现在庞大的交响乐团的乐队编制，表达出了极为细腻且声势宏大的音响效果。中国的古典音乐起源于文人墨客超尘出世的雅兴和自我精神陶醉，更多的是追求和把玩情趣和脱俗的意境。所以中国民乐除了已经失传的唐代宫廷乐舞，几乎没有像样的乐队编制，大多以独奏或几样简单乐器的合奏为主。直到现代，中国民乐才模仿西方乐队建制组建了民族乐团。但是民乐团编制中的各种乐器音色仍然很难和谐交融，表现力差强人意。二者的这种区别还可以很直观地从西方古典油画与中国传统水墨画不同的风格中看到。西方古典油画常常表达宏大的历史题材或宗教故事，从色彩的运用到构图都给人强烈的心灵震撼。而国画则大多表现鱼虫花草、山水仕女，雅兴盎然。总之，西方音乐重在表达情绪和情感，中国古典音乐重在把玩雅兴和情趣。所以在音乐同步再加工中，中国的古典音乐难以满足对情感进行最大程度的渲染和推动的治疗性需求。

音乐同步再加工曲库共 90 首乐曲，分为暴力恐惧、焦虑紧张、从悲伤到忧伤、转为平静、宁静、宗教情感、美好温馨、向欢快过渡、欢快愉悦、坚定有力和激动以及深情激情这 11 个部分。这些乐曲按照从消极到积极的原则进行排序，也就是说，曲库的前几首作品一定具有强烈的甚至震撼的消极情绪表达。然后，消极情绪的表达力度逐渐减小，到平静甜美，又逐渐向积极方向转变，直至达到积极情绪的最高潮。在这 90 首作品中，表达愤怒、悲哀和伤感的作品只有 20 首，其余 70 首均表达了抒情优美和积极欢快的情绪。从这个比例可以看出，音乐同步再加工中音乐的功能主要聚焦在积极情绪的推动和渲染上。音乐同步再加工曲库中的音乐作品名请见附录二。

音乐同步再加工的音乐使用原则

在具体的音乐同步再加工过程中，选择使用音乐的原则是这样的：每一轮的第一首音乐作品的选择很重要，特别是第一轮的第一首音乐的选择要根据来访者所带来的创伤事件的内容和情节的性质以及与之相应的情绪特点。例如，来访者带来的是亲人去世的故事，那么治疗师使用的第一首乐曲就应当是悲伤、悲痛的音乐；故事是童年受到暴力虐待，那么治疗师使用的第一首乐曲就应当是暴力、紧张的音乐。接下来的音乐选择应该遵守越来越走向积极方向的原则，逐渐减少负性情绪的色彩，然后逐渐转向积极情绪色彩的方向。如果说第一首是沉痛悲哀的音乐，第二首就可能使用忧伤的音乐，第三首可以使用淡淡的忧愁的音乐，第四首可以使用平静的音乐，第五首可以使用明朗抒情的音乐……当然，治疗师要根据来访者头脑中出现的故事情节和情绪特点灵活地选择音乐，但是原则是一首比一首积极。第一轮音乐播放在来访者头脑中的意象从消极转向中性，甚至具有一定积极美好的体验后，就可以考虑结束了。例如，如果来访者回忆起童年遭受虐待的情景，在音乐的伴随下开始宣泄痛苦的情绪，然后又在音乐的引导下逐渐地平静下来，这时候治疗师提示来访者："请继续想，想到什么都可以……请告诉我，你现在想到了什么？"来访者说："我从家里出来了，来到了我家旁边的小河边。"治疗师问："小河边是什么样子的？你能看到什么？"来访者说："小河边长满了青草，河水很清。"这时候，治疗师就应当意识到消极的意象要开始向中性甚至积极转变了。此时就要立刻缓慢地切掉前面具有忧伤色彩的音乐，转入平静抒情和美好的音乐。然后可以引导来访者，"你用清凉的河水洗洗脸会有什么感觉？""嗯，很舒服。""仔细地感觉一下清凉的河水给你的脸上带来的这种清凉舒服的感觉……此时此刻，在这个宁静的小河边，你心里有什么感觉呢？""我心里平静多了，觉得这里很美。""请你仔细地体会心里的平静和美好，以及清凉的河水带来的舒服的感觉，这里的一切都这样美好。（逐渐地关掉音乐）现在音乐已经结束了，请你深呼吸，等你感到舒服的时候可以慢慢地睁开眼睛"。

治疗师与来访者简单地讨论了刚才想到和体验到的感受，然后请他再次为 SUD 打分，接着开始第二轮操作。这时候，治疗师依然引导来访者从同样的糟糕画面开始，但是使用的第一首音乐变为淡淡忧伤的，而不是原来悲痛的音乐。这时候，来访者头脑中出现的意象和画面一定会发生很大的改变。故事可能还是童年受到虐待的那些内容，但是痛苦的体验和暴力情节已经变得没有原来那么糟糕了，自己在被虐待的过程中也变得没有那么弱小无助了。后面的音乐一首比一首积极，来访者头脑中的意象也变得更加积极，这时候我们就可以看到原来的创伤故事的情节被改写了，来访者对这个创伤事件的记忆也被改写了，相应的情绪体验当然也被改变了。在来访者头脑中出现了 1 ~ 2 个积极美好的记忆或意象后，第二轮操作就可以考虑结束了。

在简单地讨论和 SUD 打分之后，第三轮操作依然从原来糟糕的画面开始，但是这一轮音乐作品可以一开始就是平静、美好和抒情的。来访者讲述的故事情节必然变得更加美好和积极。后面的音乐依然一首比一首积极，直到来访者头脑中出现了 3 ~ 4 个积极的意象（可以是回忆，也可以是想象），就可以结束此轮操作了。在大部分情况下，三轮操作就可以让来访者的 SUD 分值达到 0 ~ 2 分（对失去亲人的来访者，达到 1 分或 2 分即可）。如果需要第四轮、第五轮的操作，依然按照这个原则进行，但是每一轮开始的第一首音乐一定要明显比上一轮积极。

总的来讲，使用音乐的基本原则就是要让音乐的情绪色彩始终略比来访者当下的情绪状态积极，从而起到向积极的方向持续引领和推动来访者的情绪的作用。但是对音乐作品的具体选择和使用的前提是治疗师熟悉音乐作品，并有一定的切身感受，在这个基础上才能根据来访者所讲述的意象内容和故事情节，以及治疗师对来访者内部情感世界的理解和共情，来做出正确的选择。

注意事项

1. 音乐同步再加工曲库中有些音乐很短，仅有两三分钟，有些音乐作品较长，长达 20 多分钟，但以 5 ~ 8 分钟的作品居多。治疗师使用的时候要根据来访者所讲述的故事情节发展来决定什么时候换音乐，不需要每一首都完整地播放。如果来访者的故事情节变了，例如，一个故事完了，来访者又想到了另一个故事，其内容的情绪色彩有了明显变化，那么治疗师就要及时地将前一首音乐切断，选用另一首更为合适的音乐。但同时还要注意，不要在一首音乐开始播放后很短的时间内就切换音乐，这样会导致来访者的音乐体验破碎和产生不完整的感觉。一般来说，一首音乐的播放时间不应该短于 1 分 30 秒，以保证来访者对音乐的体验相对完整。转换音乐时要注意让前一首逐渐地自然消失，切勿突然断掉，否则会给来访者造成很意外、不舒服的感觉。在绝大多数情况下，后一首音乐应该比前一首音乐积极一些。这是音乐同步再加工使用音乐的基本原则。

2. 治疗师一定要熟悉音乐同步再加工曲库中的所有音乐作品，不可以仅凭着曲库附带的对音乐作品的文字说明来选择音乐。由于音乐体验的极其丰富性和语言的极大局限性，即使是标注着相同文字说明的音乐作品，在聆听的时候给人带来的实际感受也区别很大。当来访者说自己内心感到很"痛苦"时，每个人所体验的痛苦感受又非常不同，有的人的痛苦伴随着愤怒，有的人的痛苦伴随着无力和绝望。同样，表达痛苦情感的音乐也千差万别，各有特点。治疗师绝不可简单地听到来访者说痛苦，就以为自己理解他的感受了。治疗师在音乐同步再加工的操作过程中，一定要在与来访者保持语言交流的同时，注意聆听音乐，因为音乐在来访者内心引发体验的同时也会在治疗师的内心引发类似的体验。这对治疗师理解此时此刻来访者的情绪感受来说非常重要。治疗师应该一边注意聆听来访者所描述的故事内容、场景和情绪感受，让自己充分地共情，想象自己就是来访者，感受来访者的内部情感世界，一边注意聆听音乐的情绪感受。这就是在音乐同步再加工中做到充分共情的基本要求。

3. 无论来访者头脑中想到的故事出现了什么样的变化（大多数都越来越积极，但是也不排除突然出现某些很伤感的回忆，来访者又开始哭泣的情况），治疗师要坚守一首比一首积极的单向选择原则，不要因为来访者想起另一个伤心的故事，就逆向选择具有比较消极的情绪特点的音乐。不要担心这时候的音乐的情绪色彩不适合来访者讲述的故事内容。没有人能够在美好音乐的伴随下体验痛苦的情绪，这就是音乐不可抗拒的力量。来访者正在讲述一个悲伤的故事，治疗师却播放了一段美好的音乐，虽表面上看起来并不协调，故事内容与音乐的情绪色彩有些脱节，但实际上，来访者的内心感受还是会受到音乐的影响。我印象很深的一次经历是，一位来访者在音乐同步再加工的过程中所报告的意象已经比较积极了，我正打算使用一首非常抒情优美且明朗的长笛独奏（比才的歌剧《卡门》里的一首著名的间奏曲）来结束这一轮，来访者突然想到了一个伤心的故事。我播放的音乐与来访者的故事几乎是同时开始的，所以即使我觉得音乐与故事似乎不匹配，马上换音乐也会显得非常唐突，我只能让音乐继续下去。这时候，奇怪的事情发生了，这首再熟悉不过的音乐突然让我感到不像原来那么抒情美好、充满阳光般的明媚了，似乎也变得忧伤起来。这一轮结束后，我问来访者，你有没有觉得音乐跟你的故事不匹配？她说："没有呀，我觉得那首音乐很好地匹配了我当时的内心感受。"这段经历让我认识到，一段录制好的音乐作品所传递的信息和情绪体验其实并不是固定不变的。音乐与聆听者之间并不是单向传递的关系，而是双向互动的关系。聆听者在不同的条件下听到同一首音乐时所获得的体验是不同的。来访者头脑中的意象或故事内容都会对音乐体验产生明显影响。这个现象也许可以用心理投射来解释，但是事情恐怕远没有这么简单。我和我的研究生对这一现象做过专门研究，将在第六章介绍给读者。

这里所说的上述现象说明，在音乐同步再加工中，治疗师选择音乐的"准确度"存在一定的空间。也就是说，治疗师在选择音乐的时候，并不需要过于追求所谓精确性。来访者的体验会根据自己头脑中的意象做出相应的调整。当然，这不等于说治疗师可以不考虑来访者头脑中的意象内容、故事情节和情绪体验的特点而随意使用音乐。毫无疑问，如果音乐作品所传达的情绪色彩与来访者头脑中的意象内容和情绪体验的距离过大，还是会严重干扰来访者的音乐自由联想和体验的。

音响设备的使用

　　治疗师要充分地考虑音响设备的质量，只有高品质的音响效果才能较为令人满意地释放音乐的情绪渲染能力。同样，一首音乐通过不同质量的音响设备播放的效果有天壤之别。我们常见的智能手机、计算机或计算机用小音箱或普通家庭用音响都不够。专业的音乐治疗师需要配备专业级别的音响设备。我经常看到一些音乐治疗师使用廉价劣质的音响设备，让我不禁怀疑他们是否用心体验过音乐的情绪感受。市面上可以选择的音响设备非常多，但是去专业音响商店购买专业级别的音响是最低门槛的要求。在自己的经济能力可以接受的范围内，请尽量选择高品质的音响设备。

　　现在使用光碟和光碟播放器的人越来越少了，更多的人使用计算机来储存音乐。如果治疗师用计算机储存音乐，一定要采用无损的 WAV* 格式储存。我们生活中常用的高压缩比的 MP3、WMA 格式在储存音乐时信号损失太大，乍一听好像与 WAV 格式的效果区别并不大，但是真正在音乐同步再加工的治疗过程中就会深切感受到这些格式的音乐的情绪渲染力差了很多，而在推动来访者的情绪时会有一种"使不上劲"或"不给力"的感觉。

　　另外，普通的家用台式计算机和笔记本电脑所配置的声卡均为廉价的低端产品，不能满足专业级别音响的要求。所以需要另外配备专业级别的外置声卡（或称音频接口）。不要使用计算机的耳机插口来输出信号，而要使用 USB 输出口输出音乐信号。

　　下面是我目前在治疗室里所使用的设备，属于中等专业级别的水平，也不能算作最好的搭配，仅供参考。

---

* 波形声音文件，是微软公司专为 Windows 开发的一种标准数字音频文件。

1. 一台戴尔笔记本电脑。

2. 一台 SPL Crimson 外置声卡。此设备可以脱离计算机而独立工作，且兼顾简单的调音台的功能，有两个监听耳机输出口，能满足让治疗师和来访者同时使用两副耳机的需要。

3. 两副拜雅（beyerdynamic）T90 耳机。

4. 两个罗德（RODE）NT3 话筒。

5. 一对声荟（QMS）C6 监听音响。

6. 两个话筒架。

在这里，我想特别说明一下，拜雅 T90 耳机为德国拜尔动力原产，是该品牌的准旗舰产品。它的特点是音质通透细腻，细节丰富，频带很宽，在低、中、高音区都有出色的表现，特别适合播放古典音乐，而且为半开放式全耳包裹，因而音响氛围很好，即使在较大音量时也不会令人有压迫感，让人感觉比较放松，适合长时间佩戴。我认为这款耳机特别适合音乐同步再加工的需要。以上设备如果不算笔记本电脑，总价格大约在 20 000 元。

音乐同步再加工治疗师的培训与认证

很多音乐治疗方法，如同心理治疗和心理咨询的方法一样，需要经过复杂严格的多年培训才能完成，例如，音乐引导想象、精神分析音乐治疗、创造性音乐治疗，等等。我个人比较反对这种将某一个方法技术复杂化甚至神秘化的倾向。我坚持"大道至简"的理念，认为心理治疗的方法越复杂，越需要多年的训练和丰富的经验才能在临床上成功地操作，就越是在强化治疗师的权威角色，而将来访者置于一个被治疗者的客体角色。后现代的心理学理论强调来访者是治疗的主体，他们才是自己的心理专家。所以一个好的心理治疗方法应该是标准化的简单操作程序，这样才能给来访者充分的主动解决问题的空间，而治疗师只是一个能够充分共情、耐心的陪伴者。所以在音乐同步再加工的治疗过程中，解决问题和治愈的责任不在治疗师肩上，而在来访者自己的肩上，因此我努力把音乐同步再加工设计为一个简单且操作标准化的方法，只要正确地按照要求的步骤进行操作，新手和专家在临床上的效果是一样的。音乐同步再加工的培训只需要 8 天的集中培训，如果加上稳定化技术的 4 天课程（这些技术在音乐治疗师培训班的基础课程"接受式音乐治疗方法"的内容之中。接受过这门课程学习的学员不需要再学这些内容），共需 12 天即可全部完成培训。当然，在课程培训结束后还需要经过 3 个完整案例的督导方可获得音乐同步再加工治疗师的资格证书。*

学习音乐同步再加工课程的学员可以是音乐治疗师、音乐教师、心理学工作者以及医护人员。如有专业音乐背景，可能在理解音乐方面具有一定优势，但是他们的劣势可能是缺乏心理咨询和治疗的理论知识及训练。而心理学工作者虽然可能在音乐方面存在一些劣势，但是他们的优势是具有较好的心理学知识和临床经验。由于音乐同步再加工属于接受式音乐治疗方法，不需要治疗师具有演奏或演唱的技能，所以非音乐背景的人士完全可以学习。当然，非音乐背景的人士需要在熟悉音乐同步再加工曲库中的音乐作品上多下功夫，因为对这些音乐作品的熟悉程度会直接影响音乐同步再加工的疗效。由于音乐同步再加工毕竟属于高级阶段的方法，所以我们要求参加培训班的学员至少具有 2 年以上的音乐治疗或心理治疗的临床经验。这主要是希望音乐同步再加工的操作者对于临床上发生的现象有

---

* 欲了解相关的培训，欢迎拨打 13316500030 来了解详情。

一定的理解。

音乐同步再加工案例

肖婷婷（化名）是一位 33 岁的中学教师，有一个孩子。她此次来访是想解决在与妈妈的关系中留下的童年创伤问题。她描述，现在跟妈妈的关系就是"熟悉的陌生人"，母女平日里经常发生冲突。上个月，她们为了如何给姐姐的孩子看病的问题又大吵了一架。肖婷婷主张去医院检查，妈妈不同意，于是争吵起来。母亲还扬言要跟她断绝关系。"从小到大，我们经常吵架，几乎每次见面都会吵。"

治疗师询问肖婷婷对治疗的期待，她说："希望自己能够放下对以前的怨恨，从心里接受她。"治疗师询问："你小时候有没有感受到母爱的时候？"她说："几乎没有。一直无法原谅她，希望她能够给我道歉。但是现在知道这是不可能的，只能是我自己先放下，理解和接纳她。"她对治疗师说道：

> "我小时候经常挨打，而且每次都伤痕累累。妈妈总是不分青红皂白就打。小学二年级的时候，她怀疑我把她的项链偷了，劈头盖脸地打我，我逃了出去。过了几天，她自己找到项链了，也没有向我道歉。还有一次，我趴在床上看书，她看到我衣服不整，就说：'你穿成这样是想出去勾引男人吗？'姐姐是聋哑人，妈妈每天都教她说话，注意力都在她身上，注意力从来都不在我身上。但是当我犯错的时候，她就会打我，打得很惨。打得身体有点微微发热，不舒服。现在说起来还有些紧张，但是不太怨

恨了。

　　妈妈的精神不太正常，有时会一整天都躺在床上看着天花板，不吃饭，不说话。有时候，我叫她很多声，她才会突然反应过来；在医院说有人盯着她，跟踪她。我的心里有一种恐惧，我会不会遗传她，老了会不会也出现问题？

　　小时候的经历对我现在还有影响，特别需要一个温暖的家庭，能关心我的人。我的父爱也是缺失的。我谈了七八次恋爱，总是埋怨对方，觉得对方对自己不好，不理解我，想找到一个真正理解我的人；每次分手，最多伤心几天就没事了；总是感觉没有找到最爱的人，无法建立一种稳定的亲密关系。我总是挑对方的刺，抱怨对方对我不好，伤害自己。现在想起来，我跟我妈很像。我妈也总是向别人哭诉我爸怎么对她不好。我在很长时间里都不自信，看到别人比我好就会心里很难受，跟人家较劲。自己希望被关注，又不愿意说出来。"

在第一次治疗中，我们做了安全岛的练习，进行得很顺利。肖婷婷想象自己置身于一个美丽的海滩，有一艘属于自己的可爱的小船。我们决定下一次开始音乐同步再加工的工作。

　　第二天，我们在讨论中确定了所谓的"项链事件"作为具有代表性的童年创伤事件来加以处理，开始了音乐同步再加工工作。肖婷婷说：

　　"小时候，母亲差不多一周能打我两次，每次都打得挺惨的。讲起她打我的事情，我心里还能感到委屈、愤怒、无助和恨；有焦虑的感觉，有一种战胜她的冲动，但是这种情绪又被我压制住了。我总觉得只有让她感到挫败，我才会开心。平时她不跟我吵架的时候，我就会忽视她的存在；可一旦吵起架，我就会跟她拼命吵。这次我们吵架，我就指着她骂，说都是她害了我；因此她要跟我断绝关系。我现在想起来感觉挺难过的，一方面难过她还是那样，另一方面难过我怎么成了这样。我有一个女儿，她不太懂事的时候，我也会很愤怒，很像我妈。我很担心自己会成为我妈妈那样的母亲，伤害我的女儿。"

治疗师要求来访者选择一个印象深刻的、具有代表性的事件作为这次工作的事件。肖婷婷选择了"项链事件"。治疗师询问当想起这个事件时，来访者的心里和身体有哪些不舒服的感觉？肖婷婷表示，当她再次想起这件事情时，会感到恐惧、愤怒、无助、焦虑和难过。

- 最糟糕的画面：妈妈问我有没有拿她的项链……
- 消极自我认知：我很弱小。
- 积极自我认知：我很强大。
- VOC：3
- SUD：8

第一轮音乐同步再加工

治疗师："请你深呼吸，全身放松，仔细体会你刚才说的恐惧、愤怒、无助、焦虑、难过的感觉……让自己完全沉浸在这种感觉中，让这些感觉变得越来越强烈……你更加恐惧和愤怒，更加无助和焦虑，更加难过和伤心……带着这些感觉，让我们回到那天的那个事件中，妈妈问你，有没有拿她的项链……"

此时选用的音乐为巴赫的《D 小调托卡塔与赋格（托塔卡）》，管弦乐队版本。音乐表达了强烈的悲剧色彩，音量起伏对比巨大，震撼心灵。

> 治疗师："告诉我，你现在想到的是什么？"
>
> 来访者："我们家。"
>
> 治疗师："嗯，家是什么样子的？"
>
> 来访者："不太大，进门是客厅，有两个房间，我妈的房间和我的房间。"
>
> 治疗师："嗯，你现在在哪个房间？"
>
> 来访者："我在客厅。"
>
> 治疗师："嗯，你在客厅。然后呢？"
>
> 来访者："我妈从房间出来，问我有没有拿她的项链。我说没有，但是她不相信，我们争执了几句，她就开始打我。"
>
> 治疗师："争执了几句，她就开始打你。"
>
> 来访者："她开始是用手打的，可能感觉不过瘾，随手拿起了拖鞋，然后我就躲到桌子下，这时姐姐过来把我妈挡住，妈妈把我们一起打了。"
>
> 治疗师："对，姐姐来保护你，可是妈妈把你们一起打了。"

音乐换为巴赫的《D 小调托卡塔与赋格（赋格）》，管弦乐队版版本。音乐非常暴力、激烈、有持续不断的紧张，最后以大悲剧结束。

> 来访者："然后我到处跑，她一边追打一边骂，她还拉扯我的头发。嘴里还一直骂。"
>
> 治疗师："她骂了些什么话呢？"
>
> 来访者："就是那些很难听的话。"

治疗师："嗯，叙述一下，她都是怎么说的？"

来访者："你怎么不去死？嗯……我说不出口那些话。"

治疗师："嗯，没关系，你尽量说。她还说了些什么？"

来访者："'狗日的老子生了你就是祸害，你怎么不去死？我杀了你再去自首。'她经常说把我杀了之后就去自首，就去跳河。"

治疗师："对，听到她说这样的话，你心里有什么感觉？"

来访者："很恐惧。"

治疗师："很恐惧，你觉得她真的会杀了你吗？"

来访者："嗯，一半一半吧，不太相信，但也害怕。"

治疗师："嗯，仔细体会你形容的这种恐惧的感觉。她还在打你，打在你的什么地方？"

来访者："背上。"

治疗师："她是用那个拖鞋打的吗？"

来访者："她又换了衣架，我也记不清是衣架还是电线，就是很细的东西，打在我的背上。"

治疗师："打在身上，你有什么感觉？"

来访者："很疼。"

治疗师："仔细地体会她打在你身上的疼的感觉。你想象她打在你的背上，非常疼，你心里非常恐惧。"

来访者："我不停地跑，一直跑到外婆家，只有外婆家才能保护我。妈妈追到外婆家，站在门口一直骂，让我跟她回去。我外公把她拦在外面，不准她进来。她骂了一阵子就走了。"

治疗师："嗯，妈妈走了吗？"

来访者："走了。"

治疗师："然后呢，你在外公外婆家时，心里有什么感觉？"

来访者："我有一种胜利的感觉。"

治疗师："嗯，对，仔细地体会自己心中的这种胜利的感觉。"

音乐换为维瓦尔等（Vivaldi）的《A 小调小提琴协奏曲（广板）》。这是一首小提琴独奏曲，是一个人的内心独白，委婉而悲伤，如泣如诉。

来访者："我看见，小时候的我站在我面前，浑身是伤，很无助地看着我，我想帮助她，但是我没有办法。（哭泣。）"

治疗师："请你给我描述一下，她是什么样子的？"

来访者："她缩成一团，身上到处都是红的紫的淤青，很害怕，一直在哭。"

治疗师："嗯，她想让你帮助她。你觉得你能保护她吗？"

来访者："不能。我也无能为力。"

治疗师："嗯，你也无能为力。"

音乐换为格里格（Grieg）的《霍尔堡组曲（咏叹调）》，音乐充满了悲哀和哀伤的情绪。

治疗师："继续想，想到什么都可以。"

来访者："她站起来，走过来，牵住我的手。她的手是那么小，但是她告诉我不要怕，总有一天我会长大，总有一天可以逃出这里。（哭泣。）"

治疗师："嗯，你总有一天会长大，会逃出这里。仔细地体会你牵着她的小手……看着她那样对你说，你有什么心情？"

来访者："很心疼。想抱抱她。"

治疗师："你把她抱在怀里？"

来访者："嗯。"

治疗师："仔细体会这个可怜的孩子在你怀里的感觉，她那么弱小，浑身是伤，她整天被打，活在恐惧之中……你紧紧地把她抱在怀里，你想怎么安慰她呢？"

来访者："我想说，有我在，我会尽一切力量去帮助你。"

治疗师："嗯，你会尽一切力量去帮助她。她听到你这样说，她有什么反应？"

来访者："她一直微笑，还帮我擦泪水，她是一个很坚强的孩子。"

治疗师："对，她是一个很坚强的孩子。"

来访者："她带我去我们家，让我看我妈坐在房间里，坐在床上衣衫不整，一直呆呆地看着一个地方不动。我看着我妈像精神病人一样，我知道她的精神有问题。"

音乐换为阿尔比诺尼 – 贾佐托（Albinoni-Giazotto）的《G 小调慢板》。音乐缓慢、沉重而忧伤。

来访者："我很想叫她，但是叫不出口。那个小小的我走到她面前，但是妈妈没有看见她。我妈就好像觉得这个世界谁都不在一样，就一直看着一个地方一动不动。那个小小的我想抱抱妈妈，但妈妈还是一动不动，没有任何感情。小小的我就那样看着我，眼神里充满了悲伤。"

治疗师："对，她眼神里充满了悲伤，她想去抱妈妈，但妈妈看不到她。这时候，你心里有什么感觉？"

来访者："很难过。"

治疗师："仔细地体会这种难过，非常难过……然后呢？"

来访者："我试着走过去，但是妈妈也看不见我。"

治疗师："对，她也看不见你。"

来访者："小小的我牵着我的手，放在妈妈的手上，但是妈妈一动不动，我碰着她的手非常冰凉，像一具没有感情的尸体一样。我叫她，她也不理我。"

治疗师："嗯，你叫她，她也不理你……仔细地感受妈妈冰凉的手，像一具没有感情的尸体。"

来访者："我把头靠在她的肩膀上，想努力体会在妈妈怀抱里的感觉，但还是什么感觉都没有，她还是一动不动。我决定走了。"

治疗师："嗯，你决定走了，你非常失望。"

来访者："小小的我跟我挥手，就好像要告诉我，就让它留在过去吧。它们只能停留在过去。"

音乐换为肖斯塔科维奇（Shostakovich）的《第二钢琴协奏曲（行板）》。前面有一段沉重的引子，非常低沉、伤感。但是当明亮的钢琴进入时，音乐色彩突然明朗起来，犹如乌云中突然透进一束阳光。然后，明亮抒情的钢琴一直与沉重的乐队进行着交织的对话，此起彼伏，让人感到在苦难中依然充满美好的希望。

治疗师："继续想，想到什么都可以。"

来访者："我走到门外的花园里，树都枯萎了。我坐在花园里不停地思考。我想改变我妈，但是知道改变不了。我想要一个好办法，让一切都变得好起来。"

治疗师："嗯，你想要一个很好的办法，让一切都变得好起来……然后呢。"

来访者："我想不到了，没有办法。"

治疗师："继续想，想到什么都可以。"

来访者："我看到很多场景，都是我小时候玩的地方。我好像在找，想找到一个什么东西，但是我再也找不到了。"

治疗师："你想找到什么？"

来访者："想找到一个好办法，还是什么东西，但是找不到。只有回
外婆家。外婆坐在阳台上对我笑。"

治疗师："外婆对你笑，外婆是什么样子的？"

来访者："胖胖的，头发已经花白了，但是她很温暖。她最喜欢叫我
小狗，我就像小狗一样趴在她怀里。她就那样抱着我。"

治疗师："对，在她的怀里，你有什么感觉？"

来访者："很踏实，很温暖，很安全。"

治疗师："对，仔细地体会在外婆的怀里踏实、温暖、安全的感觉。
有外婆在，你就安全了。（音乐结束。）好，音乐已经结束了，
请你深呼吸，慢慢睁开眼睛。"

扫一扫，收听音乐同步再加工案例的录音

接下来，治疗师与来访者进行讨论。

治疗师："好，现在我们再来打一次分数，想到妈妈打你，前面是
8 分，现在呢？"

来访者："10分。"

治疗师："前面的8分包括委屈、愤怒、无助、恨和焦虑，现在有什么变化吗？"

来访者："有心疼，心疼小小的我。还有一些可怜我妈。"

治疗师："你想到那个小小的我，虽然比你小，但是好像比你坚强。她拉着你的手，教你怎么做。"

来访者："嗯，对。"

治疗师："还有那些恐惧、愤怒、无助、焦虑，这些感觉还有吗？"

来访者："有。"

治疗师："好，我们再来一遍。"

SUD: 10

第二轮音乐同步再加工

治疗师："仔细体会你刚刚说的恐惧、愤怒、无助、焦虑和难过，既心疼小时候的自己，又可怜妈妈。仔细体会这些感觉，让自己完全沉浸在这些感觉中。让这些感觉变得越来越明显，越来越强烈……更委屈、更恐惧、更愤怒、更无助、更焦虑、更难过。既心疼小时候的自己，又可怜妈妈……仔细体验这些感觉，这些感觉在心里压了很久很久，一直都在那里……带着这个感觉回到那个场景，妈妈问你，有没有拿她的项链？"

音乐换成肖邦（Chopin）的《第一钢琴协奏曲（浪漫曲）》。这是一首钢琴协奏曲的第二乐章，乐队演奏出缓慢惆怅的引子，而钢琴的进入立即转变了整个气氛。明亮、抒情而且华丽的旋律把人带进了一个甜蜜沉思的意境。

来访者："她从卧室出来，问我有没有拿她的项链，我说没有，她就开始骂我。我选择只听着她骂……她越骂越厉害，准备打我，但还没有打到我的时候，我就已经跑出去了……我跑到外婆家。这次她没有追过来。我到外婆家了。我一直在笑，外婆给我削了一个苹果，感觉好多了……在沙发上吃苹果。外婆问我中午想吃什么菜，她给我做。我觉得有外公和外婆的疼爱，我特别幸福。从小，他们就在我身边照顾我，陪伴我。"

治疗师："对，你有外公和外婆的爱，特别幸福。仔细地体会在外公和外婆家幸福的感觉……"

来访者："我在给外婆按摩，她特别开心。"

治疗师："你看看外婆开心的样子。"

来访者："她唱起了最喜欢的歌，叫《洪湖水浪打浪》，我们俩都在笑。"

治疗师："嗯，你们都在笑，笑得非常开心。"

来访者："我好像忘了那些不愉快的事，忘了妈妈要打我。"

治疗师："仔细体会在外婆身边幸福的感觉……"

音乐换为普契尼的歌剧《蝴蝶夫人》，这是《蝴蝶夫人》中的一个间奏曲《哼唱》，这是女声温柔的哼鸣，充满了母性的温柔。

来访者："我妈又过来了，她要我跟他回去，外公和外婆不同意，妈妈想骂人，但是没有骂出口。外公和外婆气势很足。我妈带着姐姐站在门口，姐姐的眼神有点奇怪，那个'小小的我'好像也站在门口。"

治疗师："姐姐的眼神很奇怪？"

来访者："就是她既希望我在这里又希望我跟她们走的那种眼神。"

治疗师："'小小的我'是什么眼神？"

来访者："'小小的我'微笑着。其实我想让她们进来。她们站在门口。我去牵小小的我，还有姐姐。我想让她们进来。"

音乐换为舒曼的《民间传闻，作品102》。这是一段大提琴独奏，音乐温馨而亲切，充满了温暖的柔情。

来访者："我妈还站在门口。妈妈又变得一动不动，面无表情。我们互相望着，好像都没有办法，找不到交流的途径，只能用眼神交流。小小的我跟姐姐都看着我。"

治疗师："你是在用眼神跟妈妈交流吗？"

来访者："不，是跟姐姐和小小的我。"

治疗师："嗯，看着姐姐和小小的你，你觉得她们的眼神告诉了你什么呢？"

来访者："她们说，'你应该过得很幸福的，不要回去了'。"

治疗师："你想告诉他们什么？"

来访者："我想帮助她们，其实我想跟她们在一起。她们站着一动不动，找不到交流的方法。没有办法说话沟通。"

音乐换为庞赛（Ponce）的《星光满天》。这是一首非常优美抒情的小提琴曲。乐曲旋律缠绵、浪漫、如情人般绵绵细语。

来访者："姐姐和小小的我决定跟妈妈走了，没有跟我挥手。我有些犹豫，我想过去，但我想留在这里。我把门关上了。我们最后还是没有交流。"

治疗师："你看着姐姐和小小的我都走了，你心里有什么感觉？"

来访者："失落。"

治疗师："嗯，非常失落，然后呢？"

来访者："我坐在沙发上，不停地想。我决定还是去找她们，我冲下楼，在路上找到她们。我妈牵着我和姐姐，妈妈很胖，走路都已经蹒跚，走不稳，我看着她的背影很心疼。"

治疗师："看到她的背影很心疼，仔细看着妈妈蹒跚的样子。然后呢？"

音乐换为威廉姆斯（Williams）的《绿袖子幻想组曲》。这段音乐取材于英格兰民谣，所以充满了民间色彩，前段深情优美，中段轻快，最后回到深情优美的旋律主题。

来访者："看到了妈妈年轻的样子，她很漂亮，唱歌很好听，身材也很苗条。好像在唱歌。那时候，她是一个很开朗的人。跟现在完全不一样……她对我唱歌……她一直微笑着，特别温暖。她过来牵着我，我跟她一起慢慢摇摆，跟她一起跳舞。她以前是那么美。"

治疗师："仔细体会跟她一起慢慢摇摆的感觉，看着以前那么美的妈妈，然后呢？"

来访者："她也没有说话，但是一直在微笑。又跳回妈妈现在的样子。两个样子不停地转换。也许我妈可以不用变成这样。"

音乐换为舒伯特的《A 大调中提琴协奏曲》，这是一段平静、安详、如诉般的旋律，最后转为轻快愉悦。

来访者："我妈对我笑了，她又哭了，边笑边哭。"

治疗师："那你呢？"

来访者："我不知道该怎么办？有些手足无措……那个小小的我又来了，牵着我的手，又牵着妈妈的手……妈妈的手摸上去好像有些温度了。"

治疗师："嗯，仔细体会妈妈手上的温度。"

来访者："妈妈的脸不停地换，年轻的和现在的。我们就这样握着，没有说话。"

治疗师："握着妈妈的手，这时候，你心里有什么感觉？"

来访者："感觉有点奇怪。这好像是有意识以来第一次牵到她的手。"

音乐换为巴赫（Bach）的《羊儿可以放心吃草》（出自《康塔塔第208 号》）。音乐温馨、平和、富有生活气息。

治疗师："现在呢？又想到了什么？"

来访者："想到她现在的这些样子，让人觉得很讨厌的模样。"

治疗师："……现在又想到什么了？"

来访者："想不到什么了。"

治疗师："没关系，让你的头脑放空，什么都不去想，一直到一些念头自动进来。"

来访者："想到了昨天的安全岛，那个房子。"

治疗师："想到安全岛有什么感觉呢？"

来访者："很踏实。"

治疗师："嗯，仔细体验那个房子带给你的踏实、温馨的感觉。好，
　　　　音乐已经结束了，请你深呼吸，慢慢睁开眼睛。"

接下来，治疗师与来访者进行讨论。

治疗师："现在想起不舒服的感觉，能打几分？"
来访者："8分。对妈妈可怜的感觉多一些了，觉得她也挺不容易的。
　　　　我们基本没有交流，没有语言。恨和愤怒少一些了，还有委
　　　　屈，难过。"

SUD: 8

扫一扫，收听音乐同步再加工案例的录音

第三轮音乐同步再加工

治疗师："好，让我们带着这些感觉回到那个场景，妈妈问你有没有
　　　　拿她的项链……"

音乐换为马斯奈（Massenet）的《第七管弦乐组曲：酸橙树下》。这是一首充满了宁静的夏夜气氛的乐曲，非常美好、温馨。引子有钟声，主要部分为单簧管与大提琴的亲切对话。

> 来访者："我在看电视，妈妈从卧室出来，问我有没有拿她的项链。我说没有，她不相信。我说真的没有。我就在家里面到处找，我想把她的项链找到。就像有预感一样，我知道在沙发下面，我把沙发挪开，找到了，拿给了她。她有点尴尬。我说你看我没有拿你的项链吧，她没有说话，她就进屋了。我觉得有点得意。但好像感觉我妈挺失落的。我在外面观察她，为什么这么失落呢？她把项链放回盒子，坐在镜子前，看着镜子里面的自己。我在想，也许她的生活需要她来做这些事情，才能让她感觉自己还活着，她需要来打我，骂我，看我哭得很可怜的样子。其实每一次打我之后，她也会哭。看到我伤痕累累的样子，她也很伤心。但是她控制不住自己，我在想，她是在通过这样的方式找存在感吗？我看她就这样坐在镜子前，看着自己……她开始梳头发。她很少梳头，头发总是乱糟糟的，但是她现在开始梳头了。她别上我给她买的发卡，蓝色的，像蓝色宝石的发卡。"

音乐换为巴赫的《G弦上的咏叹调》，这首乐曲温馨而平和，充满了生活气息。

> 来访者："镜子里，她又变回了年轻的样子，她看着自己，笑了。我在外面也笑了。这时候，姐姐和小小的我也过来了，她们牵着我的手，她们也笑了。妈妈转过身，变成了年轻的样子，

望着我们笑。"

治疗师："你看着妈妈变成年轻的样子，望着你们笑，你有什么心情呢？"

来访者："我觉得有点放心了，踏实了。她走过来抱我们。她抱着姐姐和我，还有小小的我，像妈妈的感觉。"

治疗师："仔细地体会妈妈抱着你们而你终于找到了妈妈抱着你的感觉，你能形容一下妈妈带给你的这种感觉吗？像什么？"

来访者："像太阳一样，特别温暖，特别有力量。她亲了我们每个人的额头，又把我们抱在怀里。小小的我说话了，叫'妈妈'，我和姐姐也叫'妈妈'，她很高兴。她说：'哎——'（哭。）……我终于有一个妈妈了，一个爱我的妈妈了。"

治疗师："嗯，仔细地体会这种像太阳一样温暖的感觉，一个爱你的妈妈的感觉。"

音乐换为比才的《卡门间奏曲》，这是一段长笛独奏，非常明亮、温暖、祥和且美好。

来访者："妈妈说对不起，她说让我们受苦了。她摸了摸我们的头发、肩膀和身体，说我们长得真好看。"

治疗师："对，妈妈说你们长得真好看。听到妈妈这样说，你心里有什么感觉呢？"

来访者："很开心。"

治疗师："嗯，终于听到妈妈夸自己了，你长得真好看，非常开心，非常温暖。"

来访者："她带着我们走在一片长满鲜花的地方，带着我们摘花，唱歌，特别开心，像天使一样的感觉。她摘了好多花，给我们

　　每个人编了一个花环，我们坐在她的身边，感觉特别美好，特别幸福。"

治疗师："好，音乐已经结束了，请你深呼吸，慢慢睁开眼睛。"

接下来，治疗师与来访者进行讨论。

治疗师："这一遍，你终于找到你想要的东西了。再想那些不舒服的感觉，你能打几分？"
来访者："3 分。"

SUD: 3

扫一扫，收听音乐同步再加工案例的录音

　　第二天，我们接着前一天的进度进行音乐同步再加工工作。肖婷婷表示："现在想起妈妈打我的情景，不舒服的感觉又少了一些，可以打 2 分。但还是有一些不踏实和没有完成的感觉。恨和愤怒的感觉没有了，对自己的童年还有一些可怜的感觉，另外希望如果爸爸能够进来，就完美了。"

第四轮音乐同步再加工

治疗师："好，还是请你深呼吸，把注意力集中在身体和这张床接触的部位，同时想象一下你把身体的所有重量都放在这张床上，这张床承载了你所有的重量……现在请你仔细地体会自己身上残存的童年可怜的感觉，还有父爱缺失的感觉，把自己完全沉浸到这些感觉中，仔细体会这种可怜的、缺失父爱的感觉，你觉得越来越可怜，越来越可怜……当音乐响起时，再次回想，妈妈问你，有没有拿她的项链。"

音乐换为贝多芬的《小提琴协奏曲（稍慢板）》。这是贝多芬的小提琴协奏曲中的慢板乐章。乐曲委婉抒情，充满了温情和缠绵的诉说。

来访者："妈妈从客厅出来了，她问我有没有拿项链，我说没有，她不相信，我在沙发下面找到了项链，她很尴尬，我感觉很得意。"

治疗师："仔细地体会这种得意的感觉，你终于有机会向妈妈证明你是对的了。"

来访者："这时候，门响了，爸爸回来了，提了很多行李。我不停地围着他，问他有没有给我带好吃的。他笑了，让我自己找。我在行李里到处翻，找到一个口香糖，我也很满意了。爸爸坐在沙发上，在笑，妈妈过来了，又想跟爸爸吵架。爸爸还是笑，我进去叫姐姐赶快出来。我们一家人都在客厅。爸爸在问我们的近况。我说我跟姐姐都很听话，妈妈坐在一边不讲话。爸爸说咱们出去吃饭吧。我和姐姐很高兴，我特别喜欢去外面吃饭，吃好吃的。我换上鞋，蹦蹦跳跳地跟姐姐一起，爸爸也高兴，但妈妈还是板着脸。我们在车上，爸爸开车，我们一直在唱歌。我们三个一直非常高兴，妈妈望着窗外不说话。我们到了餐馆，爸爸说点我们最喜欢的菜，我点了鱼香肉丝，姐姐和爸爸都点了菜。妈妈说随便，她还是板着脸。我想讲个笑话吧，但想了很久也想不出来好笑的笑话。大家坐在这里有点尴尬。这时候菜上来了，爸爸叫我快吃。我们低下头吃饭，大家又不说话了。我很怕大家不说话，不说话的时候心里很乱，我希望跟大家一起说说笑笑。虽然姐姐听不到也不会说，但是我知道姐姐是能加入我们的。"

治疗师："对，你怕大家不说话。"

来访者："我默默地吃完饭，准备走了。爸爸问我还想去哪儿？我说去河边散步……我们走到了河边，天气很凉快，吹着凉风，舒服极了。"

治疗师："对，非常舒服，河边空气很好，吹着凉风，非常舒服。"

来访者："妈妈还是不说话。我想可能是她的心结还没有打开吧，也许她自己无法打开的时候，我做什么都不行，我们就静静地陪着她也挺好。我有点放弃了让她用语言加入我们的想法，我觉得一家人就站在河边，不说话，吹吹风也挺好的。妈妈说要回去了。"

音乐换为萨蒂（Satie）的《杰美诺佩蒂组曲1号》。音乐的节奏稳定平缓，有支持感，弦乐美好温暖的旋律给人一种幸福的感觉。

来访者："我们沿着河边走，一直走，这时候遇到一个阿姨，妈妈跟她聊天，还有说有笑。我发现妈妈不是不会聊天、不会说笑

的，只是不愿意跟我们聊天说笑。我想也许是我们太让她烦
心了吧。"

治疗师："啊，妈妈原来是可以说笑的。"

来访者："她跟阿姨寒暄了几句，我们就继续走。我们走到小区里，
来来往往好多人，妈妈跟每个人打招呼，聊天。爸爸也在
旁边笑，爸爸也有好多的朋友。为什么妈妈就是不愿意跟家
里人说笑呢？……她们还在聊天，我和姐姐等不及了，先走
了。我们来到外婆家。外婆在楼下乘凉，还有很多爷爷奶奶
在那儿。外婆叫我们过去，我们很高兴地过去了，坐在外婆
旁边特别开心。"

治疗师："看着外婆慈祥的样子非常的开心，然后呢？"

音乐换为舒伯特的《A 大调中提琴协奏曲》。平静、安详、如诉般的旋
律，最后转为轻快愉悦。

来访者："我跟外婆要生日蛋糕，外婆还在笑，爸爸提着蛋糕来了，
今天是我的生日，我高兴得快跳起来了。在外婆家的花园
里，爸爸把蛋糕放在石头上，姐姐、我、爸爸、妈妈、外婆
还有爷爷奶奶，全家都坐在桌子边，爸爸说，许一个愿望
吧。我说我希望一家人永远开心地在一起。爸爸插了蜡烛，
特别幸福。开始分蛋糕了，姐姐把奶油抹在我的脸上。特别
开心。"

治疗师："对，姐姐把奶油抹在你的脸上，感受一下奶油抹在你的脸
上，好好玩！"

来访者："妈妈这时候给了我一个生日礼物。特别惊讶，是一个特别
精致的礼物盒子。"

治疗师："妈妈居然给你礼物，哇！看看妈妈的礼物是什么？"

音乐换为德沃夏克的《捷克组曲（浪漫曲）》。这首圆舞曲从平静到轻快，后回归平静。但是我在音乐回归平静之前即转换到下一曲。

来访者："是一个发卡，特别好看。妈妈笑了，说我皮肤白，就适合戴这样的发卡。妈妈终于说话了，我觉得好开心。生日蛋糕甜甜的，大家都在笑。外公也从楼上下来了。我觉得我今天是最幸福的。"

治疗师："仔细地体会这种幸福的感觉，非常的幸福，非常的幸福。"

音乐换为德维恩的长笛协奏曲《波兰舞曲》，音乐欢快诙谐，愉悦感十足。

来访者："跑过来一只小狗，我跟小狗玩，毛茸茸的真可爱。"

治疗师："嗯，其他人在干什么？"

来访者："他们都在说说笑笑。我回头看他们，觉得这个画面特别好。我跟小狗追逐，小狗转圈圈，我觉得特别好笑。大家也觉得好笑。"

治疗师："你现在是什么心情呢？"

来访者："我很开心，很满足。"

治疗师："这些开心和满足的感觉在你身上的哪个部位最明显？"

来访者："心脏。"

治疗师："仔细体会这种在心脏里开心满足的感觉。"

音乐换为舒伯特的《降 B 大调波兰舞曲，作品 580》。这是一段非常欢快的小提琴曲，小提琴的音色充分表达了女性内心深处的喜悦和欢乐。

治疗师："现在呢？"

来访者："我拉着姐姐跳起了舞，小狗也跟我们跳。妈妈终于笑了，虽然笑得不太开心，但是终于笑了。"

治疗师："对，妈妈终于笑了。仔细看看妈妈笑的样子。"

来访者："我和姐姐跳着过去牵着爸爸和妈妈的手，要拉着他们一起跳。妈妈很扭捏、害羞，说不想跳，怕跳不好。爸爸说没事儿，一起来吧。我们四个人一起跳，转圈圈，每个人脸上都挂着笑容。"

治疗师："对，看着每一个人脸上都挂着笑容，大家都很开心，看看全家人在一起笑的样子，你心里有什么感觉呢？"

来访者："很激动。"

音乐换为柴可夫斯基的《C大调弦乐小夜曲》，这是一首非常欢快的华尔兹圆舞曲，气氛欢乐而热烈。

治疗师："嗯，全家人在一起跳舞，很激动，越来越激动。继续想，想到什么都可以。"

来访者："爸爸和妈妈单独跳起来了，我们跳的是华尔兹。妈妈终于大笑起来了，她很开心，她的心结终于解开了，她跟我们没有隔阂了。爸爸一直拉着她跳。虽然他们都老了，妈妈也胖得跳不动了，但这是我看到过的最好看的舞。妈妈主动来拉我和姐姐一起跳，外婆拍着手，外公外婆都在笑，舅舅他们也来了，还有舅妈，还有姐姐。"

音乐换为韦伯的《我对你唯一的要求》，这是音乐剧《歌剧魅影》中一个选段的管弦乐队版。前段温暖、美好、深情。后段逐渐走向波澜壮阔的高潮，令人心潮澎湃。最后以平静优美的柔情结束。

治疗师："继续想，想到什么都可以。"

来访者："我们在湖上划船，阳光照在湖面上，洒在我身上，我唱着歌，妈妈也在唱歌，姐姐拍着手，爸爸在划船。爸爸妈妈都回到了年轻的时候，而我是现在的我，小小的我在岸上向我们挥手，她好像要跟我告别。她笑得特别温暖，笑得像天使一样，好像没有任何苦难发生在她身上，她跟我说再见。我也放心了，觉得她特别坚强、勇敢、乐观。我们的小船继续划。"

治疗师："对，小小的你跟你告别了，看着她坚强的样子，她乐观的样子，小小的你非常坚强乐观，你完全可以放心，她会健康地成长，快乐地成长。现在呢？"

来访者："我们朝着太阳的方向划过去，好像在大海上。"

音乐换为韦伯的《我不知如何去爱他》音乐剧《耶稣基督万世巨星》中一个选段的管弦乐队版本。风格与上一首类似，前段温暖、美好、深情，后段逐渐走向波澜壮阔的高潮，最后以平静优美的柔情结束。治疗师再次使用这首类似的乐曲是为了推动来访者充分进入高峰体验。

来访者："我看到了海豚，我摸到了它的嘴。我们上了一座小岛，有很多树，有椰子，有花和沙滩，还有一个小屋子，爸爸把船停好了。我们坐在沙滩上，看着夕阳落下去了。"

治疗师："你们在看夕阳，非常美，非常美。看着迷人的景色，呼吸着清新的空气……看看现在全家人都在干什么呢？"

来访者："爸爸在找柴火，准备生火，妈妈和姐姐在找吃的。我发现了很多贝壳，捡贝壳去了。爸爸把火生起来了，妈妈在小屋里找了一个锅，爸爸又去钓鱼，妈妈去帮助爸爸，我和姐姐在旁边看他们，我觉得特别好。天黑了，满天星星。我们躺在沙滩上看着满天的星星。我特别感谢爸爸妈妈生下了我和姐姐。"

音乐换为拉赫玛尼诺夫（Rachmaninoff）的《帕格尼尼主题变奏曲》，宽广而深情，充满了浪漫诗意。音乐逐渐推向高潮，壮美而波澜起伏，激情澎湃。

来访者："我们在沙滩上快睡着了，被海风一吹清醒了，特别舒服。但我坐起来，就只有我一个人了。我一点都不慌，我知道爸爸、妈妈和姐姐都在他们该在的地方，我还得一个人去做该做的事情。我有很多事情要做，我知道爸爸、妈妈和姐姐都在，会一直陪着我。我划船回去，回到我们家里，我准备跟这个家告别，跟年轻的爸爸和妈妈告别，跟姐姐、外公和外婆告别，跟那个小小的我告别。我知道他们永远都在我的心里。"

治疗师："这时候，你心里有什么感觉呢？"

来访者："感觉很强大的力量在支撑着我。"

治疗师："对，尽管你是一个人，但是你的内心力量特别强大，这个力量在什么地方呢？"

来访者："胸口。"

音乐换为雷斯庇基（Respighi）的《罗马之松》，乐曲的前段旋律低沉、定音鼓节奏稳定，中后段逐渐上推，管乐逐渐将音乐推向了辉煌壮阔的高潮，充满强大的力量。

治疗师："仔细体验胸口的力量，你内心的力量越来越强大。也许你有软弱的时候，但这些力量从来都不曾离开你。它们就在你的内心慢慢聚集，越来越强大，越来越强大。仔细感受你内心的力量越来越强大。"

来访者："我觉得好像在天上，在云层里。"

治疗师："啊，你在云层里向下看到了什么？"

来访者："大海，还有那个岛，爸爸、妈妈和姐姐，他们不停地欢呼跳跃，在跟我招手。小小的我也在，在天空那边，好像能飞一样。我特别开心。"

治疗师："对，特别开心，因为你非常强大，非常有力量，你可以直冲云霄，可以在天上自由飞翔。你在天空中还感到了什么？"

来访者："我在天上飞来飞去，在云层间穿来穿去，特别自由，感到自己强大的力量在带着我。"

治疗师："所有这些感觉都是你的感觉，它不是别人的感觉，就是你的感觉，它就是你内心强大的一部分，它就是你。仔细感觉自己强大的力量。我现在从5数到1，请你带着你强大的力量回到现实，5，4，3，2，1，好了，请你慢慢睁开眼睛。"

接下来，治疗师与来访者进行了讨论。

来访者："刚刚这个是高峰体验吗？"

治疗师："是高峰体验。"

来访者："天哪，太激动了，太好了。但是我没有想到雄鹰或者鸟，我就是我自己的样子。"

治疗师："对，那更好，比雄鹰更好。咱们现在再打分。"

来访者："0分。"

治疗师："好，你还记得刚开始的时候，你说你很弱小，而我说你很强大，你对这句话认同的分数是3分，现在打几分？"

来访者："8分，哈哈。"

治疗师："最高是7分。"

来访者："那就7分。"

治疗师："完全有自信心了。"

来访者："那种力量真的是你在现实生活中体验不到。我没有想到今天会有这样的效果。"

治疗师："嗯，一共做了4次，第一次10分，第二次8分，第三次3分，第四次就到了0分。音乐能把你内心的力量全部激活，不需要我来说什么。"

来访者："对，告别的地方，我觉得要跟过去告别了，不能再让自己沉浸在里面了。"

治疗师："而且你看到了那个小小的我，很乐观、很坚强，你看到她也放心了。"

来访者："嗯，对。"

治疗师："原来你觉得自己很可怜，很弱小，现在的感觉呢？"

来访者："觉得自己很强大，很有力量。哈哈哈。"

治疗师："明天还有一次机会，你想继续做，还是停在这里？"

来访者："我觉得没有什么了。"

治疗师："嗯，尤其你想让爸爸出现，后面爸爸就一直陪着你。"

来访者："嗯，对。"

治疗师："那可以停在这里，明天可以不做了。"

来访者："嗯，我就是想处理童年的问题。"

治疗师："那你和你丈夫的问题呢？"

来访者："我觉得我调整好自己，我跟丈夫应该能处理好关系。而且我想到我为什么会想爸爸。以前每一次被打时，那有姐姐保护我。可是姐姐也被打，我就幻想有一个强大的人、有力量的人保护我，就是爸爸。其实我觉得从理性上看我丈夫已经很好了，只是我自己内心不满足吧，这次回去，我可以跟他好好聊聊。"

治疗师："我记得，上次做歌曲讨论的时候，你说你对你丈夫不满意，还在等待新的人。"

来访者："哈哈哈，对，现在我觉得我自己是非常有力量的，不再需要另一个人了。"

治疗师："在婚姻中，总是指望别人给你安全感最终是会失望的，因为他也希望你给他什么，而他不会让你百分之百满意。你总是希望更好，不满足。只有自己强大起来，不再是索取型的了，你才可以把你的快乐跟丈夫分享，他跟你在一起没有压力，他很轻松，你也很轻松。"

来访者："我觉得只要童年的问题解决了，生活中的其他问题就都能解决。我的认知改变了，思维改变了，以前我总是喜怒无常的。"

治疗师："嗯，很多东西就像伤疤一样。稍微一碰就受不了。"

来访者："对，前面过得很痛苦，现在一想就有动力了，有很多事情要做，事业上的、女儿身上的。我想改变的一个原因是，我希望痛苦在我这里消失，不要带给我女儿，不然我女儿又是一个受害者，这是我想改变的最大动力。"

SUD: 0

VOC: 7

扫一扫，收听音乐同步再加工案例的录音

第三部分

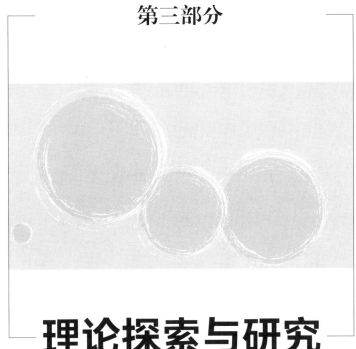

理论探索与研究

第六章

音乐同步再加工的神经心理学理论探索

本书的第三部分主要讨论与音乐的创伤治疗相关的神经生理基础和相关的心理学理论研究。读者在学习实际操作创伤和资源取向的音乐治疗方法的初期，可以暂时不阅读这一部分，因为这部分的内容与临床的实际操作关系不大。但是当读者有了一些临床的经验，特别是对音乐同步再加工的疗效感到惊讶和好奇，希望对其作用机制和原理有进一步的理解和探索时，就可以开始阅读本书的第三部分了。

精神创伤的神经生理学基础

我们要理解音乐同步再加工的神经生理机制，首先要理解精神创伤的神经生理学基础。近年来，随着医学科技的发展，例如，功能性磁共振成像技术（functional magnetic resonance imaging，简称 fMRI）和正电子发射断层扫描技术（positron emission tomography，简称 PET）使人们能够直观地观察和了解大脑各个层面的活动情况。近年来，精神创伤的脑影像研究报告大量出现，为我们理解精神创伤的临床表现提供了神经生理学上的重要依据。

包括单光子发射计算机断层成像（single-photon emission computed tomography，简称 SPECT）、fMRI 和 PET 在内的很多研究都发现，对比正常儿童，长期的童年创伤会导致脑组织的结构性改变，例如，海马体体积缩小和神经元萎缩，前额叶及前扣带回发育受阻、体积缩小等结构性变化。经受过创伤的人更有可能出现前额叶皮层功能失调的现象。前额叶皮层最重要的功能之一是整合信息（Hart & Rubia，2012）。前额叶皮层能够将记忆联系起来并将其整合在一起。这一功能使得人们能够调节自己的情绪，理性地处理问题。而前额叶皮层功能的障碍会影响人们处理特定情况下信息的能力。因此，创伤可以通过削弱前额叶皮层来影响儿童的认知功能［见图 6.1（彩）］。

创伤造成的另一个区域的损伤发生在大脑边缘系统的杏仁核。杏仁核是对精神刺激最敏感的区域，在处理情绪的过程中起重要作用（Mohapel，Dufresne，Kelly，& McIntyre，1996）。长期的压力可能会使杏仁核过度活跃，从而由以前的创伤经历引起负性情绪，例如，导致抑郁和绝望不断重现。因此，当刺激出现时，过度活跃的杏仁核会发生无法控制负性情绪的现象。

另外，创伤受害者的大脑边缘系统的海马体组织也遭到了损伤。海马体是提取和整合记忆的重要器官。在人们受到精神刺激的时候，体内的皮质醇水平会急剧提高，而高水平的皮质醇对海马体的神经元是有害的（Glaser，2000）。格拉泽（Glaser）指出，高水平的皮质醇可使海马体神经元的树突萎缩，甚至可导致海马体神经元凋亡。虽然海马体神经元受损会降低外显记忆，但情绪相关记忆并不受海马体损伤的影响（Bender，Lerner，& Poland，1991）。因此，就像杏仁核一样，如果没有完整记忆的理智回忆，情绪也是无法控制的［见图 6.2（彩）］。

　　希弗（Schiffer，1995）的 fMRI 研究表明，创伤受害者在回忆中性或与工作有关的事件时，表现出了大脑左半球主导的不对称；在回忆不愉快记忆时，明显转移到右半球。这说明创伤回忆主要储存在大脑的右半球。正是这一点导致创伤受害者用语言描述创伤出现明显的困难。劳赫等人（Rauch et al., 1999）使用 PET 对创伤后应激障碍患者的大脑进行扫描，发现当患者讲述创伤经历时，大脑右半球的杏仁核、颞叶和额叶皮层出现自动唤醒和高强度活动，这种情况也发生在右半球的视觉皮层。同时，左半球的语言相关区域被"关闭"。这就解释了为什么创伤后应激障碍患者倾向用生理状态，而不是用语言来表达创伤体验。芒斯（Munns，2000）研究发现，大脑右半球控制着感觉、知觉以及二者的整合，并负责处理与社会–情绪相关的信息输入。另外，右半球在个体生命发育最初的 3 年中都占有主导地位，所以早期的创伤和不良依恋体验是在大脑右半球进行加工处理的。这些研究都提示我们，使用语言进行的精神创伤的干预会因为创伤记忆所唤起的强烈负性情绪造成了语言中枢的全部或部分关闭而不同程度地失去作用。在日常生活中，我们常常看到或亲身经历由于情绪激动而说不出话的情况。芒斯下结论说："既然这些经验都是在大脑的前语言区域或非语言区域进行加工与储存的，那么我们很有必要将注意力转向非语言的治疗干预手段"（Munns，2000）。

　　图 6.3（彩）左图显示，治疗前的创伤后应激障碍的患者的大脑右半球（图像的左边）的激活程度明显高于左半球（图像的右边），这就证实了创伤的记忆储存和情绪体验主要是在大脑的右半球进行的。而左侧的语言中枢部位处于相对的抑制和关闭的状态。另外，我们还可以看到，创伤后应激障碍患者枕叶区域的视觉中枢被激活的程度最明显。这提示我们，创伤记忆信息主要是以视觉画面的形式储存起来的。也就是说，当创伤的受害者回忆起创伤事件时，与创伤事件相关联的视觉画面就会被激活，侵

入头脑。这就是 DSM-5 中创伤后应激障碍的诊断标准所说的闪回现象。图 6.3（彩）的右图是该创伤后应激障碍患者经过成功的创伤心理治疗之后的大脑影像图。我们可以看到，大脑的激活水平已经明显下降了，处于非常平静的状态。

前面的大量研究结果已经显示，创伤记忆信息的储存和活动主要在右半球，人的情绪体验也主要在右半球，而人的语言中枢和理性思维功能主要在左半球。这就清楚地提示我们，通过左半球的语言和认知层面的工作对右半球的创伤记忆和体验进行干预，犹如"隔靴搔痒"，其结果必然事倍功半，大打折扣。而非语言的干预手段，特别是通过音乐的干预手段，必然更为直接和有效，因为音乐在大脑中的活动区域恰恰在右脑，与情绪活动的关系密不可分。这就告诉我们，音乐治疗在精神创伤方面的干预上具有先天的优势。

音乐情绪反应的神经生理机制

人们在听音乐的时候为什么会产生愉悦的情感甚至生理反应？这个问题一直像谜一样困扰着心理学、音乐心理学和音乐美学界的学者。直到近年来随着 fMRI 和 PET 等现代医学技术的发展，这个谜才开始逐渐揭开神秘的面纱。关于这方面，音乐心理学有越来越多的研究报告，在这里无意展开全面介绍，仅仅介绍一些与音乐同步再加工的工作原理相关的研究结果。fMRI 和 PET 的实验研究发现，人们在聆听音乐的时候，大脑的很多区域和器官都被激活，其中最主要的几个器官是杏仁核、海马体、纹状体和前扣带回及额叶皮层等。

虽然现代科学研究对音乐信号究竟是如何转化为情绪体验的还没有最

后的答案。但是科学研究已知，不愉快感的增加与胼胝体、前扣带回、额叶皮层体积的减少以及右侧边缘系统结构内的杏仁核与海马旁回的激活有关，而不愉快感的减少与前额叶和眶额皮层的激活有关。我们还知道，在生活中，当人们听到自己喜爱的音乐时，常产生一种"起鸡皮疙瘩"的生理反应。布拉德和萨托雷（Blood & Zatorre，2001）使用 PET 观察了被试在聆听自己喜爱的音乐时出现"起鸡皮疙瘩"反应的时候，大脑中血流灌注 * 的变化。他们发现，"起鸡皮疙瘩"的强度与大脑的奖励中枢，包括脑岛、眶额叶皮层、腹内侧前额叶皮层以及腹侧纹状体等部位的血流增加相关，并与杏仁核和海马体的血流灌注的减少相关。这是第一个关于音乐与主管情绪的边缘系统的核心——杏仁核和海马体——的活动的关系研究，第一次证明了音乐可以调节情绪这一多年来的假设。更重要的是，它证明了音乐在治疗精神疾病上的价值，因为我们知道，很多情绪障碍，例如，抑郁症和焦虑症等，都与杏仁核的功能障碍有关，从而证明了音乐增强愉悦情绪，降低消极情绪的生理机制。后来，凯尔奇等人（Koelsch et al.，2006）使用 fMRI 做了类似布拉德的研究，也证明了不和谐、不愉快的音乐会引起杏仁核、海马体、颞叶区域的血氧水平增高，而和谐愉悦的音乐会引发这些区域的血氧水平降低。而这些区域的血氧水平增高恰恰是人的消极情绪发生时大脑神经器官的典型反应。这从神经生理层面证明了愉悦的音乐可以明显地减少消极情绪的发生。

　　有一个与音乐同步再加工的理念密切相关的有趣研究，是埃尔达尔等人（Eldar et al.，2007）的一项关于杏仁核与海马体对音乐的反应的实验。实验者使用了一个从电视广告上截取的没有任何情绪色彩的中性视频，分别配上取自电视广告的积极情绪音乐或取自恐怖电影的消极情绪音乐。被

---

* 　大脑的功能区域被激活时会出现由该区域神经活动增加，耗氧量增加，而血流灌注增加的现象。

试被要求先对两段音乐进行情绪评分，然后观看配上了音乐的中性视频。结果发现，音乐配上中性视频之后，被试对积极音乐的情绪评分以及消极音乐的评分与单独聆听音乐时的评分没有发生变化。相反，在观看有音乐的视频时，被试的杏仁核活动比观看单纯的中性视频时，以及单纯地聆听积极音乐以及消极音乐时，都显示出了明显的增强，同时在腹侧额叶皮层也观察到了类似的反应特点。但是海马体的反应只有在消极音乐与视频结合时才明显增强。实验者认为，这有可能是因为结合了情绪化音乐的视频片段引发了被试对后续情节的积极或消极的想象，从而增强了整体情绪活动。实验者还提出，一个没有情绪色彩的中性视频画面配上音乐之后，可以在边缘系统产生如此强烈的变化，那么想象一下，如果一个本身就具有强烈情绪色彩的电影或歌剧的场景配上相应的音乐，将会产生多么强烈的情绪体验（Koelsch，Siebe，& Fritx，2010）。

后来的很多研究都取得了类似的结果，都发现视觉画面如果伴随音乐，就会在边缘系统引发强烈活动。例如，伴随音乐的画面可以引发杏仁核、海马体、海马旁回以及颞叶的活动，单独的画面则不会。恐怖或悲伤的画面伴随恐怖或悲伤的音乐在大脑功能区域激活的水平明显高于单独呈现恐怖或悲伤的画面。特别是杏仁核这一重要的情绪发生器，只对画面与音乐结合的刺激产生反应，而对单独的画面呈现没有反应。这些结果提示，大脑的这些结构在音乐的情绪体验过程中扮演了重要的角色（Baumgartner et.al，2006；Koelsch，2006；Fritz & Koelsch，2005）。

这些研究的结果都显示，音乐情绪色彩对人们的视觉画面感觉的情绪体验存在非常明显的影响，这一点正是音乐同步再加工治疗产生令人惊讶的效果的生理原因和机制。在音乐同步再加工的音乐想象过程中，来访者的头脑中不断出现极为丰富的画面，这些画面可以是对生活往事的记忆，也可以是来访者想象出来的意象。头脑中的这些画面与音乐相结合后，会立即引起大脑边缘系统器官组织的大量活动，进而产生强烈的情绪体验。

而这些大脑器官组织的激活和情绪体验在原来单纯的画面呈现时可能是没有的。例如，当来访者回忆童年的一些生活琐事的画面时，可能并没有任何情绪体验，但是在伴随着情绪化的音乐时，原本中性的记忆画面就变得具有强烈的情绪体验了。当然，这时候的音乐的情绪色彩（包括积极的和消极的情绪）直接决定了人们对画面的情绪体验，于是音乐就会赋予原本中性的画面以新的意义。同理，当来访者头脑中出现了原来就具有强烈情绪体验的画面时（例如，悲伤的创伤画面），音乐的情绪色彩也会对原来的情绪体验产生强大的影响和改变。这种影响和改变可以使之更加消极或者更加积极，取决于治疗师使用什么样的音乐。

下面让我们来看看杏仁核、海马体、腹侧纹状体等大脑中几个最重要的与情绪有关的器官对音乐的具体反应。

杏仁核

杏仁核是大脑中最重要的情绪处理器之一。早期的研究普遍认为杏仁核是愤怒情绪的发生器，因为用电信号刺激了动物（例如，猫和牛）的杏仁核之后，它们会立即产生愤怒和攻击性反应。所以，早期的研究将杏仁核称为"愤怒中枢"。但是在科学技术的手段高度发展后，科学家发现杏仁核的功能并没有那么简单。刺激杏仁核中部时会引发消极情绪发生反应，同时与颞叶、海马体以及海马旁回连接（这些器官的激活也与消极情绪有关）。刺激杏仁核背部则产生积极情绪反应，同时与腹侧纹状体和前扣带回连接（这些器官的激活与积极情绪有关）。大量实验证明，在听音乐的时候，杏仁核背部血氧水平增高，而中部血氧水平降低。这些都说明音乐能够调节杏仁核的活动，能降低与恐惧、愤怒相关的活动，增强抑郁患者的愉悦情绪（Ball，2007；Baumgartner，2006；Blood & Zatorre，2001；Eldar，2007；Koelsch，2006）。杏仁核对音乐的反应不仅与我们低层次的、与低级动物类似的愉悦体验有关，而且与高层次的审美和愉悦情绪体验有关（Koelsch，Sieblel，& Fritz，2010）。

海马体

早期的研究认为，海马体是一个负责学习和记忆的重要器官，但是近些年的大量研究认为，海马体还是一个重要的情绪发生器，并与杏仁核、眶额叶皮层以及前扣带回等重要的情绪器官发生联系。很多研究也对于海马体对音乐的反应做出了重要探索（Baumgartner et al.，2006；Blood & Zatorre，2001；Eldar et al.，2007；Fritz & Koelsch，2005；Koelsch et al.，2006）。

大量研究发现，海马体是大脑器官中唯一一个对压力和负性情绪非常敏感的器官。长期的压抑和虐待会阻碍海马体神经元的发育，强烈的负性情绪甚至会直接摧毁海马体的神经元，从而造成海马体神经元数量减少，体积缩小。所以，大量研究都发现，创伤后应激障碍患者和在童年期长期遭受躯体虐待和性虐待的受害者的海马体体积明显小于没有遭受过此类伤害的人群（Sapolsky，2001；Warner-Schmidt & Duman，2006）。有研究证明，海马体神经元会在经历、目睹或从事了极端的暴力行为之后受到损害（Bremner，1999；Stein et al.，1997）。

那些海马体神经元受到损害的人们（创伤后应激障碍患者、在童年期长期受到虐待的受害者，以及阿尔海默茨病患者）常常表现出情感迟钝、冷漠和攻击性强的行为特点，以及温柔情感能力降低的特点。研究者认为，海马体很可能是一个重要的积极情绪（温柔、温暖、依恋、爱、喜悦等）的发生器。而fMRI的研究发现，愉悦的刺激和非愉悦的刺激会造成海马体活动的改变，不愉悦的音乐刺激会引起海马体及杏仁核的活动增强，而愉悦的音乐刺激则不会。对此现象，很多科学家认为，海马体和杏仁核的活动增强并不是导致诸如恐惧愤怒的原因，相反，该区域活动的增强是为了防止海马体神经元受到潜在的损伤，起到保护海马体神经元的作用。由于音乐可以明显地引发愉悦、改善压力和缓解焦虑，所以研究者提出了一个合理的假设：音乐可以起到提高海马体的调节能力和保护海马体神经元不受损害的作用，对于治疗抑郁症患者有很好的作用（Koelsch et al., 2010）。

腹侧纹状体

腹侧纹状体是大脑中的一个重要的奖励中枢，它强化了人类行为的选择性、动机性和方向性。当人类的行为符合一定的目的时，它会释放令人愉悦的生物化学物质——多巴胺。腹侧纹状体被激活时，人们会产生即刻的愉悦体验作为奖励，而当纹状体的背部被激活时，会造成对未来结果的奖励（Tanaka et al., 2004）。比如，当人们从事有目的的行为（锻炼身体、努力学习、练习如音乐等特定技能）时，即使经历了一定程度的生理上的痛苦，行为人依然会感到愉悦。

布拉德和萨托雷（2001）指出，很多使用 PET 的研究都发现了腹侧纹状体与音乐的特殊关系。梅农和列维京（Menon, Levitin, 2005）以及凯尔奇等人（Koelsch et al., 2006）都通过 fMRI 发现被试在聆听愉悦音乐的时候，腹侧纹状体被明显地激活；在聆听噪声时，则没有这样的反应。布朗等人（2004）使用 PET 进行的相关实验对比了在聆听两首不熟悉但愉悦的音乐作品时与不听音乐但是放松的状态时，大脑影像的区别。研究者发现，愉悦的音乐不但激活了腹侧纹状体，还激活了胼胝体、扣带皮层、前脑岛和海马体后部等部位。这一研究显示，腹侧纹状体的激活也影响大脑的其他部位。凯尔奇等人（Koelsch et al., 2010）认为："重要的是，这些研究的结果显示，音乐不仅使人快乐，而且让人感到幸福。我们相信，这就是音乐的伟大力量之一。我们在未来的研究中应该对音乐的这些力量进行探索，给音乐教育和音乐治疗提供更加系统性、更加广泛性、更加理论性的基石。"

一个有趣而重要的实验

我在前面有选择性地介绍了一些可能与音乐同步再加工有关的音乐对大脑神经系统的影响的研究结果。接下来要介绍一个虽然看起来与音乐无关，但实际上与音乐同步再加工有密切关系的有趣研究。

2015 年《自然神经科学》（*Nature Neuroscience*）发表了一篇关于小鼠的梦境的研究论文。这篇论文引起了学术界很大的兴趣。论文的作者是法国的雷勒等人（Lavilléon et al.，2015）。研究者首先在小鼠大脑中的海马体上设置了一个微小的电极，研究者可以随时观察海马体的活动情况。另外还在小鼠大脑的奖励中枢设置了一个电极，以便在需要的时候对奖励中枢给予电刺激。实验为小鼠设置了两个活动区域。小鼠长时间在第一个活动区域活动。研究者观察并记录小鼠的海马体的激活位置。过一段时间后，打开了通往第二个新区域的通道，然后观察并记录小鼠在新的区域活动时海马体的激活位置。因为海马体被认为是一个主要的记忆组织，所以可以认为小鼠在不同区域活动时，海马体被激活的部位是有关该区域的记忆位置。

等到小鼠处于睡眠状态时，实验者开始观察它的海马体组织被激活的位置变化。我们知道动物与人类一样，在睡眠中也会做梦，所以当海马体的某个位置出现了激活的现象时，就可以认为小鼠此刻梦到了与之相关的记忆场景。当看到与第二个新区域相关的记忆部位被激活时，研究者可以断定此刻小鼠梦到了这个新的区域，同时给小鼠的奖励中枢发射一个电刺激，于是就产生了一个愉悦的体验。实验者继续观察小鼠醒来之后的行为。正如实验者所预料的，小鼠醒来之后会立即前往那个新的区域。

这个有趣的实验被评论界称为现实版的《盗梦空间》，因为它人为地操纵了小鼠的梦境：在梦中通过施加愉悦体验的刺激把一个中性的记忆变成了一个愉悦的记忆。而实验者表示，估计20年后，我们可以把这个技术使用到人的身上，治疗那些患有创伤后应激障碍的患者，帮助他们改变对创伤事件记忆的体验。

当我读到这一篇论文时，立即意识到这个研究为音乐同步再加工提供了重要的神经生理学支持，因为音乐同步再加工的基本思路就是为消极记忆植入积极的体验，进而改变创伤事件和消极生活经历给当事人带来的消极影响。不同的是，音乐同步再加工不是通过医学手段给人的大脑植入电极，而是通过美妙的音乐将积极的体验植入人的记忆，达到治愈的目的。比起给大脑的器官组织植入电极，音乐同步再加工是一个更廉价、更易于操作、更有效的途径。当然，这还不是音乐同步再加工的全部生理学原理，还有更多的心理学机制在起作用。这部分内容将在第七章讨论。

总   结

关于音乐对大脑神经系统的影响的研究还处在初步阶段，有待用更高级的科学技术手段进行更深入的研究。前面所提到的研究也仅仅是音乐神经生理学研究中的一小部分。但是仅从以上研究已经可以得出以下与音乐同步再加工相关的结论。

1. 大量研究显示，音乐使人产生愉悦和快乐的体验是有神经生理学基础的，是先天的，并不依赖聆听者的音乐训练背景、文化教育程度等后天社会因素。这些后天因素可能对人的音乐体验有一定的影响，但不是决定性的。在我的临床治疗经验中，确实看到了很多低教育程度的、没有音乐训练背景的人，例如，来自农村的农民在音乐同步再加工治疗中对西方古典音乐作品的反应与高教育程度的城市白领并无明显区别。

2. 埃尔达尔等人的研究结果显示，音乐结合视觉画面对情绪体验的影响是明显而巨大的，人们对创伤事件或消极生活事件的记忆更多的是以视觉画面的形式在大脑中储存和提取的。这就提示我们，通过音乐的手段来影响和改变创伤记忆及其相关体验是一个有效的途径。

3. 通过音乐所带来的积极体验来改变创伤记忆和体验是音乐同步再加工的基本思路。利维莱昂（Levilleon）的实验从神经生理的角度证实了使用愉悦的体验去改变记忆是一个科学且具有高度操作性的思路。音乐可以激活大脑诸多的脑区而产生愉悦的体验，特别是音乐可以激活大脑的奖励中枢，产生愉悦感和欢欣感。因此，音乐同步再加工技术通过音乐的方式让愉悦体验与一段创伤记忆产生联结，进而达到改变创伤体验、治愈创伤以及消除消极生活事件所带来的情绪困扰的作用，这些都是有其充分的神经生理学依据的。

当然，音乐对人的情绪和精神的影响作用不仅局限在神经生理学层面。由于音乐在人类精神层面带来了极为丰富的心理活动，因此当我们试图探索音乐同步再加工对创伤记忆和体验的治愈作用时，不应当仅仅停留在神经生理的层面上，而是应该进一步深入心理的层面进行探索。下一章将讨论与音乐同步再加工相关的心理学层面的研究。

第七章

音乐同步再加工的心理学研究

音乐与情绪的关系是很多学者感兴趣的主题。很多专家都是从神经生理学层面进行研究的，但是音乐所引发的情绪体验不仅是生理层面上的放松，更多的是心理和精神层面的活动反应。在发展音乐同步再加工技术的过程中，我曾经简单地把治疗思路理解为音乐改变情绪，而情绪改变认知。这样的理解实际上还是把来访者置于治疗的客体位置，将来访者视为音乐治疗干预的被动受体。但是随着治疗案例和经验越来越多，我逐渐发现事情似乎没有那么简单。我不断地在每一个案例的过程中目睹和见证来访者在音乐的伴随下，头脑中出现了令人惊奇的、丰富的情感体验和音乐意象，创造性地在很短的时间里解决了长期困扰自己的问题。来访者似乎并不是被动地被音乐的情绪所影响，而是主动地产生了极为丰富和细腻的情感体验和想象力，远远超出我的预期和想象。正是这些情感体验和想象力，成了推动音乐同步再加工治疗进程的强大动力。

下面将简要地介绍我的团队从情绪、记忆和叙事的角度对音乐同步再加工治疗进行的研究，以便探索和了解音乐同步再加工的工作机制。

音乐对创伤情感的作用

　　绝大多数有关音乐与情绪关系的论文都认为，音乐可以引发人的情绪体验，作曲家将自己的情感借助音乐作品传达给听众，于是悲伤的音乐让人感到悲伤，快乐的音乐让人感到快乐。与此相关的音乐心理学理论被称为"唤起理论"。正如上一章介绍的，这种理论得到了很多脑神经科学研究的支持。但是，一些学者质疑了这种情绪唤起理论（Davies，2010）：现实生活中的悲伤是由于不幸的事件引发的，而音乐所引发的悲伤体验不是由"不幸"的音乐所引发的；在生活中，人们总是努力回避悲伤的记忆和体验，悲哀的音乐却引人入胜，吸引人们一遍遍地欣赏。所以，虽然人们在生活中和音乐中都用了"悲伤"这个词，但对这二者的体验显然是不同的。另外，从音乐的生理反应来看，当人们聆听欢快或激动的音乐时，在心理上可以感到欢快和激动，这时候，他们的生理唤醒水平并没有如同在日常生活中的欢快或激动时那样升高。相反，人们在聆听欢快和激动音乐的时候，各项客观生理指标均是下降的。也就是说，当在音乐中体验到欢快和激动时，他们在生理上并没有相应地激动起来，反而更加放松了。这些现象都意味着，人们在音乐中体验到的情绪其实并不是日常生活中的情绪，而是一种具有审美特质的"音乐情绪"。二者有明显的区别。我在1985 年的论文中为音乐情绪起了一个称呼，叫"镜像情绪"（高天，1988）。后来看到国外的论文中也有类似的提法。但是现在我认为这种提法过于简单，忽视了音乐情绪中的审美特质，并将音乐聆听的过程理解为一个被动接受音乐信息的过程，忽视了聆听者在接受音乐信息的同时产生了大量主动和创造性的内部过程。所以，我现在会使用"音乐情绪"这一术语来描述由于音乐引起的情绪状态，包含了主动的审美体验的情绪体验；与之对应的是"现实情绪"。这与我们后面涉及的研究有关。

　　我多年的临床经历使我对音乐在音乐同步再加工过程中究竟对来访者的心理和情绪产生了什么样的作用这个问题产生了浓厚的兴趣。为此我和蒋雯就这个问题做了一个研究。下面简单介绍一下实验设计。

　　由于每一个真正的精神创伤治疗过程都是独特的，是无法复制的。同时，由于职业伦理的限制，研究者无法要求前来求助的创伤受害者按照研究目的进行操作，包括回答研究者出于研究需要（非治疗需要）而提出的问题和安排问卷等。因此，我们采取模拟创伤体验的方式，选择了我曾经做过的一个真实案例故事作为刺激物，来让 8 名大学生被试（4 名为音乐专业，4 名为非音乐专业）模拟来访者的内心体验过程，要求被试尽量想象自己是这个创伤故事的当事人，努力做到共情。虽然每个人的内心情感体验有一定差别，也肯定与那位真正的来访者有很大的不同，但是我们还是可以找到一些规律性的东西。

　　这位来访者是一位 60 岁的农村妇女。她的创伤故事是这样的：13 年前，其丈夫患癌症去世，6 天后女儿因心脏病去世。她经历了两个亲人在 6 天内相继去世的重大打击后患上了严重的抑郁症。13 年来，她反复住院，从未间断，各种药物的疗效均不好。我们选用了来访者在音乐同步再加工过程的早期、中期和后期三个阶段讲述的 18 个故事内容，写成实验用的阅读材料，并选用来访者在音乐同步再加工过程中讲述这一段内容时治疗师所使用的 21 首音乐选段。实验被试的任务如下。

1. 要求被试聆听这些音乐作品（条件 A），同时记录自己在听音乐的时候所体验到的情绪。这些情绪被视为由音乐所带来的体验（音乐体验）。
2. 要求被试在没有音乐的条件下阅读这 18 个创伤故事（条件 B），同时记录自己在阅读这些创伤故事时的情绪体验，这些情绪被视为由于故事内容带来的体验（现实情绪）。被试被要求想象自己就是这个创伤故事的当事人，力求共情。

3. 让被试在聆听音乐的情况下再次阅读这些故事（条件 C），再次记录自己的情绪体验（受到音乐情绪影响的现实情绪）。音乐播放的顺序按照真实案例中的顺序与故事内容相匹配。

4. 研究者对比在条件 C 中记录的情绪体验与在条件 A 和条件 B 中相比是否发生了变化，以及发生了哪些变化。该研究采用了质性研究方法。

在这个研究的结果中，我们发现了一些很有趣的现象。这里仅仅展示18 个故事中的初期、中期和后期的三个故事，被试在 A、B、C 三个条件下的情绪体验报告的汇总。灰底的文字表示在条件 B 中出现了、但在条件C 中消失了的情绪，可视为由于音乐的作用而消除的情绪。带有下画线的文字表示是在条件 A 和条件 B 中出现过的情绪，且在条件 C 中也出现了，可视为由于故事或音乐带到条件 C 中的情绪。带有方框的文字表示在条件A 和条件 B 中均没有出现的、在条件 C 中才出现的新的情绪体验。

治疗初期，第 1 个故事：

A （聆听音乐）	B （阅读故事）	C （音乐 + 故事）	故事内容
音乐作品：贝多芬的《小提琴协奏曲（稍慢板）》 释然、享受、忧郁、凄凉	悲伤、悲楚、不舍、感动、平静、心酸、温馨、爱恋、委屈、压抑、满足、感慨、遗憾、无奈、无力、失望、孤独害怕、忧伤、压抑	悲伤、不舍、伤心、温情、心酸、感动、爱恋、难过、平静、委屈、压抑、满足、感慨、遗憾、无奈、无力、失望、孤独害怕、忧伤、压抑、心疼、希望	丈夫嘱咐我："我没有福气，我们的幸福就要结束了，你再找一个丈夫吧。"我说："我要守在家里的。"丈夫哭了，说："我爱这个家，不舍得这个家。"

治疗中期，第 5 个故事：

A	B	条件 C	故事内容
音乐作品: 格里格的《摇篮曲》乐观、柔情、喜悦、满足	悲伤、不快乐、释然、享受、满足、不舍、同情、无奈、悲痛、无助、无力、平静、喜爱、怜惜、心疼、温情、心酸、伤心	释然、满足、悲伤、享受、忧伤、不舍、喜悦　同情、无奈、悲痛、无助、无力、平静、喜爱、怜惜、心疼、温情、心酸、伤心　踏实、愉悦、感动、欣慰	女儿死了,天空上有很多蜻蜓,我看了两次秘经,都是女儿对我说:“妈妈我对不起你。”她对我也很孝顺,给我买的衣服我都保存得很好。

治疗后期,第 14 个故事:

A	B	C	故事内容
音乐作品: 舒伯特的《降 B 大调波兰舞曲, 作品 580》热情、兴奋、激情、激动	无助、心痛、无力、怜悯、心酸、不舍、开心、满足、孤独、害怕、心酸、凄凉、慰藉、悲伤、难过	兴奋　无助、心痛、无力、怜悯、心酸、不舍、开心、满足、孤独、害怕、心酸、凄凉、慰藉、悲伤、难过　安心、平静、希望、放松、踏实、喜悦、柔情、愉悦	梦到丈夫说:“你再去找一个丈夫吧,有了丈夫就可以睡觉的时候把头藏在丈夫的胸前。”我哭到了天亮。还有梦到女儿抱着一个小孩,放到我手里就走了,我以为她是让我暂时抱抱,后来才知道这是外孙的孩子。她的脸和外孙、女儿差不多,就像女儿又回来了。

如上所述,在音乐加故事的条件 C 中,被试报告的消极情绪体验越来越少,积极情绪体验越来越多。随着治疗的进行,条件 B 所带来的消极情绪越来越多地消失。在治疗后期的第 14 个故事中,条件 B 中的故事内容所带来的消极情绪体验全部消失。更重要的是,在条件 A 和条件 B 中不曾出现的新的积极情绪体验越来越多地出现了。

这个研究获得了丰富的数据和证据，这里仅仅呈现了部分与本书内容相关的内容。我们可以做出如下总结。

1. 条件 C（阅读故事＋音乐）相对条件 B（阅读故事）而言，被试的情绪体验明显更多地受到了音乐情绪的影响。音乐情绪对创伤故事本身所引发的现实情绪体验造成了明显的改变。这个结果支持了我们在音乐同步再加工临床治疗中所获得的印象。

2. 在条件 C 中，由于阅读创伤故事所带来的大量消极的现实情绪消失，即使相应的音乐的情绪色彩依然具有痛苦、悲伤的特点，故事的内容依然很悲惨，但是很多由于阅读创伤故事所带来的痛苦、悲伤和沉重的现实情绪体验消失了。整体情绪体验得到了明显的改善。

3. 在条件 C 中，被试报告了大量新的、更加深刻和细腻的情绪体验，而且在治疗后期，新的积极情绪越来越多。这些情绪体验无论是在条件 A 还是在条件 B 中都没有出现过。所有这些新出现的情绪体验均明显地趋向积极。这个结果首先说明在音乐同步再加工的创伤治疗中，音乐的作用并不是简单地被理解为用音乐影响来访者的情绪，即忧伤的音乐使人忧伤，快乐的音乐使人快乐，这样一种简单的单向影响。当音乐与一段具有情绪色彩的创伤故事或记忆相结合时，立即产生了类似化学反应的现象，很多消极的情绪体验消失了，产生了更多丰富、细腻且积极美好的新情绪体验。重要的是，这些新的情绪体验无论是在单独聆听音乐还是单纯阅读创伤故事的情况下，都没有出现过。其次，我们可以从这个结果中了解到，为什么来访者在音乐同步再加工过程中能够快速地、创造性地解决自己的问题。这些新出现的积极美好的情绪体验都来自来访者的潜意识和丰富的内心世界，以及音乐神奇的作用，它们成了来访者自己解决自己的问题的强大动力。

音乐对创伤记忆的影响

创伤或消极生活事件之所以对当事人产生了心理和生理的重要影响，困扰着当事人的正常生活，在严重的情况下会导致精神障碍，甚至导致自杀，最重要的原因在于当事人对创伤事件或消极生活事件的记忆长期停留在大脑，经常以侵入性的方式进入头脑之中，从而引发或强烈或漫长的消极情绪反应以及躯体反应。所以，任何一种创伤治疗方法都必须面对创伤记忆或消极生活经历的记忆，并针对这些消极的记忆内容进行工作。

在日常生活中，人们常常努力尝试忘掉那些令人痛苦的记忆，但是这种努力往往归于失败。有一些心理专业人士也会用各种办法帮助来访者忘掉那些不愉快的记忆。他们这样做其实是非常错误的，因为在创伤的临床症状中，有一类棘手的表现，被称为"分离性体验"，其中包括对创伤记忆部分或全部的遗忘。因为这意味着创伤记忆被压抑到了潜意识之中，成为隐性记忆，而让来访者遗忘创伤记忆的努力有可能使分离性症状更加严重。而这种隐性创伤记忆给当事人的正常生活带来的困扰和痛苦较之显性创伤记忆更为严重，因为被压抑下来的创伤记忆会在日常生活中被一些无关的刺激条件（在创伤学中被称为"扳机点"，即一些与创伤事件无明显关系却能够引发创伤反应的刺激物，如人物、环境、场景、语言、声音、气味、触觉和想法等）激活，造成当事人不受控制地出现强烈的情绪和躯体反应，例如，貌似没有理由的愤怒、恐惧和悲伤等情绪，一些身体上的不适反应，以及貌似非理性的行为反应。这些似乎莫名其妙的情绪和躯体反应以及行为难以被他人甚至自己理解，进而可能导致自己和周围的人都认为当事人是一个不正常的人，甚至"疯了"。这种误解会进一步加重当事人的精神负担，让情况恶化。这种情况在临床上非常常见，几乎一半以上的来访者都会不同程度地陷入这种困扰。所以在精神分析理论中，将压抑在潜意识中的隐性记忆提升到意识层面，让当事人理解发生在自己身上的这些"奇怪的症状"，被称为"顿悟"。这是精神分析治疗的重要目标。

当然，在实际的创伤治疗中，治疗师更多的还是面对来访者能够给予描述的显性创伤记忆，也就是来访者知道曾经发生在自己的生活经历中的那些痛苦或不愉快的生活事件。而这些不愉快的生活事件是不是造成来访者当前困扰的原因？有些来访者知道（例如，来访者告诉治疗师："我从小总是被父母指责和讽刺，所以我在工作中特别自卑，总认为领导在指责和讽刺我。"），有些来访者不知道，需要治疗师分析和判断。治疗师根据自己的判断，尝试对那些被认为可能导致来访者当前困扰的创伤事件或消极生活事件的记忆进行工作。如果在成功地解决了一个创伤或消极生活事件之后，来访者的症状或情绪有了明显改善，就证明治疗师的判断是正确的，否则就证明治疗师的判断是不正确的，需要进行新的分析和判断。

人们通常认为，显性记忆是我们对自己曾经经历过的事情的真实回忆，因而是客观的。很少有人对自己曾经的生活经历的记忆发生怀疑。有趣的是，同一个历史事件的不同当事人对当时所发生的事情的记忆有着很大的区别，甚至可能截然相反。这个现象也严重困扰着近现代历史学家，因为他们无法判断谁说的是真实的。在20世纪90年代，美国有一个轰动一时的新闻：一个女孩因为情绪问题寻求心理治疗的帮助，在心理治疗师的帮助下，她童年曾遭受父亲性侵的记忆被唤醒了。治疗师按照美国法律的规定报了警。女孩在法庭上声泪俱下，详细地向法官和陪审团描述了父亲的恶行。陪审团判定父亲的罪名成立，这位父亲被判处11年监禁。这位女孩长大后突然向法庭报告，她曾经被父亲性侵的记忆不是真实的，是受到了治疗师的某些暗示误导而想象出来的，那时，她父亲已经经受了10年冤屈的牢狱之灾。这个心理治疗师因此被吊销了执照，但是这样的惩罚远远不能弥补那位父亲的痛苦和损失。

心理学家的大量研究证明，记忆具有主观性。巴特利特（Bartlett，

1995）的研究指出，人类的记忆并不是如留声机一般是对过去经验的简单重现，而是一个重新建构的过程。人类的记忆系统并不总是忠实可靠的。有时，我们会遗忘一些重要信息，它们或许会在不经意间再度出现，也可能永远沉没于记忆的长河。这对于人类来说是一种遗憾，然而更遗憾的是，我们言之凿凿的事实可能只是大脑和我们开的玩笑，这些玩笑有时会导致严重的后果。津巴多（Zimbardo，2013）在他的普通心理学教材中讲述了这样一个事例：心理学家唐纳德·汤普森被指控有强奸罪。这一指控是基于受害者对攻击者非常具体的描述做出的。但这一描述是错误的。当受害人被侵犯时，汤普森正在电视上接受有关记忆扭曲的采访，而受害人看到了这个电视节目。于是受害人的记忆出现了错误，并且将受到的侵犯归咎到汤普森头上（王天泽，2019）。

虚假记忆是人类的记忆中较为普遍的记忆扭曲现象，例如，人们有时会回忆出从未发生过的事件，或者他们所回忆出的事件与真实情况完全不同。人们的记忆不是对现象的完美复制，而是现在对过去的一种投射。这种投射在有些方面是符合过去的"事实"的，但在大多数情况下是一种"省察"，是一种不自觉地融入自主意识的过程，因而这种"复制"呈现出模糊、歪曲的现象。记忆在本质上包含意识，"记忆"不可能完全真实。一切"记"都是一种"再忆"，都是对行为的一种重新解释。如果说记忆中"记"的过程是需要认知努力的，那么"忆"的过程必须有意象的参与（白洁，2014）。

大量的研究发现，人们对情绪性事件的记忆明显好于对中性事件的记忆，人们回忆事件时，能够忆出伴有更多情绪事件的细节，而非事实细节。记忆并非准确和持久的，而遗忘、消退和干扰是天天都在发生的事情。有很多不重要的因素"污染"了我们已经存储的信息，比如，他人的暗示、过去经验的干扰以及情绪和空间特性等，都可以造成记忆的错误，因而记忆也会"褪色"和"扭曲"。记忆不是静态的"复制"，而是动态的重构，是经过层层编辑的过去及其世界。现在的事实唤起了我们有组织的记忆，然而唤起什么样的记忆在很大程度上取决于我们当下的理念、利益和期待（白洁，2014）。为了验证记忆的主观性和虚假记忆的存在，有些心理学家甚至在实验中成功地把一个关于"童年在商场被遗失，然后被陌生人送回父母身边"的虚假记忆移植到一些大学生被试的头脑中。这些虚假记忆在被试的头脑中非常清晰地呈现出来（Kolk et al.，2015）。反过来，包括音乐治疗在内的心理治疗方法完全可以用暗示、干扰、情绪、空间特性、当下的理念和期待等方法对记忆进行治疗性改造和重构。重要的后现代心理治疗流派——叙事疗法——对于创伤进行工作时，会在来访者带来的创伤"主线故事"中寻找"支线故事"，并发展重构故事。重构的新故事的力量能够改变创伤故事的意义，进而改变创伤记忆。

　　然而，创伤记忆又不同于普通记忆，它是固定和静止的。它们是从过往压倒性的深刻体验中获得的记忆痕迹，这些痕迹镌刻在受害者的大脑、身体和心灵中。当一个人经历了消极生活事件甚至精神创伤之后，头脑中关于创伤事件的记忆就与当时在事件中体验到的消极情绪、心理和生理反应（例如，恐惧、焦虑、愤怒、悲伤、无助、绝望、抑郁等）形成了固定的联结，只要回忆起这段令人不愉快的经历，所有消极的情绪和躯体体验就会被自动地激活。这种"固化"的印象阻碍了我们形成新的应对策略，获得新的意义。那么对于这种"固化的"创伤记忆如何进行重构呢？彼得·莱文（Levine，2017）在《创伤与记忆》（*Trauma and Memory*）一书中提到，当前的情绪状态可能是决定了我们记得哪些事情和如何记住一些事情的主要因素。所以改变当下的情绪状态是对创伤记忆进行有效工作的必要条件。

　　沙克特（Schacter，1996）等人使用 PET 进行的实验发现，对关键项目的错误再认和对单词列表中的项目的真实再认都与在左侧颞叶区增加的血流量相关。沙克特等人（1997）采用 fMRI 也发现在真实再认和错误再认时，颞叶区血流量均增加了。米勒（Miller，2001）等人采用事件相关电位（Event-related Potentials，简称 ERP）发现，真实再认和错误再认无差别。以上研究表明，错误再认和真实再认的神经生理过程是一致的。

　　既然人的记忆由于情绪的影响而包含大量主观的色彩，那么个人的记忆不可能是完全真实客观的。记忆的主观色彩和情绪色彩如果较为明显，虚假记忆就可能出现在回忆的任何时刻。从神经生物学的角度来讲，虚假记忆和真实再认的神经生理过程是一致的，或者说虚假记忆和真实记忆所带来的主观体验并无区别，那么"记忆的真实性"就成了一个伪命题。所以在临床心理治疗中，记忆内容是否真实不应该是首要关注点。治疗师应当认识到，来访者被铭刻在大脑和身体里的痕迹困住了，这是一种情绪性记忆，它们掌控着人们的情绪、心境和行为。无论记忆是否真实或是否有所扭曲，我们必须理解那些经历对他们的影响和意义是真实且有价值的（Levine，2017）。在音乐心理治疗中，运用音乐的强大影响，用"重构的积极记忆"代替原本消极的记忆，进而用积极的情绪体验和认知评价代替原本消极的情绪体验和认知评价，成了一个有重要临床价值的途径。因此，在对于消极生活事件记忆进行处理时，不去关注记忆是否"真实"或者"虚假"，只从如何改变消极记忆、重构积极记忆的角度考虑，成了疗愈消极生活事件所带来的心理创伤的一个重要思路（项海秀，2020）。

　　为了研究音乐是否能够改变人的记忆，以及这个改变过程是如何发生的，我和项海秀进行了一项关于音乐对记忆重构的影响研究（项海秀，2020）。这项研究使用了 10 名被试。实验研究的步骤如下。

1. 音乐编辑。制作编辑三组音乐的组合，每组包含两首乐曲。全部音乐均为西方古典音乐选段，取自音乐同步再加工曲库。音乐组合的安排是从相对消极的音乐情绪作品逐步发展到相对积极的音乐情绪作品。所有音乐作品均为西方古典音乐作品。第一组音乐整体情绪由忧伤逐渐转变为平静；第二组音乐情绪由平静逐渐转变为轻快；第三组音乐情绪由轻快逐渐转变为兴奋。具体乐曲组合如下。

A．第一组音乐

（a）戴留斯（Delius）——《水彩画1号（慢板）》。全曲4分20秒，整曲由弦乐器演奏，两把提琴相互补充，将忧伤的情绪通过连绵不断的旋律表达出来。

（b）门德尔松（Mendelssohn）——《E小调小提琴协奏曲》。全曲10分17秒，小提琴为主旋律乐器，将一种淡淡的忧伤的情绪如泣如诉地表达出来。随着旋律的渐强，中段的情绪有起伏变化，似乎在哭泣，并有打击乐器造成一个背景的支撑感，最后旋律回归忧伤。

B．第二组音乐

（c）阿诺德（Arnold）演奏的《纸牌-1，舞蹈》。全曲5分33秒，管乐器、弦乐器演奏出深情、深远、宽广的感觉，旋律的后半段给人一种美好的、具有内在积极力量的感觉。

（d）阿诺德演奏的《苏格兰舞曲作品59之3》。全曲4分5秒，管乐器和弦乐器依次演奏主旋律，有一种美好、深情、温暖、宽广的感觉，主旋律不断重复，好似对美好生活的赞叹。

C．第三组音乐

（e）德沃夏克的《捷克组曲（浪漫曲）》。全曲4分32秒，管乐器演奏出平静的感觉，好像置身于空气清新的山林，随着旋律的发展，力度渐强，旋律发展到轻快的圆舞曲，后回归平静。

（f）韦伯的《就像我们从未说过再见》的管弦乐队版本。全曲5分20秒，管乐器轻柔地进入主题，情绪逐渐增强，全体乐队进入，给人一种宽广美好的感觉，逐渐走向高潮，气势磅礴，激情澎湃。

2. 访谈。研究者与被试进行讨论，要求被试回忆并讲述一件自己经历过的不愉快的消极生活经历。但这个故事所能引发的消极情绪反应的程度不应该超过 6 分（0—10 分），以保证本研究不会引发任何潜在的创伤体验。研究者对被试的记忆内容进行记录。

3. 播放音乐并要求被试在音乐背景下再次回忆自己的消极生活故事，并展开自由联想。这个过程重复三次，每次按照第一组、第二组、第三组的顺序使用音乐作品组合。研究者记录被试每次所回忆的内容。在整个过程中，治疗师不施加任何语言干预或引导，只是静静地记录被试头脑中出现的音乐意象的内容。

4. 研究者对被试的所有内容进行分析和编码，并使用 Nvivo12 计算机软件进行数据处理和质化分析研究，以观察被试在音乐前、后对消极生活事件的记忆发生了哪些变化，以及音乐的情绪色彩是否影响了被试记忆的内容。

　　由于该研究采用了质性研究方法，所以研究结果只能用描述性方式加以呈现。首先，研究结果显示，10 名被试对于自己的消极事件记忆在音乐之前和音乐之后，其内容均发生了很大变化，同时与记忆内容相关的情绪体验和认知评价也发生了相应的变化（见表 7.1）。

表 7.1 消极生活事件记忆内容、情绪和认知在音乐前、后变化的比较

被试	类型	音乐前	音乐后
被试 1	记忆	我和男朋友是异地恋，我发现他出轨，在我质问他的时候，他和我提出分手。	他也哭了，哭得很伤心，显得很痛苦。他也不容易。
	情绪	痛苦，心跳快，呼吸不上来，空落落。	情绪上扬了，平静，开心。平静往上一点，身体没什么感觉了。
	认知	他很自私，他怎么可以这么对我。	释然了，异地恋也是没办法长久的。开始各自的生活，祝福他，祝福我自己。
被试 2	记忆	上司歪曲事实，推卸责任，当我和他理论时，他当众用手指着我，让我离职。	我们三个人在对峙，当时他歪曲事实，不承认。当我看着他的表情时，音乐像拳击一样，对着他打过去，打得很夸张，像电影一样，很爽。有几个人站在我这边支持我，好像所有人都知道发生了什么，他怎么是这样的人。
	情绪	愤怒、恶心、委屈；肌肉紧绷，心跳加速，胸口堵。	很爽，很放松，比平静再欢快一点，舒畅。身体很放松，没有不舒服。
	认知	工作环境很灰暗，上司不尊重我。	发生就发生了，一切照旧，并没有什么关系，他做着他的事，我做着我的事，他和我没有关系。事情可能已经发生，可能没发生，总之，他和我不产生交集，不会影响到我的感觉。
被试 3	记忆	工作压力大，我很焦虑，矛盾。那天，我在车里和他发脾气，歇斯底里地吼，吼完又很内疚，有负罪感。	在那辆车里，我们没吵架，我们坐在车里说话，一直牵着手。车往有希望的地方开去，我还挺希望我俩在车里多待一会儿。有很多和他在一起的幸福画面。
	情绪	恼火，生气，愤怒，抓狂，恼羞成怒。胸口有火，心跳得快，胸闷，手心出汗，嘴干，脖子的大动脉一蹦一蹦的。	幸福，开心，甜蜜，满足。身体很轻松，放松。

（续表）

被试	类型	音乐前	音乐后
	认知	焦虑，自我怀疑，矛盾，我很脆弱。	我突然意识到刚才和你说了挺多的烦恼，好像不太是回事，有一段体验特别深刻，我们俩都特别老了，回顾这一生，以那种状态看现在的资金啊、改变思想啊，好像都不是大事，随它去吧，命里该是你的总会来，那时候好像每一分每一秒都要珍惜当下。很知足，对未来充满热情，对未来充满信心，特别想做些什么来改变这个世界或者改变我们自己。
被试4	记忆	走出办公室，周围全是门和墙，走廊特别长，很黑，总觉得后面有人或者"鬼"跟着我，很害怕。	这次是黄颜色的场景，从走廊里我感觉我就要走出来了，走到电梯间，电梯间是有灯的。是黄颜色的灯。走廊的声控灯是亮的，而且我走出来了。后面什么也没有。场景没有那么压抑的"黑"了。感觉有人在保护我，而不是在追我。现在让我去想那个画面，好像是亮灯的，走廊不完全是黑的，现在有点想象不出它完全黑的感觉。
	情绪	紧张、害怕，心跳比较快，手心冒汗。	平静，身体没什么感觉。
	认知	没有安全感，感觉后面有人追我。	最后的场景让我觉得我可能不怕了。有人在保护我。
被试5	记忆	客户轻蔑的态度，那天我感觉"天"都是黑的，不想干了，觉得人都那么坏。消极的情绪持续了好几天，这样的情绪让我对生活失去了热情，什么都不想干。	在工作，没有那对夫妻，去每个屋子和同事聊天，挺高兴的。之后有客户进来，有源源不断的销售单子，一直写不完，挺开心的。
	情绪	暴躁，生气，着急，低落，失望，紧张，难过，心里堵，有点发抖，声音发颤。	平静，开心，欣喜，身体轻飘飘的。

（续表）

被试	类型	音乐前	音乐后
	认知	生活的环境让我觉得不幸福。	这件事情其实没什么大不了的，不应该影响我。因为工作占了生活很长时间，如果工作是舒心的，那么生活就会开心不少，现在我觉得工作还是挺舒心的。
被试6	记忆	看见了我丈夫和别人看电影的消费记录，他背叛了我，我不再信任他。	丈夫给我盖衣服，他和我说老婆对不起，他说了好几遍对不起。想起结婚宣誓的场景："我要信任你"。
	情绪	伤心，震惊，生气，愤怒，委屈，心跳很快，感觉大脑慌了，懵了，火在胸口。	身心愉悦，畅快，舒服，酣畅淋漓，感动；身体很爽，很通透。
	认知	我的婚姻很失败，我不幸福。	我很爱他，他很爱我，我们在一起还是很幸福的。
被试7	记忆	小时候的我胆子很小，我没办法在那么多人面前举手说话。那天，在一块空场地，妈妈一直让我向别人道歉，我一个人蜷缩在那里。	小女孩变成了大孩子，站起来了。跳舞时特别想大喊出来。我在自由奔跑，充满力量。
	情绪	羞愧、生气、难过、委屈；冷，身体很紧，憋着，压着。	很爽，平静，放松，有力量，心胸开阔，宽广，自在。身体没什么感觉。
	认知	我很弱小，就算是现在，我也很在意别人对我的评价。	世界很宽广，没什么大不了。
被试8	记忆	小时候，父母吵架让我很害怕，觉得自己很可怜。	我拦在父母之间，不让他们吵。我大声地对爸爸说："你要是再打妈妈，我就和妈妈跟你分开。"
	情绪	忧伤，伤心，难过、恐惧；心有点沉。	踏实，心里很暖，开心，激动；放松，身体什么感觉都没有。
	认知	自己很弱小，保护不了妈妈。	通过那件事，让我觉得我内心深处是有力量的，我现在可以保护妈妈。

（续表）

被试	类型	音乐前	音乐后
被试9	记忆	六七岁时，爸爸妈妈吵架，我看着她们砸东西，妈妈拿剪刀捅自己的肚子，我看见了血，爸爸拦他，我一直在哭，去拽妈妈，她也在哭，在骂，骂得比较难听。	我能看见他们，小时候的我，看着父母吵架，很害怕的我。现在的我回去保护小时候的我，和她聊天。我看到了那个画面，他们已经不吵了，把剪刀丢掉了，我是现在的自己，回去和我妈妈说："反正你也不会真的死，干吗演这些？"然后我看到我爸趴在沙发上睡觉，我也在房间里睡觉，我看到妈妈过来了，她过来哭了一会儿，对我说她不是故意的，是她情绪控制不住。我爸睡得跟死猪一样，什么都不管。前面有一段，我爸对我说我妈有多么不好。我问他当初为什么要娶她？他说娶她的时候不是这样的。我问现在她变成这样不是他造成的吗？他在思考。他们吵架的时候会扔出东西，有人保护我，替我挡。
	情绪	难过，无助，害怕，烦躁。	平静，开心。
	认知	父母一点都不在乎我。	他们有他们的无奈，并不是不重视我。我对他们的抱怨少了，可以理解他们，觉得这种感受还挺好的。我觉得妈妈的心不坏，她比较脆弱吧。她是一个刀子嘴豆腐心的人。觉得小的时候，父母都不陪伴我，都是自己面对的，但也有好处，我会很坚强。 妈妈有脆弱的一面，是她的心智没办法面对的一面，并不是因为我。小的时候，会认为父母是很强大的，但现在看来并不是。其实他们也很脆弱，也很无奈。我带着现在的思想回去，觉得他们也很无奈，对他们的抱怨就少了。

（续表）

被试	类型	音乐前	音乐后
被试 10	记忆	男朋友出轨，我很害怕会一直被背叛，自我怀疑，自卑。不相信自己会在一段感情中从始至终开心。在他家，坐在炕上，很多人围着聊天，他用蔑视的眼神看着我。露出"你怎么好意思这样说"的眼神。	那个画面变成了我在他们家炕上跳舞，很好笑，他们都坐在那里看我跳舞，表情很惊讶。
	情绪	委屈、愤怒；头胀，眼睛酸，手发抖，冒冷汗。	放松，平静，开心，幸福；身体没什么感觉。
	认知	自卑，自我怀疑。	不害怕了，今天这段体验给我增加了一些信心，让我真正相信下一场恋爱肯定是好的；即便是单身，我也会很开心。对生活有希望，觉得未来都是好的，当下很幸福。

音乐对情绪的影响

通过呈现被试的访谈内容，发现在 10 个案例中，有 8 个案例的情境记忆发生了变化，所有案例的情绪感受及身体感受都发生了改变，消极的身体感受消除了，转化成舒适、放松、轻松的身体感受，体验从消极情绪转化为积极情绪。全部案例对事件的认知都发生了改变，新的积极的认知代替了旧的、固化的、消极的认知。而被试的报告证实，这些积极的改变与音乐所带来的体验有着密切的关系：

被试 1："第一段音乐开始稍微有点压抑，冲突性比较强，想到消极事件，我的情绪波动会大。第三段音乐就是那种很美好的感觉。"

被试 2："有的音乐一出来，我觉得消极的情绪就随着音乐出来了。画面帮我发泄了情绪，而且它能够帮我快速从不良的情绪中解脱。"

被试 3："（音乐）体验让我感觉真实，我好像经历了一样，很知足。"

被试 4："（音乐）体验让我觉得好像多了一点安全感，不害怕了。"

被试 5："（音乐）体验呈现了一种感觉，一种让我心里变踏实的感觉，之后我会更积极了。"

被试 6："（音乐）体验帮我激活了以往的感受，我以前没有探索过那么深层次的问题，比如害怕、愤怒的程度，以及想到自己在那个黑夜，那种凄凉，那种孤独感。没有想过原来我还那么害怕，怕孤单，怕失去，体验让我对自己的感受有了更深的认识和了解。"

被试 7："音乐可以带动或者匹配情绪。当音乐很振奋的时候，就是我觉得很振奋的时候；当音乐很悲伤的时候，就是我觉得很悲伤的时候。""音乐有时也是陪伴，有一段音乐让我觉得心胸很宽广。"

被试 9："（音乐）体验让我找回了小时候的感受。"

音乐对意象的影响

音乐对意象的产生、发展具有催化作用，它包括激活了以往的记忆和产生的意象。关于这一内容，音乐治疗和音乐美学中有相当多的文献已经证明了音乐可以导致意象的变化。通常来说，在真正的音乐治疗过程中，治疗师会同时运用音乐和语言共同干预的双重作用来促进和推动来访者的意象、情绪和认知的发展与改变。但是在这个研究中，研究者没有使用任何语言的干预作用，只是观察音乐这一变量对被试头脑中的意象和记忆的影响作用——被试在自由联想时意象如何进行、如何发展、如何重构记忆这一系列进程，研究者无任何语言追踪和引导。而结果证明，在没有治疗师的语言干预的情况下，音乐本身具有强大的推动意象发展和转化的作用：

被试1："波动大的音乐比较容易产生画面。音乐牵引着我，让我一直跟随。体验给我提供了一个空间，如果不是这个治疗，我不会幻想这么多，第二个想象是我当下的状态，音乐响起就会闪出来的念头。没有音乐，根本不会想到。"

被试2："音乐本身就带着画面，第一段音乐整体基调是灰暗的，第二段是很壮阔的，阳光明媚，风吹过草地，有大海，草地，阳光大好。第三段，最开始的音乐是有点紧张的，所以画面是黑白色的，我会随着音乐的紧张感，有箭在弦上、事情马上就要发生的感觉。"

被试3："音乐强迫我去想那个画面。它一直拽着我走。通过音乐旋律的重复，我想跳出某些画面，但跳不出去，反而可以在画面中更深地想象，我觉得我想的场景之所以都是古堡啊，18世纪的草坪啊，都是因为音乐是古典音乐。"

被试4："音乐平缓时出现的画面和音乐激烈时出现的画面是不同的。音乐的基调带着画面流动。"

被试5："画面流动的快慢与音乐的激昂与否有关。"

被试6："我觉得音乐可以催动画面，有很强烈的带入感。我最强烈的感觉就是雪融化了，小草上还有露水滴下来，包括波澜壮阔的感觉，有大气磅礴且华丽的感觉，我会有此时此刻就在那里的感觉。第一段音乐蛮狰狞的，张力蛮大的，会让我一下子被带到当时的环境氛围和画面里，体验也让我激活了被

遗忘的美好记忆，其实我和我先生从认识到结婚，中间有很
多很多的甜蜜，但有的时候会忽略他对我的好和他给我的
幸福。"

被试 7："音乐推动画面流动。"

被试 10："第二段音乐相对比较平静，浮现在脑袋里的场景也比较多。"

音乐对认知和问题解决的影响

音乐对推动意象的发展和转化的作用是通过音乐的审美属性激活了
来访者内部潜在的巨大积极资源来实现的。音乐所传达的信息量是无限丰
富的，而这些信息都具有一个共同的属性，即美的体验。美的体验可以激
发潜意识中大量的积极资源。人本主义心理学和后现代心理学思潮都认
为，所有人都具有自然的自愈能力和独立成长的潜力（高天，2013）。来
访者能够超越自我水平的意识局限性，通过联想和梦境的体验更加完整地
了解自我。这些联想包括神话的、原形的和象征性的内部体验形式。通
过这些联想，来访者体验了现实中的自己，看到自己被分割的不同人格，
并解决内部的矛盾，最后通过重新整合的过程进行加工，超越自己的局
限（Vaughan，1979）。该研究也发现，当被试在意识层面谈论消极生活事
件时，容易被"固化"的记忆和消极情绪困住，无法解脱。而在体验过程
中，他们总能对消极生活事件对自身产生的消极影响找到解决策略。这些
策略是在意识层面无法提前预想的，被试的解决策略甚至常常让研究者感
到意外。研究者认为，这是音乐激发了被试潜意识中蕴含的大量积极资
源，这些积极资源只有来访者自己知道，只有来访者的潜意识知道解决的
路径和方向。

被试 1："最后一个画面，对我来说挺好的，是一种释然。"

被试2："画面首先帮我发泄了情绪，而且它能够帮我快速从不良的情绪中解脱，让我从旁观者的角度看待这件事。在现实生活中，我能做的都已经做完了，这件事情就不要再影响我的情绪了。"

被试3："平时让我说，我都不会想到自己有一天处在这么浪漫环境下的体验会让我对生活有很多期盼，甚至期盼我们俩都特别老了，一起谈起这些事，还挺快乐的。还有，这些体验让我感觉很真实，我好像经历了一样，很知足，如果把刚才体验的画面当成一种预言，我后半生能过成这样，我就挺知足的。有这么几个画面，我已经挺满足了。"

被试4："体验让我觉得好像多了一点安全感，就是最后一段音乐让我感觉好像有人在保护我。最后的场景让我觉得我可能不怕了。"

被试5："工作就是这样的一份工作，我还有其他事情可以做，看清这件事情其实没什么大不了的，不应该影响自己。"

被试7："今天的体验给了我一个思路。对体验中的自我认知，我还是挺认同的，之前没有考虑过。我以后可以往那个方向加强一下，今天的体验是一种暗示，也对我产生了一种影响。"

被试8："体验让我对自己有了更本源的认知，这个认知让我觉得真实。"

被试9："我带着现在的思想回去，觉得他们（父母）也很无奈，对他们的抱怨就少了。就更理解他们了。觉得这种感受还挺好的。"

被试10："我现在是觉得想开了那些事情，这件消极生活事件让我一直有一层阴影，总认为是自己的原因，这让我有点害怕向前迈出一步。今天，某一段音乐让我觉得之后会好的，想不想清楚都无所谓。下一段恋爱关系肯定是很好的，我也觉得谈一场恋爱也不错，不再害怕迈出那一步。或者就算没有那个人出现，我也不会失落，我会期待，但不会在这上面放太多注意力，我一个人也可以很好。而且今天这段体验，我有一种感觉，把我和原生家庭带来的自卑情感隔开了。它给我罩了一层罩子，给我增加了一些信心。这个罩子把我和受到的伤害隔开了，像是在隔着东西回看那个场景，让我从旁观者的角度看待这件事情。我之前总想从别人那里得到答案，虽然知道从别人那里得到的答案是没有办法解决我的问题的，但是之前总放不下，总感觉没有正面的案例，这件事就像不存在的一样。现在想一想，我可以，让我真正相信自己。"

音乐对记忆的影响

在音乐的影响下，意象改变了情绪，也重构了记忆。正如前面谈到的，记忆具有主观性，人类的记忆并不是对过去经历的简单重现，而是一个重新建构的过程。有时，我们会遗忘一些重要的信息，有时我们言之凿凿的事情并不一定是真实的。人类所有的记忆都不可能是完全客观和真实的，都是在当事人的主观框架和情绪体验中生成的，而且具有明显的功能性。该研究的被试或心理治疗临床中的来访者所带来的原始的事件记忆，或是他们受到音乐的影响所产生的、经过重构的记忆，对当事人的心理影响而言，在本质上是没有区别的。从神经生物学的角度分析，所谓"虚假记忆"和"真实记忆"的神经生理过程是一致的，或者说虚假记忆和真实记忆所带来的内部体验并无区别（王天泽，2019；白洁，2014）。无论原始记忆或重构的记忆是否真实、客观，这些记忆都是主观加工后的产物，都伴随内部体验。心理学家和哲学家都认为视觉形象是思维的基本因素，不管视觉形象是不是对外部世界的反应，它们首先是内部的直接体验；不管它是不是真实地来自外部世界，其内部体验都是真实的。美国著名的音乐引导想象专家 Lisa Summer 也认为意象作为内部世界的幻象，实际上可以代替外部世界。而这种真实的内部体验对来访者而言，就是真实的存在（高天，2013）。被试的报告也证实了这一点：

被试 3："体验让我感觉很真实，好像真的经历了一样。"

被试 4："我强烈感觉到有人在保护我。"

被试 6："我在意象中有此时此刻在那里的感觉。"

被试 7："对于体验中的自我认知，我还是挺认同的。"

被试 8："浪就在我眼前，感受特别的真实。体验让我对自己有更本源的认知，这个认知让我觉得真实。"

对叙事内容和方式的研究

在我们确定了音乐同步再加工的音乐与来访者头脑中的记忆画面结合起来了之后，可以消除消极的情绪体验，并产生大量新的、在之前不曾有的积极情绪体验。这些积极的情绪体验成了来访者解决自己的问题的基本动力。进一步讲，自我解决问题的过程是通过重构创伤或消极记忆来完成的。接下来的问题是，音乐是如何影响记忆重构的过程的？

首先，记忆重构的过程是通过当事人改变对事件的描述方式来实现的。在音乐同步再加工过程中，当来访者头脑中的记忆受到音乐的影响而产生了积极的记忆重构之后，来访者的叙事方式随机发生了相应的改变。当事人对于创伤事件或消极生活事件的情绪体验和记忆内容的改变也包含了情感体验、躯体体验和对认知评价的改变，并最终导致叙事方式的改变。也就是说，音乐体验导致情绪体验的改变，从而引发了记忆重构，最终形成了叙事方式的改变。

在后现代的心理学流派中，有一个重要的理论取向——叙事心理学。早在 1986 年，心理学家萨宾（Theodore R. Sarbin）在《叙事心理学：人类行为的故事性》（*Narrative Psychology: The Storied Nature of Human Conduct*）中就第一次提出了"叙事心理学"的概念。书中集中讨论的一个观点就是：故事是修正经验和指引判断与行为的基础（Lee，1994）。该书也提出了用叙事范式代替传统实证范式的主张，因此通常被认为是叙事心理学诞生的标志。叙事心理学家关心的是个体的主观性和个体经验，关注一个人如何看待和感觉自己身上正在发生的事情。解释现象分析法假定，一个人所说的话或所写的文字是与他们如何看待、感知或反省自己、自己的身体以及他人和周围的世界联系在一起的（莱昂斯，考利，2010）。著名的德国哲学家马克斯·韦伯（Max Weber）有一句名言："人是悬挂在自己编织的意义之网上的动物。"这句名言将人的生命意义完全地归属于自己所赋予的价值信念。每个人都有自己独特的价值观，而这些价值信念是人类生存和发展的重要支撑。当人们的生存发生危机时，与其说是生存环境对生命构成了威胁，不如说是自己的价值信念对自身生存构成了威胁。所以我们在解决生存危机的时候，不是去解决环境给生命的存在带来的问题，而是解决我们的非适应性价值信念给自身生存带来的问题。

叙事是人们表达复杂的心理状态和过程的载体，在这个心理过程中，人们组织了他们的世界和自我的意义（拉斯洛，2018）。通俗地说，叙事就是叙说故事，叙事包含了"叙说"以及必然伴随的"倾听"的动作或行为，也包括了叙说的产物或内容——故事（施铁如，2010）。

在后现代的心理治疗流派中有一个著名的治疗方法，被称作"叙事疗法"。这个疗法注重来访者是如何表述自己所经历的消极生活事件的。叙事疗法的一个重要的核心理念就是："不是人在讲故事，而是故事在讲人。"如果一个人使用消极方式来叙述人生经历，那么这个人就是这段消极的人生经历的受害者；相反，如果这个人用积极的方式来描述一段人生经历，那么这个人就是这段消极人生经历的获益者。所以叙事疗法的目标是帮助来访者从积极的视角，用积极的方式重新描述一个曾经的创伤事件（李明，2016）。

另外，在众多质性心理学研究方法中，有一种方法被称为叙事研究。叙事研究学者认为，"叙事"是人类基本的生存方式和表达方式，叙事取向重视人的情感、体验和主观诠释，叙事内容再现了叙事者的世界观，是他的信念、思想和意图所构建的真实。叙事研究指的是任何运用或者分析叙事资料的研究。叙事研究又称"故事研究"，是一种研究人类体验世界的方式。这种研究方式的前提在于人类善于讲故事，他们过着故事化的生活。它从讲述者的故事开始，以对故事进行诠释为主要任务，重在对叙事材料及意义的研究（利布里奇等，2008）。

叙事研究既是对实验、调查、观察等传统研究方法的一种补充，本身又是一种相对独立的研究方法。它的基本假设与后现代的主张基本一致，认为唯一的、绝对的真理是不存在的，研究者不可能准确无误地理解和解释某个文本。叙事研究取向提倡的是多重性、相对性和主观性（马一波和钟华，2006）。叙事在生活中起着重要的精神指引作用。在个人层面上，我们拥有关于自身的叙事，就能够使我们理解自己以前如何，现在怎样，并以此引领我们走向一个期待中的未来。在整个社会文化的层面，叙事的作用是给予一个群体共同的信念和凝聚力，并能够有效地传播一定的价值形态和稳定的生活方式（尤娜，2007）。

在我的指导下，王魏璇（2020）用叙事研究的方法对我所做过的 5 个案例进行了分析。该研究的一个重要设计构思就是把音乐情绪的变化与案例中的来访者的叙事变化进行对比，寻找二者之间的联系和规律。在音乐同步再加工过程中，我们都可以十分明显地感到音乐情绪的变化直接影响着来访者头脑中意象的产生、发展和变化的方向，进而影响叙事的方式。二者之间的关系在治疗过程中是显而易见的。但由于二者的变化属于完全不同性质的变量，因此如何通过较为科学的方式将二者的关系呈现出来成了一个困难的问题。

该研究将五位来访者在整个音乐同步再加工过程中的每一轮音乐自由联想中所出现的积极意象的数量作为衡量叙事过程的积极变化的依据，也就是说，积极意象越多，来访者叙事的积极程度越高。这些积极的音乐意象实际上是来访者头脑中起到自我治愈的关键作用的资源，这些资源可以是对过去生活经历的美好记忆，也可以是创造性想象。研究者还将积极资源进一步分为内部资源和外部资源。内部资源包括积极的自我价值、自我哺育、自我成长、审美体验、人生理想和高峰体验等方面的意象；外部资源包括来自亲人、朋友和社会的支持、关爱、友谊、认可、和谐关系以及宗教等方面的意象。

该研究受到不同亚组的异质性来源分析方法的启发（但不是严格意义上的亚组异质性来源分析方法），将音乐情绪的积极程度量化，然后与来访者叙事中积极资源的数量进行对比。首先，将五个案例中自由联想过程中出现的内部资源和外部资源的数量作为叙事变化程度的数据依据，即来访者头脑中出现的积极意象数目越多，说明该来访者的叙事文本的积极程度越高。然后，为了让音乐的情绪的积极程度与自由联想中的积极程度具有可对比性，研究者对二者不同性质的变量进行了大致相同的变化幅度匹配。由于在五个案例中叙事文本出现的资源最大变化幅度是 0 ~ 18，故设定音乐情绪的最大变化幅度为 0 ~ 20，于是二者的变化幅度大致处于同一个较为接近的范围。具体的做法是使用 6 位非音乐专业的志愿者聆听本次研究的五个案例所涉及的 51 首音乐，以积极程度为标准给出主观分值，其中 0 ~ 20 代表音乐积极程度从最消极到最积极。最后对 6 位志愿者给出的分值进行平均数处理，作为每一首乐曲的音乐情绪积极程度的分值。至此，音乐情绪的积极程度的变化幅度与叙事文本中资源的变化幅度成了具有可对比性的异质性数据。事实上，6 位志愿者给音乐积极情绪程度的最高分值的平均数为 18.7，与叙事文本中资源出现最高数 18 非常接近。在对音乐情绪的打分过程中，研究者看到的现象是，人们对音乐情绪体验的大方向是一致的，这同时验证了脑科学家达马西奥（Damasio）的观点，在不同个体之间，正常大脑内的基本情绪机制的确高度类似（达马西奥，2018）。

这样，音乐和资源这两个异质变量的数据的变化就如图 7.1 所示。

案例 1

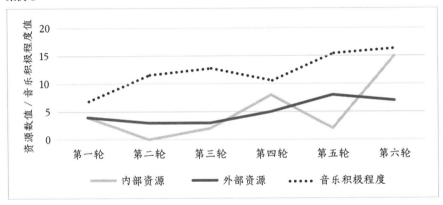

案例 2

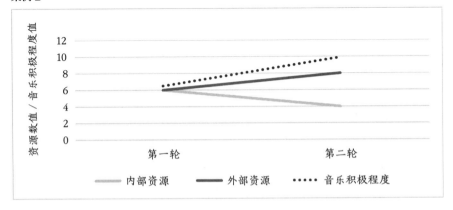

图 7.1　资源叙事内容的数量或音乐的积极情绪的变化

案例 3

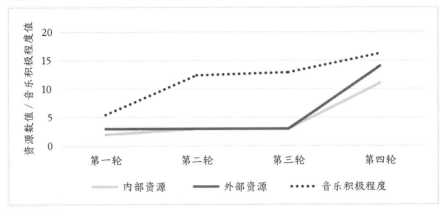

案例 4

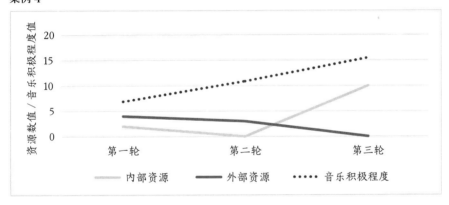

案例 5

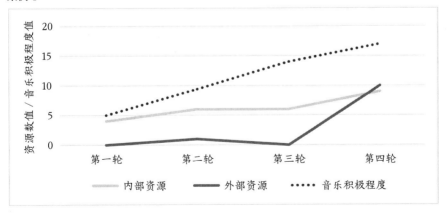

图 7.1（续）

我们从图 7.1 中可以看出，在来访者的叙事文本中出现的资源叙事内容的数量与音乐的积极情绪变化呈现密切关系。这说明在音乐同步再加工过程中，音乐的积极情绪体验是引发来访者自动积极记忆和想象的重要因素之一。而这些积极的记忆和想象又进一步导致来访者对曾经发生的创伤事件的表述方式由原来的消极叙事转变为积极叙事。这个变化的过程在叙事疗法中被称为由"问题故事"向"治愈故事"的转化过程。在音乐同步再加工进程中，带着"问题故事"而来的来访者沉浸在音乐里，带着丰富的情绪扰动，重启错综复杂的人生故事。这些故事可能是表述过的，也可能是从未启封的、惨烈悲痛或不堪回首的。在治疗师的语言和音乐的共同推动中，来访者在叙事进程中发展出深刻、动人的人生故事，成为治疗过程的核心环节，同时蕴含着大量不可思议甚至匪夷所思的生命能量，带领来访者跨越关系障碍，突破心理僵局，最终完成"治愈故事"。

这里仅选用第 5 个案例来简单地呈现在音乐的影响下，叙事的内容是如何从问题故事逐渐转变到治愈故事的。

案例

来访者博涵予（化名），男，21 岁。在校大学生。来访者身体瘦弱，性格内向胆小，特别害怕看到别人吵架或打架，会有强烈的恐惧反应。有一次，他目睹了两位女同学打架的场面，竟然面色苍白，全身发抖，躲在一个角落独自哭泣，并出现恶心呕吐的症状。他告诉治疗师，自己的父母常年吵架，并经常发展成互殴的场面。他从小目睹这些恐怖的场面，造成了对吵架、打架场面的恐惧和敏感，长大后也无法控制自己的情绪反应。博涵予讲述了一个记忆最深刻的事件：

"在 13 岁的时候，父亲经营的一个农场被大水冲掉了，所以心情非常不好，经常喝酒。有一天，父母去一个饭局，妈妈先回来了，一个人躲在厕所哭。后来爸爸也回来了，又喝醉了。我正在屋里写作业，听到他们在卧室吵起来了，后来还动手了，扭打在一起，打了很长时间。我觉得他们要失去控制了，没办法，我上去把他们拉开了。他们就看着我哭，我也在哭。然后妈妈虚脱了，家里人给她打点滴。这件事对我打击很大，是第一次打得控制不住的场面，特别可怕。"

我们决定将这个场面作为音乐同步再加工的"最糟糕画面"来开始工作。

第一轮的音乐与叙事进程

第一轮使用了 5 首音乐，首先是西贝柳斯（Sibelius）《第二交响曲》的第一乐章，弦乐器半连弓的技法营造紧张、焦虑、忐忑不安的情绪氛围。在博涵予的故事中，呈现了父母间的暴力和争执场面：

"我在敲厕所的门，妈妈不理我……她还在哭，我回卧室继续写作业。可是写不进去，还能听到妈妈在哭，感觉特别害怕。然后爸爸回来了……我听到我妈出来了。他们在说话，声音越来越大，吵起来了。爸爸把妈妈拽进屋，扔到床上。我妈踢我爸，我爸扑上去打，扇巴掌……"

这时，治疗师将音乐转换成巴赫的《D 小调托卡塔与赋格》。音乐的强、弱力度对比十分明显，充满了紧张和暴力，震撼人的心灵。

"我妈咬我爸，打起来了……他们互相扇巴掌，我爸抓着我妈的胳膊，又开始打……不行了，他们一直在打架。我感觉非常害怕。实在不行了，我上去把爸爸拉开。爸爸看着我哭了，妈妈也哭了。"

为匹配这一场景，治疗师使用巴赫的《死神苏珊娜来了》，音乐中渲染着无边的悲痛，缓慢而沉重。博涵予回忆的画面是："我哭了又哭，爸爸和妈妈也都在流泪。"家里的气氛极为沉重和压抑。

随着情绪的进一步宣泄，治疗师播放戴留斯的《水彩画1号》中一段忧伤而充满柔情的音乐，以激发博涵予的内部资源。音乐仿佛黏合剂，成了他人生故事的转折动力，出现"主动调解行动"：他主动去安慰父母，给父母倒了一杯热水，帮他们换上拖鞋。

治疗师切换到肖斯塔科维奇的《第二钢琴协奏曲（行板）》。这首乐曲有一个漫长而沉重的弦乐器在低音区的引子，但是当钢琴进入时，钢琴明亮的音色使人感到阳光突然穿透浓密乌云的缝隙照射下来。音乐的情绪变化引发博涵予更多的"主动调解行动"：

"他们端着热水在发呆。我坐着盯着他们，有点生气。他们其实也不容易。然后我把拖鞋给他们拿来，帮他们把鞋换了，把衣服也换了。他们好像放松了。我又给他们倒了热水。我说，都别这样了好吗？他们把眼神都移开了，低下了头。"

家里的气氛终于缓和了。我并不关心上面的故事里哪些是真实的回忆，哪些是在音乐情绪的影响下产生的想象，但是我们可以看到博涵予从原来恐惧害怕、无助弱小的角色开始变得长大了一些，开始能够主动设法安慰父母，缓解激烈的家庭冲突。他的角色开始有了变化。但总的来说，第一轮的叙事内容还是属于问题故事。

第二轮的音乐与叙事进程

第二轮先是马勒（Mahler）的《第五交响曲（极慢板）》，旋律虽然悲凉，但采用大调分解和弦，营造明亮色彩，加入了希望和梦幻的感觉。博涵予跟随音乐重回暴力场景，但这次把父母之间原本惨烈的打斗改写为自己和父亲针锋相对，用自己挨了父亲一个耳光，避免父母之间的矛盾。在叙事进程中，博涵予突破僵局，用抱住愤怒的父亲，冲着父亲吼叫的行动，见证了他的自我成长这一重要的内部资源。虽然最后被父亲打了耳光，但原本那个无助、恐惧、束手无策的男孩开始成长为能够保护母亲、正直且具有一定男性力量的自我形象。母亲也因为儿子勇敢的行动受到保护而免于挨打，再次完成叙事转折。最后，爸爸也因为博涵予的坚持以及为他倒水等主动关心的行动，成了被儿子关怀的对象，为开启"父子谈心"的叙事主题做铺垫：

> "我有点害怕。我爸快回来了……我爸回来了。他盯着我，他问我：'你干吗？'我说妈妈哭了。他把我拉开，踢门，我把他抱住了，他还要把我拉开。我吼他，他打了我一巴掌。我没感觉，麻木了。我把他拽进卧室，把门关上。我问他：'你又要干吗？'他说你管不着。我说我就要管！他站起来，我让他坐下，坐好了，等我一下。我去倒了一杯热水。这时候，爸爸哭了。"

治疗师播放勃拉姆斯（Brahms）的《小提琴协奏曲（慢板）》，小提琴的柔情婉转，把博涵予的注意力引向内心的倾诉。在故事中出现了他和爸爸一起照顾妈妈的场景：

> "爸爸说妈妈不理解他。我也哭了。我对他说：'你跟我说

吧，我来劝她。'我爸哭得更厉害了，我用手搂着他，拍他的背。我给他把拖鞋拿来。他让我去把妈妈叫来。我去敲门，妈妈开门了，她好像吐了，衣服脏了。妈妈直接躺在床上。我和爸爸把妈妈的脏衣服脱下来。爸爸把妈妈扶起来，我给妈妈喂水。妈妈喝了，就躺下了。我和爸爸坐在旁边，什么话都没有说。"

接着，治疗师使用舒曼的《民间传闻》中的第二首慢板，音乐中浑厚的大提琴渲染着父性的温暖，故事中出现了更多父子间的倾诉，具有解开心结的意味：

"爸爸又说妈妈不理解他。（流泪。）我叹了口气，感觉特别难过。我问爸爸，你觉得我理解你吗？他笑了，说不谈了。他站起来，给我妈铺床，我闭上眼睛，坐在那里。没事了。我爸跟我说，早点睡吧。"

在第二轮音乐同步再加工的进程中，博涵予再一次改变了问题故事的版本：母亲在博涵予的坚持和调解行动中，免于和父亲发生肢体冲突，并出现了博涵予和父亲一同照护母亲的场景。优美的大提琴音乐中充满父性的力量，引发智慧的调解行动——父子谈心，从束手无策的男孩逐渐转变成和父亲如朋友一般的平等角色，内部资源愈加壮大。治愈故事的叙事方式更加明显了。这一轮的故事情节非常生动和细腻，如果不是我知道原始的版本，真的会以为这是一个真实发生过的故事。

第三轮的音乐与叙事进程

第三轮首先是马斯奈的《第七管弦乐组曲：酸橙树下》，平静、安详且温馨的音乐情绪让暴力场景再次发生巨大变化。博涵予的角色在故事中从被动承受转变为主动掌控，对原本的暴力事件有更强的预见性和掌控性。父母的反应也随之改变，显现博涵予的一个更加成熟的自我，并且在叙事中找到了最合理的、巧妙的故事版本。于是叙事就完全进入了一个"治愈故事"的版本：

> "妈妈在洗手间哭泣。我想让我妈出来，她不回答我。我说，你喝点水，她终于把门打开了。我给她倒了杯水，把她送到床上，给她拿来衣服和拖鞋。她躺了下来。我去给我爸打电话，爸爸接了电话，他说马上就回来。我就去房间写作业了。爸爸回来了，他问妈妈在哪里？我说妈妈睡了。"

原本狂风暴雨式的问题故事借着这首平静安详的音乐，被博涵予转化为宁静平凡的生活景象。他预见式的调解行动，巧妙地避开了各种冲突的可能，一边送妈妈休息，一边给爸爸打电话，俨然一个成熟并能左右逢源的独立个体，既保护了妈妈，又尊重了爸爸。

接着是庞赛的《星光满天》，该曲是小提琴的版本，营造出浪漫、缠绵的氛围，如同亲密无间的绵绵细雨。博涵予的叙事口吻也完全成了一个成人，其故事不仅化解了儿童和少年时期积累的恐惧、无助的失控感，而且向父亲询问事情的经过。通过家人之间亲密的对话重新体验父母之间以及父子之间的感情：

> "我把我爸拉进我屋里。他问我：'你妈没事吧？'我说：'她哭了，怎么回事？'他说他当着众人的面骂了妈妈。我对他说：'换衣服吧，等明天再说。今天就在我的屋睡吧。'他说：'不用了，我去和你妈睡，没事。'我说：'那行吧。'我爸说：'我在你这屋坐一会儿。'"

在埃尔加（Elgar）的《爱的礼赞》中，小提琴演奏出甜蜜、浪漫、美好的旋律，充满了怀旧和深情的色彩。博涵予的治愈故事进一步发展，父子之间的情意体现得淋漓尽致，涌现更多家庭日常生活场景。他和父亲的关系变得更像平等的朋友：

"我和爸爸并排坐着。他抽了一根烟，又嘘了一口气。我说：'明天你别直接跟我妈说，你把我也叫上，咱们一块谈。'他说：'行，等你妈起来再说。'我洗了一个桃子，我爸说太硬了。我开玩笑地说：'你就凑合吃吧，有的吃就不错了。'他说：'不行，牙龈都出血了。'我说：'那我吃吧。'他就去看电视了。

我去看妈妈。我妈睡着了，没事了。我继续吃桃子。（心情）很平静。"

普通生活的场景幽默地再现了父子情谊，为"幸福家庭"的叙事主题做了铺垫。我们不确定这些生动的生活场景是纯属想象，还是他对生活中曾经有过的真实记忆的编辑组合？但重点在于，父子与父母之间的互动场景所带来的宁静祥和的体验是非常鲜明真切的。更关键的是，在故事中，博涵予在家庭中的角色发生了质的变化。我们依然不知道这些生动的场景是否在他过去的生活中真实发生过，但是在此时此刻，这一切已经在他的内心世界真真切切地发生了。

第四轮的音乐与叙事进程

第四轮是该案例的最后一轮，问题故事刚开始便迅速转向治愈故事的路径，贯彻着大量内部资源中的自我成长。博涵予彻底成为整个家庭矛盾成熟而智慧的调解员，巧妙斡旋在父母之间，有效调节并有条不紊地照顾着家庭中的每一个人。在本轮中，治疗师共使用了7首音乐作品。首先是

德沃夏克的《G 大调第八交响曲》中优雅的稍快板，音乐中透着春天般的
美好与幸福：

> "我对妈妈说：'妈妈别哭了。'妈妈哭得更厉害了。我说：
> '你出来吧，我把衣服给你准备好了。'妈妈把门打开了，我拿
> 着毛巾给妈妈擦脸。把她送进卧室。我说：'你睡吧。'妈妈说：
> '你就在这儿陪我一会儿。'我说：'现在还不行，我爸要回来了，
> 我把他安顿好就过来。'我问妈妈喝水吗？她说不用了。我把灯
> 关了，去了姥爷的屋子，姥爷在看电视。门铃响了，我跑过去把
> 门打开。我把爸爸送到沙发上，给他倒了一杯水，让他醒醒酒。
> 他问：'你妈呢？'我说她睡了，你也睡吧。他说：'我在这儿坐
> 一会儿。'"

接下来，德沃夏克的《捷克组曲（浪漫曲）》幽默的曲风促发了博涵
予内部资源的增加，进一步发挥对家庭矛盾的掌控能力。他不仅能照顾好
妈妈，还和刚喝了酒回来的爸爸逗笑。同时，父母间的动力关系也出现了
明确的转折。博涵予从门缝看到爸爸握着妈妈的手，妈妈打着呼噜睡着
了。他自己也平静地回到自己的屋里。在这一轮想象中，博涵予父母之间
的争执已完全被相互理解和关爱取代：

> "我问爸爸：'你咋啦？'他叹了口气，说：'今天把你妈骂
> 了。然后你妈就把我甩下回来了。'我说：'我妈没事了，睡了，
> 明天就没事了。'他说：'我喝醉了酒，耍酒疯，对不起你们。'
> 我说：'以后就要多注意了，少喝酒。'他说：'对，以后少喝。'
> 我说：'你看电视。'他说：'不用了，我陪陪你妈。'我说：'妈
> 妈看见你又生气了。'他说：'没事儿。'我开玩笑，瞟了他一眼。

他做了一个鬼脸。我出来偷听到他们在谈话，听不清。我打开门的一条缝，看到我爸握着我妈的手，我妈在打呼噜。我回到床上，心里感到很平静。"

接下来，阿诺德的《苏格兰舞曲》充满了美好、深情、温暖和宽广的感觉，抒发了对美好生活的赞叹。博涵予的故事突然出现了另一个重要的外部资源——女朋友。当然，这个女朋友是想象出来的，实际并不存在。由于博涵予的性格较为内向、害羞，虽然非常渴望却一直没有女朋友的事实在一定程度上损害着他的自信心。所以，虽然在后面的想象中并没有出现女朋友的具体形象，更多的是表现了自信心的成长，但他的人生故事开始转向对未来的理想生活的期待。也正是在此处，博涵予用反思式意象，关于家人频繁吵架的认知和感受的叙事发生了彻底改变。恐惧、无奈被释然代替，增添了他对走向未来生活的信心和勇气：

"他们以后可能还会吵架，吵就吵吧。谁家没有吵架？我好开心。（笑。）我有女朋友了，多好呀，我还没告诉他们呢。他们特别惊讶。

他们问我怎么没把人带回来？我说：'人家不好意思。我们都不急，你们急啥？'他们都笑了。姥姥笑得最开心。"

音乐转为德维恩的长笛协奏曲《波兰舞曲》，音乐情绪轻松、诙谐、欢快。

"姥姥跟街坊邻居都说，妈妈也跟别人说：'小涵涵在外面找了一个小女朋友，两个人可好了，就不往家里带，把我们急死了。'我感觉特别想笑。全家人都来了，大表哥也来了。姥姥去做饭，炖牛肉。我妈和二姨在拌凉菜。我和大表哥去超市了，我们在买饮料和零食。电话响了，姥姥说：'快点回来，就等你俩了。'我们回去了，他们已经吃开了。姥姥说：'两个淘气鬼，这么慢。'我们坐下来吃饭。全家人都在笑。姥姥笑得最开心。"

舒伯特《降 B 大调波兰舞曲》，乐曲是轻快、愉悦的小提琴与乐队的演奏。

"我想多陪陪姥姥，姥姥最疼我。我爸和二姨夫在开玩笑，说二姨夫又胖了。（笑出了声。）"

普契尼的歌剧《托斯卡：美妙的和谐》。乐曲表达了美妙、美好、温暖、幸福的音乐氛围。

"全家都在笑，二姨夫摸摸脸也在笑。（激动得流下了眼泪。）一家人在一起特别开心。"

最后，治疗师使用韦伯的音乐剧《日落大街》中的《只需一眼》的管弦乐版本。乐曲从美好、温暖逐渐走向宽广深情的音乐高潮。在音乐的背景下，博涵予的意象极富画面感。他切身体验到美满家庭中亲戚之间友好、幽默的气氛，使其彻底改变了家庭矛盾所带来的无可奈何和无助的消极认知。治愈故事结束在全家人相聚、欢笑的场景中，令博涵予流下激动而幸福的眼泪。通过治愈故事的重塑，博涵予最终认为自己是有力量的，对自己未来的家庭生活充满期待和积极的态度。

在即将完成本书的时候，我联系到了博涵予。我一方面要获得他对我在本书中使用这个案例的授权，同时想了解他在 2 年前的治疗后，家庭关系以及自己在家庭中的角色是否发生了变化。他的回复如下：

　　"那次治疗对我的影响是：最开始，它让我有了一些新的体验与想法。之后我觉得自己慢慢变得更勇敢、更有责任感了。在与父母的关系方面，我慢慢感觉到自己已经不仅仅是父母的孩子了，我已经是一个成人，不会再被动地接受，有了审视现实的勇气。在与他们的日常相处中，我变得更加客观、冷静，也变得更敏锐。我发现了家庭的种种美好与遗憾，这也让我对保护家庭有了更强的责任感。至于父母的反应，我有一个明显的感觉，就是他们对我的要求变少了，同时也更在乎我的观点，更愿意向我咨询了。"

　　从这个案例可以清楚地看到来访者在音乐的影响下，利用自己内心世界中的生命资源，将原来的问题故事一步步地改写成了治愈故事的过程。在整个故事版本的改写过程中，治疗师并没有施加任何语言的引导或暗示，而是相信来访者有能力以自己的方式解决自己的问题，因此完全跟随着来访者的思路，扮演着一个伴随者的角色。来访者在他的内心世界中不断创造性地改写自己家庭关系的叙事版本，情节生动而细腻，栩栩如生，并真切地体验着越来越美好的亲情。他的故事不但迅速地改变了自己的情绪和自己在家庭的角色定位，也在后来的实际生活中改变了整个家庭关系。

　　艾米娅·利布里奇（Amia Lieblich）认为，人们天生是故事的叙说者。叙事的研究者相信，故事是一个入口，通过叙事进入世界，体验世界，通过故事来诠释世界，赋予人们意义（Connelly & Clandinin, 2006）。故事使人们的经验得以连续，并在与他人的交往中发挥核心作用。了解内部世界的一个最清晰的途径就是通过口头叙述，由个人叙述他们的生活和所经历的真实故事。换言之，叙事给了我们通向人的自我认同和人格的入口。故事临摹生活，并展示内部的真实与外部世界。但同时，故事也塑造和建构叙事者的人格和存在。故事是人的自我认同。一个故事通过生活得以创造、叙说、修改和再叙说。我们通过我们所说的故事了解和发现自己，并向他人展示自己（施铁如，2010）。因此，我们可以从来访者如何讲述自己的人生故事来了解他的自我认同和人格特点。同样，我们可以从来访者对自己的人生故事的讲述方式的改变，看到他的自我成长变化。在音乐同步再加工的治疗过程中，我们毫无例外地观察到了来访者是如何在一个短短的快速治疗干预的时间里神奇地将自己的人生故事的版本从消极的问题故事改变为积极的治愈故事。这不仅仅是人生故事的讲述方式的改变，更意味着来访者的自我成长和自我认同的改变。

总　　结

1. 音乐对情绪的巨大作用建立在神经生理的基础之上，因而它虽然在一定程度上受到了后天的文化以及音乐学习和训练的影响，就其本质而言，它是先天的，不依赖后天的音乐学习和训练以及文化的影响。所以，音乐治疗对任何人都是适用的，无论他懂音乐还是不懂音乐，是否受过较高程度教育。这一点已经在我多年的临床实践中无数次地证明了。

2. 音乐情绪可以影响来访者的情绪，但更重要的是，对来访者而言，这个影响不是单向的、被动的，而是双向的，能如同化学反应一样地激发新的情绪体验。这些新产生的情绪体验既不来自音乐本身，也不来自创伤记忆，而是一种来自来访者潜意识的、不可预期的、因人而异的、创造性的、自我疗愈的积极美好的情绪。

3. 由于记忆的主观性，由音乐激发的来自来访者潜意识的积极美好情绪会造成一种"记忆重构"的现象，即改变甚至推翻原始的创伤或消极记忆，重新建构新的、积极的记忆内容。这种受到音乐影响而重新建构的记忆内容与原来的创伤记忆一样，影响着来访者的情绪体验和认知评价。从生理机制来说，二者是没有任何区别的。著名的心理大师艾瑞克森曾说："如果你有幻想的痛苦，你也可以有幻想的快乐。"

4. 记忆重构的方式并不是随机的、无方向性的，而是毫无例外地导向了积极的方向。来访者在记忆重构的内容基础上，用新的、积极的叙事方式把原来的消极人生故事变成了积极的人生故事。只有完成了这个叙事从消极向积极版本转变的过程，才标志着治疗的成功，这意味着来访者的自我成长、人格成长和自我价值的认同得到了显著改变。

5. 在音乐同步再加工中，来访者之所以能够在很短的时间内创造性地解决自己的问题，核心的机制就在于来访者借助音乐对神经生理的作用激发出来的积极情绪，重新建构了对于创伤事件或消极生活事件的记忆，进而改变了对事件的叙事方式，将原来消极的人生故事改变为积极的人生故事。因此，音乐同步再加工的核心工作机制和疗愈过程是：音乐的神经生理作用—情绪改变—记忆重构—人生故事的叙事改变—自我成长和自我认同的改变。

附录一

创伤后应激障碍的诊断标准

　　1980 年之前，精神创伤并未被列入精神疾病分类，而是被视为其他精神疾病的伴随症状，属于"强烈的应激性反应""暂时的情景性困扰"或"焦虑障碍"等。但是很多临床医生注意到，在从第二次世界大战、越南战争、朝鲜战争乃至后来的海湾战争、伊拉克战争回来的退伍军人中，很多人都呈现了一些类似的精神症状或心理障碍。于是从 1980 年开始，DSM- Ⅲ提出了创伤后应激障碍的精神疾病分类。精神创伤的问题也开始引起医学界和社会的重视。1994 年出版的 DSM- Ⅳ对 DSM- Ⅲ中的创伤后应激障碍诊断标准做出了较大修订。2013 年，DSM-5 又对创伤后应激障碍的诊断标准进行了大幅度修改，同时提出了针对 6 岁以下儿童的创伤后应激障碍诊断标准。但据我了解，直到今天，我国很多精神科医生依然对创伤后应激障碍比较陌生，创伤后应激障碍也经常被误诊为抑郁症、焦虑症、双相障碍、恐惧症，甚至精神分裂症。

　　这里介绍了 DSM-5 的诊断标准（APA，2013）。下面是针对 6 岁以上儿童、青少年和成人的创伤后应激障碍的诊断标准。

DSM-5 对于 6 岁以上儿童、青少年及成人的创伤后应激障碍诊断标准

标准 A：应激源（需要至少满足其中 1 项）

　　个体曾经以下述方式暴露在死亡、死亡威胁、实际或威胁性的严重伤害以及实际或威胁性的暴力之下。

- 直接经历创伤事件。

- 目睹了他人的创伤事件的发生。
- 得知亲人或亲密朋友遭受了真实的或具有威胁性的暴力、意外事故或死亡。
- 反复地暴露在创伤事件的刺激性细节中，通常是在例行专业职责的过程中（例如，警察、急救人员、医务人员）。

标准 B：侵入性症状（需要至少满足其中1项）

创伤性事件会持续以下列方式重新经历。

- 有意或无意地想起，不自主地或强迫性地想起创伤事件的记忆。
- 反复地在睡眠中出现与创伤内容相关的噩梦。
- 体验到某种形式的分离（例如闪回），就好像创伤事件又发生了一样。
- 接触到唤醒创伤记忆的内部或外部的刺激源后，产生强烈和持久的困扰情绪。
- 接触到唤醒创伤记忆的刺激源后强烈的躯体反应（例如心跳加速等）。

标准 C：回避（需要至少满足其中1项）

在经历创伤后以下列方式频繁地回避与创伤有关的刺激。

- 回避能够引发与创伤相关记忆的想法、情绪或身体感受。
- 回避能够引发与创伤相关记忆的外部刺激源（如人、地方、谈话、活动、物体或情景）。

标准D：认知和情绪的消极变化（需要至少满足其中2项）

经历创伤之后开始或恶化的消极思想或感受，表现为以下方面。

- 无法回忆起创伤的重要情节。
- 持续地增强对自我、他人或世界的消极评价（例如，"我不值得被爱""这个世界是一个邪恶的地方"等）。
- 夸大地责备是自己或他人造成的创伤。
- 广泛性的消极情绪（例如，羞耻、愤怒或恐惧）。
- 对各种过去喜欢的活动的兴趣减退。
- 感到孤立。
- 难以体验积极情绪（例如，幸福、爱或享受等）。

标准E：生理唤醒和反应性改变（需要至少满足其中2项）

在经历创伤事件之后，对创伤相关的生理唤醒或反应以下面的方式开始或恶化。

- 易激惹或攻击性行为。
- 冲动或自我伤害行为。
- 持续警觉，或好像每个地方都危机四伏（过度警觉）。
- 惊吓反应升高。
- 难以集中注意力。
- 睡眠障碍。

标准 F：持续时间

症状持续 1 个月以上。

标准 G：功能

症状导致的困扰明显影响不同生活领域的功能性障碍（例如，社交、职业）。

标准 H：排除

症状不是由于药物、物质滥用或其他疾病引起的。

DSM-5 对于 6 岁以下儿童创伤后应激障碍的诊断标准

标准 A

儿童遭受实际的死亡或重伤威胁，或者性侵犯，至少有以下 1 种方式。

- 儿童直接经历了创伤事件。
- 儿童目睹他人，尤其是主要的照料者，发生创伤事件。不包括仅在电子媒体、电视、电影或图片中看到的事件。
- 儿童知晓了发生在父母或照顾者身上的创伤事件。

标准 B

在创伤事件发生之后，出现至少下面 1 种与创伤事件有关的侵入性的症状。

- 自发性的、侵入性的、与创伤有关的痛苦记忆反复出现。这种记忆有可能通过游戏的方式呈现。
- 反复出现与创伤事件的内容有关的噩梦。
- 闪回或其他形式的分离反应，使孩子感受到或在行为上表现得好像创伤事件重新发生了一样。这些症状可能通过游戏的方式呈现。
- 在遇到能引发与创伤有关内容的暗示之后，出现强烈和持续的痛苦情绪。
- 在遇到能引发与创伤有关内容的暗示之后，出现明显的生理反应，如心跳加速或出汗。

标准 C

儿童在其思想和情绪上至少表现出以下 1 种逃避症状或变化。这些症状必须在经历了创伤事件后才出现或恶化。

- 试图回避能够唤起创伤记忆的有关活动或地点。
- 试图回避能够唤起创伤记忆的人、谈话或人际关系。
- 频繁出现消极情绪状态，如恐惧、羞愧或悲伤。
- 对过去觉得有意义或有兴趣的活动越来越缺乏兴趣。
- 社会性退缩。
- 积极情绪的表达减少。

标准 D

在儿童经历了创伤事件之后，开始或者恶化了至少 1 种警觉或反应的行为。

- 易激惹、愤怒或攻击性行为增加，包括极端的暴怒。
- 高度警觉，包括持续地保持警惕，不能放松。
- 反应过激。
- 注意力难以集中。
- 睡眠问题。

除上述标准，这些症状必须持续 1 个月以上，并在人际关系或学校行为方面造成相当大的痛苦或困难，且这些症状也不能归因于摄入某种物质或某些其他疾病。

附录二

音乐同步再加工曲库

高　天　张　明　编辑

	曲名	时长/分:秒	作曲家	情绪排序	情绪特点	使用提示
				暴力、恐惧		
1	《D小调托卡塔与赋格（托卡塔）》	3:41	巴赫（Bach）	-10	暴力、恐怖、悲剧、起伏对比巨大、震撼	可用于对暴力场景的回忆，冲击力较大，要慎用。
2	《D小调托卡塔与赋格（赋格）》	6:23	巴赫（Bach）	-9	暴力，持续不断的紧张，最后以大悲剧结束	可用于对暴力场景的回忆，冲击力较大，要慎用。
3	《C小调帕萨卡里亚与赋格（帕萨卡里亚）》	8:31	巴赫（Bach）	-8	开始时低沉，压抑，悲伤，逐渐发展到愤怒	用于由悲伤压抑逐渐发展到愤怒的故事情节，冲击力较大，要慎用。
4	《C小调帕萨卡里亚与赋格（赋格）》	6:23	巴赫（Bach）	-8	为上一首的继续。持续的愤怒，不能停歇下来	持续的愤怒，可用于持续的暴力场景或反抗，冲击力较大，要慎用。
5	《死神来尔》	23:14	谢尔盖·拉赫玛尼诺夫（Sergei Rachmaninoff）	-10	凄凉，悲惨，有强烈恐怖色彩	用于恐怖的大灾难之后，使用不可超过2分钟。要特别慎用！
				焦虑、紧张		
6	《第二交响曲（第一乐章）》	10:07	让·西贝柳斯（Jean Sibelius）	-4	紧张，焦虑，忐忑不安	可用于紧张焦虑的场面。

（续表）

	曲名	时长/分：秒	作曲家	情绪排序	情绪特点	使用提示
7	《第四交响曲谐谑》	5:51	彼得·伊里奇·柴可夫斯基（Peter Ilyich Tchaikovsky）	-3	局促、不安、弦乐拨弦	可用于焦虑不安的场面。
	从悲痛到忧伤					
8	《挽歌》	4:20	弗兰克·布里奇（Frank Bridge）	-7	凄凉、悲伤	可用于灾难事件后的悲惨场景，慎用！
9	《死神苏珊娜来了》	5:06	巴赫（Bach）	-7	无边的悲痛	可用于亲人去世或暴力创伤事件之后的巨大悲痛，慎用！
10	《我的耶稣》	5:11	巴赫（Bach）	-7	悲痛、沉重	可用于亲人去世或暴力创伤事件之后的巨大悲痛，慎用！
11	《弦乐的慢板》	7:47	约瑟夫·巴伯（Joseph Barber）	-6	悲伤、凄凉、绝望无助	非常悲哀，慎用！
12	《A小调小提琴协奏曲（广板）》	2:41	安东尼奥·维瓦尔第（Antonio Vivaldi）	-6	小提琴独奏，一个人的内心独白，悲伤、如泣如诉	此曲可将来访者的体验从创伤场景或情节转移到内心体验。
13	《第五交响曲（极慢板）》	12:01	古斯塔夫·马勒（Gustav Mahler）	-5	旋律悲凉，但采用大调分解和弦，造成明亮的色彩，其中加入了希望和梦幻的感觉	悲伤情绪减弱，开始平静下来。

（续表）

序号	曲名	时长/分:秒	作曲家	情绪排序	情绪特点	使用提示
14	《水彩画1号（慢板）》	4:20	弗雷德里克·戴留斯（Frederick Delius）	-5	忧伤的柔情	将悲伤转为伤感。
15	《霍尔堡组曲（咏叹调）》	5:44	爱德华·格里格（Edvard Grieg）	-5	悲哀，哭泣	将悲伤转为伤感。
16	《C大调慢板》	4:31	巴赫（Bach）	-4	大悲伤之后的叹息，最后有一段悲伤的爆发	可用于痛定思痛。注意结尾的情绪爆发。可酌情考虑不用结尾。
17	《G小调慢板》	7:40	阿尔诺比诺—贾佐托（Albinoni-Giazotto）	-4	沉重的拨弦，压抑、沉闷、孤独、忧伤，整曲忧伤、伤感，中后段情绪有起伏	在情绪宣泄的后期末端使用，让情绪平静下来。
18	《E小调小提琴协奏曲》	10:17	费利克斯·门德尔松（Felix Mendelsohn）	-3	伤感、如泣如诉，中段情绪有起伏，似乎在哭泣	让悲伤情绪逐渐平静。
19	《献给已故公主的帕凡舞曲》	7:40	莫里斯·拉威尔（Maurice Ravel）	-2	弦乐拨弦如同挽歌，忧愁，伤怀	让悲伤情绪逐渐平静。
20	《最后的春天》	5:25	爱德华·格里格（Edvard Grieg）	-2	忧伤	让悲伤情绪逐渐平静。

（续表）

曲名	时长/分:秒	作曲家	情绪排序	情绪特点	使用提示
转为平静，向积极情绪转化					
21 《英国舞曲，第一集，作品27-3 梅斯托》	3:27	爱德华·阿诺德（Edward Arnold）	0	前段略沉重、深沉，结束前稍有抒情宽广之感，平静结束	在开始向平静安宁转化的过渡阶段使用。
22 《纸牌-1，舞蹈》	5:33	爱德华·阿诺德（Edward Arnold）	0/-1/0	深情、深远、美好，具有内在的积极力量	在开始向积极情绪转化的过渡阶段使用。
23 《阿莱城姑娘》	3:30	乔治·比才（Georges Bizet）	0/-1/0	淡淡的忧郁，较平静，有些许起伏	让情绪平静稳定下来。
24 《F大调第二钢琴协奏曲，21号，第二乐章》	6:15	弗雷德里克·肖邦（Fredric Chopin）	1	前段和后段音乐浪漫美好，温情、明亮、华丽	在平静的情绪上逐渐注入美好抒情的色彩。
25 《第二钢琴协奏曲（行板）》	6:37	德米特里·肖斯塔科维奇（Dmitri Shostakovich）	-2/1	较长的引子（1:24处）低沉、伤感，当明亮的钢琴进入时，犹如乌云中突然透进了一束阳光	由低沉向明亮的转折和过渡。
26 《第一钢琴协奏曲（浪漫曲）》	5:45	弗雷德里克·肖邦（Fredric Chopin）	-1/2	引子稍有沉重，钢琴进入后变得明亮抒情而激情	与第24首功能接近，但更为积极，适于由低沉向明亮的转折和过渡。

（续表）

	曲名	时长/分:秒	作曲家	情绪排序	情绪特点	使用提示
27	《小提琴协奏曲（慢板）》	8:56	约翰内斯·勃拉姆斯（Johannes Brahms）	1	小提琴的柔情倾诉	把注意力引向内心的倾诉。
28	《小提琴协奏曲（稍慢板）》	10:15	贝多芬（Beethoven）	1	小提琴的倾诉、抒情	把注意力引向内心的倾诉。
宁静（也可用于回溯童年）						
29	《A大调单簧管四重奏，作品581，第二乐章》	7:15	莫扎特（Mozart）	0	单簧管独奏、平静美好、惆怅、略有伤感	可用于回溯童年，也可作为平静音乐使用。
30	《引子与快板》	10:17	莫里斯·拉维尔（Maurice Ravel）	0	开始惆怅、平静、后来的变化较为丰富	可用于回溯童年，可能激活各种童年记忆，但都比较平和。
31	《杰美诺佩蒂组曲1号》	3:35	艾瑞克·萨蒂（Erik Satie）	1	节奏稳定、平缓、弦乐美好、温暖、幸福	在平静的背景上注入抒情美好的体验。
32	《埃斯坦西亚－麦田舞者》	3:34	阿尔贝托·希纳斯特拉（Alberto Ginastera）	1	音乐优美、平静中稍有起伏、深情美好	在平静的背景上注入抒情美好的体验。

（续表）

曲名	时长/分:秒	作曲家	情绪排序（也可用于亲人去世后的慰藉）	情绪特点	使用提示
			宗教情感		
33 《四声部无伴奏弥撒》	4:00	蒙特威尔第（Monteverdi）	0	圣咏，四声部无伴奏弥撒（合唱）	用于引发去世的亲人升入天堂的想象或宗教情感。
34 《在派拉蒂索》	3:04	莫里斯·加布里埃尔（Maurice Durufle）	0	圣洁的圣咏	用于对天堂的想象或宗教情感。
35 《我们的父亲》	1:33	莫里斯·杜鲁弗尔（Maurice Durufle）	0	圣洁的圣咏	用于引发去世的亲人升入天堂的想象或宗教情感。
36 《安魂曲，作品48，圣哉经》	3:38	加布里埃尔·福莱（Gabriel Faure）	0	天堂般圣洁美好	用于引发去世的亲人升入天堂的想象或宗教情感。
37 《心经》	28:37	杜薇（由王菲演唱）	0	佛教音乐，平静，圣洁	用于引发去世的亲人升入西方极乐世界的想象或宗教情感，特别是对于信仰佛教的来访者。
38 《圣母玛利亚》	5:00	弗朗茨·舒伯特（Franz Schubert）	0	圣母玛利亚（小提琴与钢琴），平静，柔和，慰藉	提供情感慰藉。

（续表）

	曲名	时长/分:秒	作曲家	情绪排序	情绪特点	使用提示
					美好、温馨	
39	《弦乐小夜曲（小广板）》	5:49	爱德华·埃尔加（Edward Elgar）	2	宁静、安详	引入平静体验。
40	《摇篮曲》	4:07	爱德华·格里格（Edward Grieg）	2	平静、美好	引入平静体验。
41	《第七管弦乐组曲：酸橙树下》	4:44	朱尔斯·马斯奈（Jules Massenet）	3	平静的夏夜，美好、温馨，引子有钟声，黑管与大提琴对话	钟声可能引发对教堂的想象，平静、安详，温馨。
42	《蝴蝶夫人》选曲《哼唱》	2:46	贾科莫·普契尼（Giacomo Puccini）	3	温柔的女声哼鸣，充满母性的温柔	用于引发对母爱的想象。
43	《民间传闻，作品102》	4:44	罗伯特·舒曼（Robert Schumann）	4	温暖的大提琴，有父性的温暖	用于引发对父爱的想象。
44	《母亲教我的歌》（小提琴版本）	6:08	安东·德沃夏克（Antonin Dvorak）	4	温情、缠绵、母爱般的温暖、淡淡的忧伤	用于引发对家庭生活中美好温馨场景的回忆。
45	《星光满天》	3:20	曼努埃尔·庞塞（Manuel Ponce）	4	缠绵、浪漫、如情人般绵绵细语	用于引发对家庭生活中美好温馨场景的回忆。

（续表）

序号	曲名	时长/分：秒	作曲家	情绪排序	情绪特点	使用提示
46	《G弦上的咏叹调》	5:52	巴赫（Bach）	5	温馨、平和	用于引发对家庭生活中美好温馨场景的回忆。
47	《爱的礼赞》	3:42	爱德华·埃尔加（Edward Elgar）	5	爱情的美好、甜蜜、浪漫，有些怀旧的，或是老朋友般的真情、深情	用于引发对家庭生活中美好温馨场景的回忆。
48	《绿袖子幻想组曲》	4:11	拉尔夫·沃恩·威廉姆斯（Ralph Vaughan Williams，）	6	前部深情美好、优美，中段轻快，最后优美深情	用于引发对家庭生活中美好温馨场景的回忆。
49	《A大调中提琴协奏曲，821号，第二乐章》	6:08	弗朗茨·舒伯特（Franz Schubert）	4/7	平静、安详、如诉般的旋律，4:47处转轻快	用于从平静到快乐的转变过渡。
50	《羊儿可以放心吃草》选自《康塔塔第208号》	5:30	巴赫（Bach）	6	温馨、平和，有生活气息	用于引发对家庭生活中美好温馨场景的回忆。
				向欢快过渡		
51	《卡门间奏曲》	2:32	乔治·比才（Georges Bizet）	7	长笛、明亮、平静、祥和、美好	用于从平静向欢快的情绪过渡。

（续表）

	曲名	时长/分：秒	作曲家	情绪排序	情绪特点	使用提示
52	《四季：来自"冬天"的慢板》	2:10	安东尼奥·维瓦尔第（Antonio Vivaldi）	7	长笛、中板、明朗、平和	用于从平静向欢快的情绪过渡。
53	《F大调弦乐四重奏：第二乐章如歌的行板》	3:22	弗朗茨·约瑟夫·海顿（Franz Joseph Haydn）	8	长笛、明朗、平静、轻松	用于从平静向欢快的情绪过渡。
54	《第21号钢琴协奏曲》	7:13	莫扎特（Mozart）	8	平静、放松、美好、节奏稳定，略有内在动力	用于从平静向欢快的情绪过渡，有支持性。
55	《捷克组曲（浪漫曲）》	4:32	安东·德沃夏克（Antonin Dvorak）	6/8/6	从平静到轻快的圆舞曲，后回归平静	用于从平静向快乐过渡。通常使用到3:00处就可以转换到更加轻快的音乐作品了，不要完整播放。
56	《E小调作品2号，斯拉夫舞曲》	5:33	安东·德沃夏克（Antonin Dvorak）	8	慢三步、雍容休闲，但带有一丝惆怅，有些厚重感	用于向轻快、欢乐的过渡阶段使用。
57	《苏格兰舞曲，作品59之3》	4:05	马尔科姆·阿诺德（Malcolm Arnold）	9	美好、深情、温暖、宽广，对美好生活的赞叹	用于向深情和舒展的情绪方向引导。

（续表）

	曲名	时长/分:秒	作曲家	情绪排序	情绪特点	使用提示
58	《动物狂欢节：水族》	2:04	圣桑（Saint-Saens）	9	神秘和童话般的，自由联想（圣桑动物狂欢节"水族"）	用于向童话般的幻想的引导。
59	《冬季》	3:58	乔治·弗里德里希·亨德尔（George Frideric Handel）	10	欢快，庄重，隆重，热烈，积极资源强化	开始营造和引入一个坚定有力且欢乐的氛围。
					欢快、愉悦	
60	《G大调第八交响曲，作品88，快板》	6:30	安东·德沃夏克（Antonin Dvorak）	10	春天般美好幸福，后段活泼快乐，积极资源强化	开始营造和引入一个欢乐美好的氛围（可节选使用），积极资源强化技术背的音乐可以从此处往后使用。
61	《幻想交响曲第二乐章，舞会》	5:20	赫克托耳·柏辽兹（Hector Berlioz）	11	轻快，优美	开始进入欢快愉快的阶段。
62	长笛协奏曲《波兰舞曲》	4:45	德维恩（Dwyane）	12	诙谐、欢快、幸福的长笛	用于积极资源强化，在MER技术的第二轮之后，引发对美好生活经历的记忆或积极想象。

（续表）

	曲名	时长/分：秒	作曲家	情绪排序	情绪特点	使用提示
63	《降B大调波兰兹舞曲，作品580》	5:50	弗朗茨·舒伯特（Franz Schubert）	13	轻快、愉悦（小提琴与乐队）	用于积极资源强化或在音乐同步再加工技术的第二轮之后，引发对美好生活经历的记忆或积极想象。此曲更适于引发女性来访者对快乐生活的回忆。
64	《E大调小号协奏曲，第三乐章，回旋曲》	3:36	约翰·胡梅尔（Johann Hummel）	13	轻快、明亮的小号	用于积极资源强化或在音乐同步再加工技术的第二轮之后，引发对美好生活经历的记忆或积极想象。此曲更适合男性来访者对快乐生活的回忆。
65	《卡琳达》	3:50	弗雷德里克·戴留斯（Frederick Delius）	13/14/13	小快板、轻快、跳跃、快乐，宫廷舞曲风格	用于引发群体性欢乐的场景想象或回忆。
66	《C大调弦乐小夜曲中的华尔兹》	3:36	彼得·伊里奇·柴可夫斯基（Peter Ilyich Tchaikovsky）	14	热烈欢快的圆舞曲	用于积极快乐的回忆或想象。
67	《莱斯梅菲德斯佳，作品70-1》	2:00	弗雷德里克·肖邦（Fredric Chopin）	15	轻快的圆舞曲	用于积极快乐的回忆或想象。

（续表）

曲名	时长/分：秒	作曲家	情绪排序	情绪特点	使用提示
68	《德国安魂曲（第一部分）》	4:30	约翰内斯·勃拉姆斯（Johannes Brahms）	14/15	小快板、激动、有力	用于积极快乐的回忆或想象。
69	《A大调斯拉夫舞曲，作品46-5》	3:36	安东·德沃夏克（Antonin Dvorak）	16	激动快乐的舞曲	用于积极快乐的回忆或想象。
坚定、有力、激动					
70	《罗马之松》	3:24	奥托里奥·雷斯庇基（Ottorino Respighi）	10/18	前段旋律低沉，定音鼓节奏稳定，中后段逐渐上推，管乐逐渐辉煌壮阔，充满了力量	增强力量、自信心和勇气，用于经历过暴力伤害的来访者的高峰体验。
71	《行星组曲：火星》	3:28	古斯塔夫·霍尔斯特（Gustav Holst）	12/17	由豪迈走向壮阔	增强力量、自信心和勇气，用于经历过暴力伤害的来访者的高峰体验。
72	《第一交响曲与卡累利阿组曲》	3:19	让·西贝柳斯（Jean Sibelius）	12/17	热烈、进行曲般的、激昂的、如同将军般的威武	增强力量、自信心和勇气，用于经历过暴力伤害的来访者的高峰体验。
73	《拉科齐进行曲，来自浮士德的诅咒，作品24》	4:29	赫克托耳·柏辽兹（Hector Berlioz）	18	轻快、振奋、坚定有力	增强力量、自信心和勇气，用于经历过暴力伤害的来访者的高峰体验并结束治疗。

（续表）

	曲名	时长/分:秒	作曲家	情绪排序	情绪特点	使用提示
74	《双鹰旗下》	3:04	理查德·瓦格纳（Richard Wagner）	18	进行曲、振奋、坚定	增强力量，自信心和勇气，用于经历过暴力伤害的来访者的高峰体验并结束治疗。
75	《G小调斯拉夫舞曲，作品46-8》	4:12	安东·德沃夏克（Antonin Dvorak）	19	轻快、振奋、愉悦、兴奋	注意乐曲由开始有强音突然进入，应减小音量，避免惊吓到来访者。适用于增强力量，自信心和勇气，用于经历过暴力伤害者的高峰体验并结束治疗。
76	《芭蕾第1组曲：快刃舞曲》	1:40	德米特里·肖斯塔科维奇（Dmitri Shostakovich）	20	振奋、激昂、兴奋、激动	增强力量，自信心和勇气，用于经历过暴力伤害的来访者的高峰体验并结束治疗。
				深情、宽广、激情澎湃、高峰体验		
77	《托斯卡：美妙的和谐》	3:42	贾科莫·普契尼（Giacomo Puccini）	5/15	美妙、美好、温暖、幸福、歌唱般的、积极资源强化、高峰体验	用于引发深情美好的情感和记忆，也可用于向高峰体验过渡的铺垫。
78	《我对你唯一的要求》	3:37	安德鲁·韦伯（Andrew Webber）	6/18	管弦乐队版，前段温暖、深情，后段逐渐走向高潮，平静结束	用于引发深情美好的情感和记忆，也可用于向高峰体验过渡的铺垫。此曲较上一首更为激情。

（续表）

曲名	时长/分:秒	作曲家	情绪排序	情绪特点	使用提示
79 《就像我们从未说过再见》	5:20	安德鲁·韦伯（Andrew Webber）	5/18	管弦乐队版，宽广美好，逐渐走向壮美，激情澎湃	用于引发深情美好的情感和充满激情的想象，适于高峰体验和治疗的结束。
80 《只需一眼》	3:41	安德鲁·韦伯（Andrew Webber）	5/18	管弦乐队版，美好、温暖，逐渐走向宽广深情	用于引发深情美好的情感和充满激情的想象，适于高峰体验和治疗的结束。
81 《我不知如何去爱他》	4:32	安德鲁·韦伯（Andrew Webber）	5/19	管弦乐队版，悠扬美好，中段深情起伏，逐渐走向辉煌高潮	用于引发深情美好的情感和充满激情的想象，适于高峰体验和治疗的结束。
82 《第二交响曲（行板）》	7:59	瓦西里·卡林尼科夫（Vasily Kallinikov）	9/19/5	抒情宽广，气势磅礴，5:30处归于平静	用于引发深情美好的情感和充满激情的想象，5:30处转入平静，用于高峰体验的时候应在这个时间结束。
83 《老实人组曲，查理·哈理·》（选段）》	3:40	伦纳德·伯恩斯坦（Leonard Bernstein）	6/20	开始圆号宽广优美，乐曲平静、温暖、优美，有些伤感，有悲壮美的美	用于引发深情美好的情感和充满激情的想象，适于高峰体验和治疗的结束。
84 《乡村骑士》	3:32	彼德罗·马斯卡尼（Pietro Mascagni）	5/20	弦乐开始较平静，中段弦乐齐奏，音色宽广，温暖，深情，充满了对生命和生活的无限赞叹，有强大的内在支持力	用于引发深情美好的情感和充满激情的想象，适于高峰体验和治疗的结束。

（续表）

	曲名	作曲家	时长/分:秒	情绪排序	情绪特点	使用提示
85	《帕格尼尼主题变奏曲》	谢尔盖·拉赫玛尼诺夫（Sergei Rachmaninoff）	2:58	8/15/5	深情、浪漫诗意、壮美、富有厚重的激情	用于引发深情美好的情感和充满激情的想象，适于高峰体验和治疗的结束。
86	《第二钢琴协奏曲，第三乐章》	谢尔盖·拉赫玛尼诺夫（Sergei Rachmaninoff）	1:30	20	节选自最后的结束部分，激情澎湃，辉煌壮丽	此曲专门用在前面的高峰体验音乐结束，而来访者的意象还不能停止，还在意犹未尽的时候，作为补充使用。
				天堂音乐		
87	《罗亨格林（第一幕前奏曲）》	理查德·瓦格纳（Richard Wagner）	9:57	5/19/5	空灵圣洁的天堂；6:28处进入高潮，然后逐渐归于平静	用于引发对天堂的想象，适合临终关怀干预的结束。也适合与逝去人的最后告别。也可用于强化宗教情感。
88	《谜语变奏曲，作品36》	爱德华·埃尔加（Edward Elgar）	3:50	8/20	开始时深情、平静、美好，逐渐情绪上升，2:15处开始上升，3:25处达到高潮，对生命、生活的赞叹	用于引发对天堂的想象，适合临终关怀干预的结束。也适合与逝去亲人的最后告别。也可用于强化宗教情感。
89	《安魂曲，作品48，圣歌》	加布里埃尔·福莱（Gabriel Faure）	3:05	5/19	天堂般圣洁美好，后段有短暂辉煌的高潮（合唱）	用于引发对天堂的想象和对死亡的勇气，适合临终关怀干预的结束。也可用于强化宗教情感。

（续表）

曲名	时长/ 分:秒	作曲家	情绪排序	情绪特点	使用提示
90　《布兰诗歌》 （选段）》	4:31	卡尔·奥尔夫 （Carl Orff）	22	雄壮的大合唱，气势磅礴，坚 定有力，具有英雄般的巨大 力量	用于引发创伤受害者劫后余生勇敢奋起 的情绪和想象。

1. "情绪排序" 和 "情绪特点" 都基于编者个人的感受。每个人对音乐的体验会有一定程度的差别，每个治疗师要根据自己对音乐的感受决定对音乐的选择。

2. "使用提示" 也基于编者的个人临床经验，但音乐作品使用起来是很灵活的，临床治疗中的情况也千变万化，使用者不要被局限在这个提示中。这里的使用提示仅供参考。

参考文献

白洁. 记忆重构与意象表征 [J]. 自然辩证法研究, 2014, 30 (6): 114-117.

陈晶琦. 319 名大学生儿童期躯体情感虐待经历及其对心理健康的影响 [J]. 中国校医, 2005, 19 (4): 341-344.

陈晶琦. 892 名卫校女生儿童期性虐待经历及其对心理健康的影响 [J]. 中华儿科杂志, 2004, 42 (1): 39-43.

达马西奥. 当自我来敲门: 构建意识大脑 [M]. 李婷燕, 译. 北京: 北京联合出版有限公司, 2018.

高天. 接受式音乐治疗方法 [M]. 北京: 中国轻工业出版社, 2011.

高天. 音乐治疗对地震幸存者的心理危机干预 [J]. 音乐探索, 2011, 4: 35-38.

高天. 音乐治疗学 [M]. 上海: 上海文艺出版社, 1988.

高天. 音乐治疗学导论 [M]. 北京: 世界图书出版社, 2008.

格尔茨, 克里福德. 文化的解释 [M]. 韩莉, 译. 南京: 译林出版社, 2014.

侯庆琦. MEDR 音乐治疗技术对高校毕业生就业焦虑的干预研究 [J]. 中北大学学报 (社会科学版), 2016, 32 (1): 39-43.

吉利根. 艾瑞克森催眠治疗理论 [M]. 王峻, 谭洪岗, 吴薇莉, 译. 北京: 世界图书出版公司, 2007.

蒋雯. 在模拟精神创伤治疗情境下音乐对情绪的影响研究 [D]. 北京: 中

央音乐学院，2015.

拉斯洛. 故事的科学：叙事心理学导论［M］. 郑剑虹，陈建文，何吴明，译. 北京：北京师范大学出版社，2018.

莱昂斯，考利. 心理学质性资料的分析［M］. 毕重增，译. 重庆：重庆大学出版社，2010.

莱文. 创伤与记忆［M］. 曾旻，译. 北京：机械工业出版社，2017.

李明. 叙事心理治疗［M］. 北京：商务出版社，2016.

利布里奇，图沃 – 玛沙奇，奇尔波. 叙事研究：阅读、分析和诠释［M］. 王红艳，译. 重庆：重庆大学出版社，2008.

刘得乐，胡茂荣. 探究精神分裂症患者儿童创伤的发生率及相关影响［J］. 当代医学，2017，23（15）：102-103.

刘晓丹，汪倩，李慧，朱皓晨，万宇辉. 医科大学生睡眠障碍与童年期虐待经历的关联性研究［J］. 健康教育与健康促进，2019，14（4）：301-305.

刘志英. 音乐同步脱敏再加工（MEDR）技术对由于创伤引起的痉挛性发声障碍治疗的探索研究［D］. 北京：中央音乐学院，2012.

马全瑞，刘广天，吕国良，徐卫国，王志忠. 童年期家庭不良经历与成人精神分裂症相关性病例对照研究［J］. 中国预防医学杂志，2018，19（4）：246-249.

马一波，钟华. 叙事心理学［M］. 上海：上海教育出版社，2006.

邵宁，马玄，宋先兵，何婷婷，万宇. 童年期虐待与医科大学生心理亚健康的关联性研究［J］. 现代预防医学，2018，45（11）：2004-2008.

施铁如. 叙事心理学与叙事心理辅导［M］. 广州：广东高等教育出版社，2010.

孙经. 毒品依赖者童年期虐待及相关因素分析［D］. 郑州：郑州大学，2010.

谭彩云，吴海. 强迫症与童年期创伤关系的研究进展［J］. 精神疾病与精神卫生，2018，18（12）：888-893.

万宇辉，刘婉，孙莹，郝加虎，陶芳标. 童年期虐待的不同形式与中学生自杀行为关联性研究［J］. 中华流行病学杂志，2016，37（4）：506-511.

王露洁. MEDR 音乐治疗方法减轻艺术体操运动员竞赛焦虑［J］. 音乐探索，2011，4：39-40.

王天泽. 记忆重构对虚假记忆的影响［D］. 南宁：广西师范大学，2019.

王魏璇. 音乐同步再加工技术中的叙事转变［D］. 北京：中央音乐学院，2020.

项海秀. 音乐意象对消极生活事件记忆重构的影响［D］. 北京：中央音乐学院，2020.

肖勇，汪耿夫，杨海，等. 青少年期虐待与忽视对不良心理行为的影响［J］. 中国学校卫生，2016，37（1）：46-49，53.

晏盈霏. 音乐同步再加工技术对于由于胎儿丢失所引起的情绪障碍的疗效研究［D］. 北京：中央音乐学院，2021.

杨晨，王振，邵阳. 惊恐障碍与童年创伤的关系研究进展［J］. 上海交通大学学报（医学版），2019，39（7）：800-804.

叶青. 童年期虐待经历与青少年不良饮食心理行为的研究［D］. 安徽医科大学，2006.

尤娜. 现象学——诠释学心理治疗的综合探究［M］. 南京：南京师范大学，2007.

于宏华，傅文青，姚树桥，等. B 群人格障碍与童年期被虐待经历的关系［J］. 中国心理卫生杂志，2006，20（6）：388-391.

余婷婷，葛星，胡塔静，等. 童年期虐待经历与初中生伤害和暴力的相关性研究［J］. 中国校医，2013，27（3）：161-165.

张明. 音乐同步脱敏再加工技术对大学生心理创伤的治疗研究［C］// 中国
音乐治疗学会第十一届学术交流会论文集，2012.

赵翠荣. 音乐同步脱敏再加工技术（MEDR）治疗梦境恐惧的案例研究
［J］. 武汉音乐学院学报，2012，1：103-107.

赵鑫. 音乐同步脱敏再加工（MEDR）技术在抑郁症中心的应用介绍［C］//
第二届中青年心理卫生学者学术研讨会论文集，2009.

赵媛媛，陶芳标，苏普玉，等. 童年期虐待经历与青少年生活满意度的相
关性研究［J］. 中国学校卫生，2008，29（4）：201-305.

AMEN D G. 人类行为的脑影像学：SPECT 图谱［M］. 张新凯，石洪成，
译，北京：人民卫生出版社，2014.

American Psychiatric Association. Diagnostic and statistical manual of
mental disorders (4th ed.) [M]. Washington, D. C.: American Psychiatric
Association, 1994.

Association for Music and Imagery. Minutes from business meeting [M]. Blue
Mountain Lakes, NY: Association for Music and Imagery, 1990.

BALL T, RAHM B, EICKHOFF S B, SCHULZE-BONHAGE A, SPECK O,
MUTSCHLER I. Response properties of human amygdala subregions:
evidence based on functional MRI combined with probabilistic anatomical
maps [J]. PLoS ONE, 2007, 2 (3) : e307.

BARTLETT B. Remembering a study in experimental and social psychology [M].
Cambridge: Cambridge University Press, 1995.

BAUMGARTNER T, LUTX K, SCHIMIDT C F, JÄNCKE L. The emotional
power of music: How music enhances the feeling of affective pictures [J].
Brain Research, 2006, 1075: 151-64.

BENDER B, LERNER J, POLAND J. Association between cortical steroids
and psychologic change in hospitalized asthmatic children [J]. Annals of

Allergy, 1991, 66 (5) : 414-419.

BLOOD A, ZATORRE R J. Intensely pleasurable responses to music correlate with activity in brain regions implicated in reward and emotion [J]. Proceedings of the National Academy of Sciences, 2001, 98 (20) : 11818-11823.

BROWN S, MARTINEZ, M, PARSONS L M. Passive music listening spontaneously engages limbic and paralimbic systems [J]. Neuro Report, 2004, 15 (13) : 2033-2037.

BRUSCIA K. Defining music therapy (third edition) [M]. University Park IL: Barcelona Publishers, 2014.

BYRON T P, FOWLES L C. Repetition and recency increase involuntary musical imagery of previously unfamiliar songs [J]. Psychology of Music, 2013, 43: 375-389.

CARLSON N R. 生理心理学：走进行为神经科学的世界 [M]. 苏彦捷，等译. 北京：中国轻工业出版社，2017.

CONNELLY F M, CLANDININ D J. Narrative inquiry [M]//In GREEN J, CAMILLI G, ELMORE P. Handbook of complementary methods in education research, Mahwah, NJ: Lawrence Erlbaum, 2006: 375-385.

DAVIES S. Emotions expressed and aroused by music: Philosophical perspectives [M]//JUSLIN P N, SLOBODA J A. Handbook of Music and Emotion. Oxford: Oxford University Press, 2010: 15-43.

DING Y, ZHANG Y, ZHOU W, LING Z, HUANG J, HONG H, WANG X. Neural correlates of music listening and recall in the human brain [J]. Journal of Neuroscience, 2019 , 39 (41) : 8112-8123.

ELDAR E, GANOR O, ADMON R, BLEICH A, HENDLER T. Feeling the real world: limbic response to music depends on related content [J]. Cerebral

Cortex, 2007, 17 (12) : 2828–2840.

FRITZ T, KOELSCH S. Initial response to pleasant and unpleasant music: An fMRI study [J]. Neuroimage, 2005, 26, Suppl: T-AM. 271.

GILLIGAN S G. Therapeutic trances: the cooperation principle in Ericksonian hypnotherapy [M]. Routledge, 1987.

GLASER D. Child abuse and neglect and the brain a review [J]. Journal of Child Psychology and Psychiatry, 2000, 41 (1) : 97-116.

HART H, RUBIA K. Neuroimaging of child abuse: A critical review [J]. Frontiers in Human Neuroscience, 2012, 6 (52) : 1–24//doi: 10.3389/fnhum.2012.00052.

JAKUBOWSKI K, FINKEL S, STEWART L, MÜLLENSIEFEN D. Dissecting an earworm: Melodic features and song popularity predict involuntary musical imagery [J]. Psychology of Aesthetics, creativity, and the arts, 2017, 11 (2) : 122-135.

KOELSCH S, FRITX T, VON CRAMON D Y, MÜLLER K, FRIEDERICI A D. Investigating emotion with music: A fMRI study [J]. Human Brain Mapping, 2006, 27: 239-250.

KOELSH S, SIEBEL W, FRITZ T. Functional neuroimaging [M]//In Juslin P N, Sloboda J A, Handbook of music and emotion theory, research, applications. Oxford: Oxford University Press, 2010: 313-338.

KOLK B. The body keeps the score: brain, mind, and body in the healing of trauma [M]. New York: Viking, 2015.

LAVILLÉON G, LACROIX M M, RONDI-REIG L, BENCHENANE K. Explicit memory creation during sleep demonstrates a causal role of place cells in navigation [J]. Nature Neuroscience, 2015, 18 (4) : 493-495//Doi:10.1038-3970.

LEE D J. Life and story: Autobiographies for a narrative psychology. Praeger Publishers, 1994.

LEVINE. Trauma and Memory [M]. Berkeley: North Atlantic books, 2015: 115-116.

MASLOW A H. Toward a psychology of being [M]. Princeton, NJ: Van Nostrand-Reinhold, 1962.

MASLOW A H. Religions, values, and peak experiences [M]. London: Penguin Books Limited, 1964.

MENON V, LEVITIN D J. The rewards of music listening: Response and physiological connectivity of the mesolimbic system [J]. NeuroImage, 2005, 28: 175-184.

MOHAPEL P, DUFRESNE C, KELLY M E, MCINTYRE D C. Differential sensitivity of various temporal lobe structures in the rat to kindling and status epilepticus induction [J]. Epilepsy Research, 1996, 23 (3) : 179-187// doi.org/10.1016/0920-1211 (95) 00084-4.

MUNNS E. Theraplay: innovations in attachment-enhancing play therapy [M]. Lanham: Rowman & Littlefield Publishers, 2000: 9-26.

RAUCH S L, LOLK B A, FISLER, R E. A symptom provocation study of posttraumatic stress disorder using positron emission tomography and script -driven imagery [J]. Arch Gen Psychiatry, 1996, 53 (5) : 380-387// doi:10.1001/archpsyc.1996.01830050014003.

SCHIFFER F, TEICHER M H, PAPANICOLAOU A C. Evoked potential evidence for right brain activity during the recall of traumatic memories [J]. The Journal of Neuropsychiatry and Clinical Neurosciences, 1995, 7 (2) : 169-175//doi.org/10.1176/jnp.7.2.169.

SHAPIRO F. Efficacy of the eye movement desensitization procedure in the treatment of traumatic memories [J]. Journal of Traumatic Stress, 1989, 2: 199-223.

SHAPIRO F. Eye movement desensitization: A new treatment for post-traumatic stress disorder [J]. Journal of Behavior Therapy and Experimental Psychiatry, 1989, 20: 211-217.

TANAKA S C, MIETCHEN D, KOELSCH S, UEDA K, OKAMOTO Y, YAMAWAKI S. Prediction of immediate and future rewards differentially recruit cortico-basal ganglia loops [J]. Nature Neuroscience, 2004, 7: 887-93.

VAUGHAN F. Awakening intuition [M]. New York: Doubleday, 1979.